Riccardo Proietti / Yan Wang
Yan Yao / Guo Qiang Zhong
Shu Lin Wu / Félix Ayala-Paredes

Cardiac Electrophysiology Without Fluoroscopy

零射线心脏电生理

主　编　〔意〕里卡多·普罗耶蒂 等

主　审　李玉明　卢成志　浦　奎　许　静

主　译　罗　涛　陈炳伟

天津出版传媒集团
天津科技翻译出版有限公司

著作权合同登记号:图字:02-2020-130

图书在版编目(CIP)数据

零射线心脏电生理 / (意) 里卡多·普罗耶蒂 (Riccardo Proietti) 等主编 ; 罗涛, 陈炳伟主译. 天津 : 天津科技翻译出版有限公司, 2025. 1. -- ISBN 978-7-5433-4600-0

Ⅰ. R331.3

中国国家版本馆 CIP 数据核字第 2024TE7999 号

First published in English under the title
Cardiac Electrophysiology Without Fluoroscopy
edited by Riccardo Proietti, Yan Wang, Yan Yao, Guo Qiang Zhong, Shu Lin Wu and Félix Ayala-Paredes

授权单位: Springer Nature Switzerland AG.
出　　版: 天津科技翻译出版有限公司
出 版 人: 方　艳
地　　址: 天津市和平区西康路 35 号
邮政编码: 300051
电　　话: 022-87894896
传　　真: 022-87893237
网　　址: www.tsttpc.com
印　　刷: 天津新华印务有限公司
发　　行: 全国新华书店
版本记录: 787mm×1092mm　16 开本　16 印张　300 千字
2025 年 1 月第 1 版　2025 年 1 月第 1 次印刷
定价:150.00 元

(如发现印装问题,可与出版社调换)

主审简介

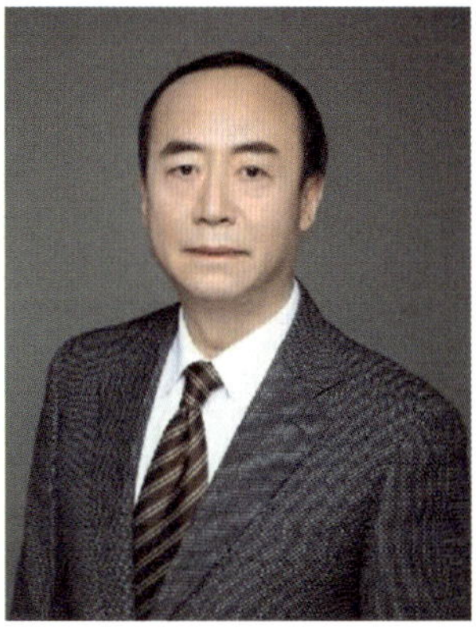

李玉明　天津康汇医院院长，主任医师，教授，博士生导师。中华医学会心血管病分会常委、高血压学组组长，《中华心血管病杂志》副总编，中国医师协会心血管病内科分会常委，中国医师协会高血压专业委员会副主任委员、总干事，国家心血管病专家委员会委员，全国心血管疾病管理能力评估与提升工程(CDQI)高血压中心主任，天津市医学会心血管病分会名誉主任委员，天津市医学会副会长，中国高等医学教育学会，常务副会长，美国心脏病学会专家会员(FACC)，欧洲心脏病学会会员(FESC)。

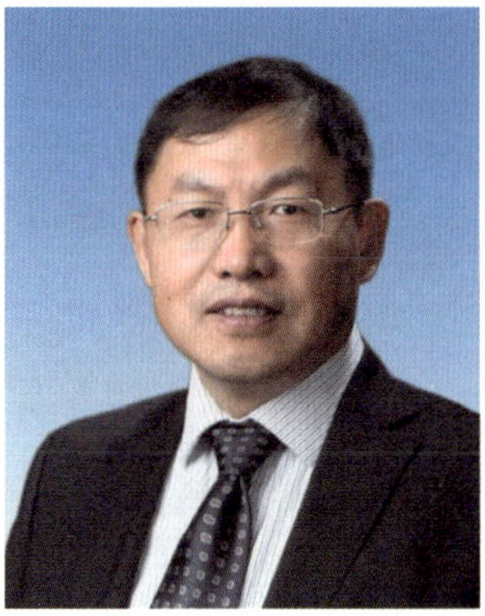

卢成志　天津市第一中心医院心脏科主任，主任医师，教授；临床医学博士；享受国务院特殊津贴专家；天津医科大学和南开大学博士生导师，天津大学硕士生导师。香港大学玛丽医院、美国斯坦福大学、美国克利夫兰医学中心访问学者，中国医师协会心血管内科医师分会委员、高血压分会常务委员，天津医学会心血管分会主任委员，天津市医师协会心血管分会副会长，天津市心脏协会常务理事，高血压及心力衰竭专业委员会主任委员。

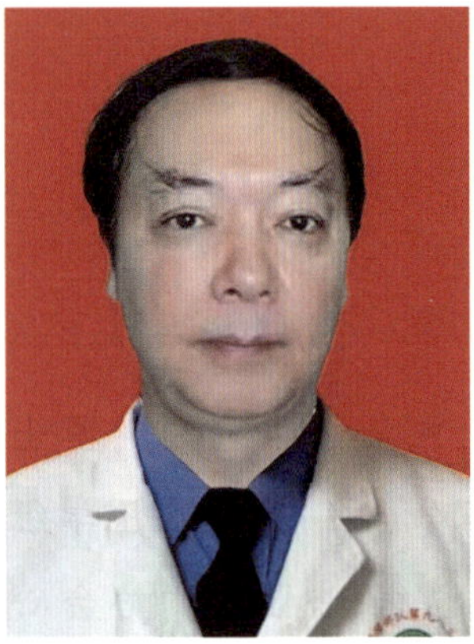

浦奎　南开大学教授，主任医师，硕士生导师。全军冠心病介入治疗中心主任，全军著名心血管病专家，中国生物医学工程学会心律分会全国委员，中华预防医学会循证预防医学专业委员会委员，天津心脏学会副会长，天津心脏学会心律学委员会主任委员，中华医学会天津心血管分会心电生理与起搏学会副主任委员，中国循证心血管医学杂志编委，天津市劳动保障学会医疗保险分会专家组成员，美国心律学会会员(FHRS)。从事心血管内科工作40余年，擅长冠心病、心律失常、起搏器、先天性心脏病、外周血管病等介入治疗。

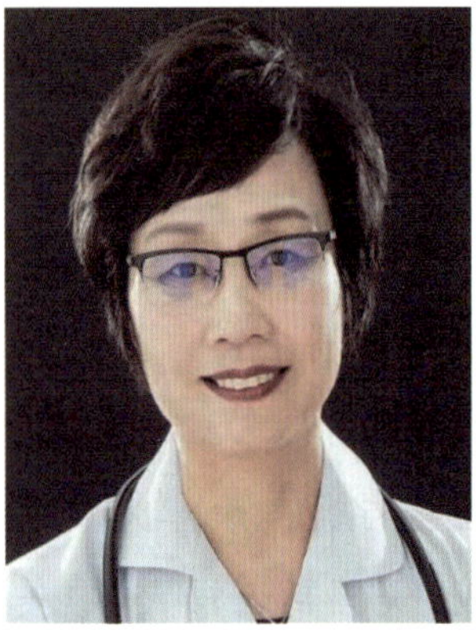

许静　天津市胸科医院主任医师，心律失常中心主任，教授，硕士生导师。中华医学会心电生理与起搏分会常务委员，中华医学会心电生理与起搏分会心电生理女医生联盟副主任委员，中国医师协会心律失常专业委员会委员，中国医师协会心律失常女医生联盟委员，中国医学促进会心律与心电学会委员，中国老年医学会心电与心功能分会常委，天津市心律学会副主任委员，天津市心血管病学会常务委员，欧洲心律学会会员(EHRA)，美国心律学会会员(FHRS)，《中国心脏起搏与心电生理》杂志编委。

主译简介

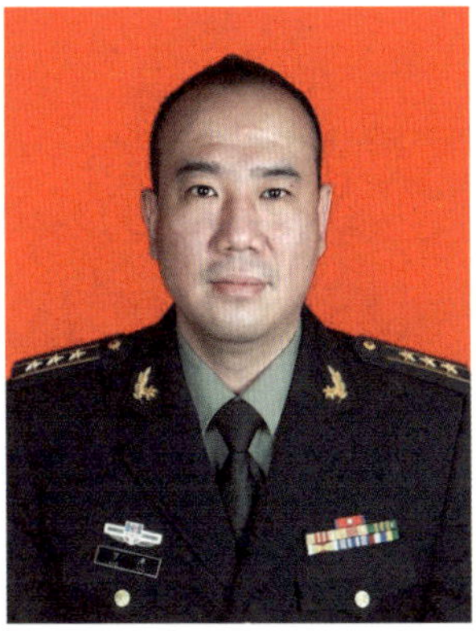

罗涛 联勤保障部队第九八三医院心内科主任，副主任医师，教授；天津医科大学心血管内科博士，美国 Oklahoma 大学 Jackman 临床电生理中心博士后、访问学者。京津冀蒙四省市联盟复杂冠脉介入俱乐部成员；国家胸痛中心核查专家，享受军队三类专家岗位津贴；中国优生优育协会心血管结构与代谢专业委员会副主任委员；全军心血管专业心律失常委员会委员；天津市生物医学工程学会心脏起搏与电生理专业委员会委员；中国心血管联盟天津房颤中心联盟常务委员；天津心脏学会心律学委员会常务委员兼秘书长。

从事心血管内科工作20余年，擅长急危重复杂冠脉介入、心律失常射频消融、起搏器植入及随访、先心病、左心耳介入封堵、外周血管介入等，目前已独立完成心脏各类介入手术5000余例。

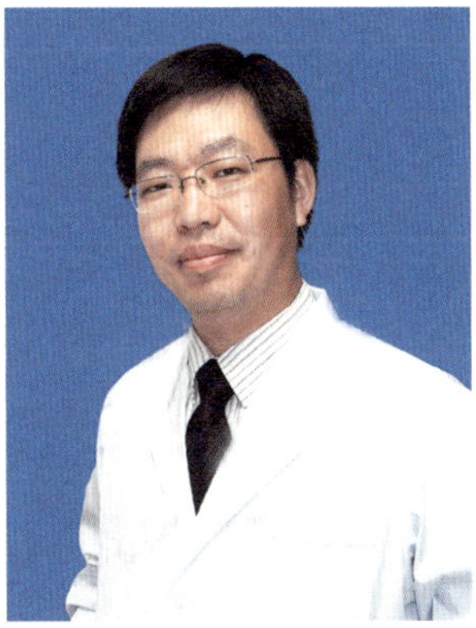

陈炳伟 天津市第一中心医院心血管内科副主任医师，心律失常亚专科主任，教授；北京协和医学院心血管内科博士。中国医师协会心律学专业委员会中青年电生理工作委员会委员，中国医药生物技术协会心电学分会起搏心电图工作委员会委员，中国医疗保健国际交流促进会心律与心电分会委员，中国中医药研究促进会心脏电生理分会常务委员，天津市生物医学工程学会心脏起搏与电生理专业委员会常务委员，天津市心脏学会心律学专业委员会委员。

从事心血管内科工作20余年，擅长冠心病介入、复杂心律失常射频消融、起搏器植入和随访、左心耳封堵等诊断与治疗。

译者名单

主　审

李玉明　天津康汇医院
卢成志　天津市第一中心医院
许　静　天津市胸科医院
浦　奎　联勤保障部队第九八三医院

主　译

罗　涛　联勤保障部队第九八三医院
陈炳伟　天津市第一中心医院

副主译

程艳慧　联勤保障部队第九八三医院
史成龙　联勤保障部队第九八三医院
王　猛　联勤保障部队第九八三医院

译　者（按姓氏汉语拼音排序）

安巧玲　联勤保障部队第九八三医院
韩　娜　联勤保障部队第九八三医院
何　乐　天津市胸科医院
槐　勇　联勤保障部队第九八三医院
金天然　联勤保障部队第九八三医院
李静梅　联勤保障部队第九八三医院
秘春静　联勤保障部队第九八三医院
田云朋　天津市第一中心医院
王　东　联勤保障部队第九八三医院
王永智　联勤保障部队第九八三医院
王自然　联勤保障部队第九八三医院
张　会　联勤保障部队第九八三医院
赵琳燕　联勤保障部队第九八三医院

中文版序言一

自20世纪60年代以来，在心脏电生理学领域中心律失常诊断和治疗进展迅速，成就斐然。尤其是30多年来射频消融治疗快速性心律失常成为心电生理学的最大亮点。从Gallagher、Wellens和Josephson等对电生理学的贡献，到Borggreffe、Micheal Huang和Haissagure等在消融工作中的开拓性进展，都离不开X线对科学的重要辅助作用。

1895年11月8日，伦琴发现X射线，这是19世纪人类科学研究的重大发现，极大地推动了临床医学诊断和治疗学技术的发展。没有X线的临床应用，就没有介入心脏病学的发展。实际上，外周血管的介入和X线的影像学临床工作，早于心脏造影和介入技术近20年，心脏电生理学的真正起点应该是20世纪60年代末的His束电位记录技术和程序电刺激技术的出现。没有X线影像技术，一切都无从谈起。但是，X线对人体的放射性损害和防护一直是困扰临床介入心脏病学工作者的一个问题，放射病和放射性损害也给医生和患者带来一定的影响。今天的三维电(磁)解剖技术的应用是近20年来最富有想象力的进步。三维电生理技术的逐渐发展和临床电生理医生的智慧，颠覆了电生理学和心律失常临床治疗学必须依赖X线影像的铁律。

Riccardo Proietti、王炎和姚焰等6位教授联合编著的《零射线心脏电生理》(*Cardiac Electrophysiolgy without Fluoroscopy*)虽然谈不上临床心电生理学的鸿篇巨制，但是在零射线心律失常介入治疗学领域无疑是一部不可多得的学术经典。该书逻辑清晰、立论有据，可读性极高，是极为难得的参考书。值得高兴的是，罗涛和陈炳伟等国内一批电生理青年学者将该书翻译成中文以飨国内电生理学工作者。零射线心脏电生理技术对电生理医生和接受电生理/介入治疗的患者都是福音，它既减少了医生的X线职业暴露，又使得接受治疗的患者免除了X线损伤，对于儿童、育龄期妇女和孕妇都是无损伤接受电生理诊断和治疗的不二之选。尽管我们今天的X线机器已经有了很大的进步，射线量很低，不像当年我们在普通胃肠机、影像增强器C型臂X线造影机条件下的介入工作需要接触较大的放射量，但对于当前电生理介入手术量较大的中心，仍然应该注意对医生的X

线屏蔽和保护，当然，零射线心脏电生理显然是最佳的解决方案。

我从事心血管工作40余年，见证了我国心律失常介入治疗的发展，更殷切希望年轻的电生理医生把我国的心律失常和电生理工作推向新的高度。

吾寄希望于后来者！

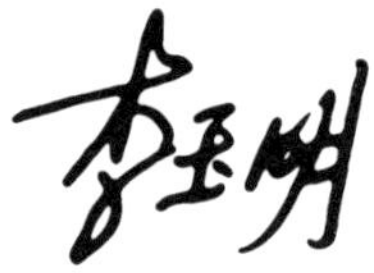

2024年10月

于天津康汇医院

中文版序言二

微创介入治疗是当前心血管学科发展的方向。过去需要外科开胸治疗的多种心血管疾病,现在都可以通过介入治疗获得良好的治疗效果。经皮人工主动脉瓣置入术、经皮二尖瓣及三尖瓣钳夹术等新技术层出不穷,使得介入心脏病学在近年来呈现出耀眼的瑰丽景象。这一切都离不开X线的临床应用。

X线是一种神奇的工具,它能穿透不透"可见光"的身体组织。借助X线,医生便拥有了一双观察人体内部结构的眼睛，能清晰地看到人体内不同密度的组织，以及走行在人体内的介入器械。我们不再需要用手术刀剖开患者的层层组织,就能深入其体内。然而,在X线应用之初,人们就开始注意到它的危害。很多早期研究X线的人员后来都患上恶性肿瘤,他们被称为"X线殉道者"。如何在使用X线的同时减少它的危害,是摆在介入心脏病学工作者面前永恒的话题。

心脏电生理技术发展之初,同样依赖X线作为"眼睛"——通过X线的指导完成心脏电生理检查导管的放置，并引导消融导管到达特定的靶点位置完成消融。然而,电生理检查及消融手术往往费时费力,全程需要X线的指导,一台手术需要大剂量的X线,这甚至成为年轻医生选择心脏电生理专业的阻碍。

三维电解剖技术的发明是心脏电生理发展的里程碑。其原理类似于全球定位系统,通过磁场和(或)电场对心腔内电极进行定位,三维电生理标测系统能实时准确地还原导管在人体三维空间中的位置。利用这一技术,我们可以构建心脏三维解剖模型,并结合电生理标测呈现心律失常激动的机制,同时实时记录消融导管的路径。三维电解剖技术犹如电生理医生的另一双"慧眼",使我们能在更为直观的三维空间掌握电生理导管定位,避免了对X线的依赖。心腔内超声系统是心脏电生理的另一利器。相较于经胸超声及经食管超声,心腔内超声系统的优势在于超声探头声窗不再受解剖限制,且更为贴近心脏的组织结构。心腔内超声系统和三维标测系统相结合,两者相得益彰,使电生理医生能够观察到电生理导管与心脏细微结构之间的相互关系,极大提高了电生理消融的精度。在科学家、工程技术人员和临床医生共同努力下,X线再也不是心脏电生理的必需,零射线心脏电生理在临床中得以实现。

这本由罗涛和陈炳伟等翻译完成的《零射线心脏电生理》，原著是由国内王炎教授、姚焰教授、钟国强教授、吴书林教授联合 Riccardo Proietti 教授、Félix Ayala-Paredes 教授共同主编的。本书不但讲解了三维电生理标测系统的基本原理，还对利用三维标测系统零射线放置电生理导管的步骤做了详细的讲解；对各种心律失常零射线导管消融的技巧加以阐述；对特殊人群如儿童及孕妇进行零射线导管消融的安全性及可行性做了探讨；对使用三维标测系统实现零射线消融的卫生经济学进行了分析；还对三维标测系统指导下起搏器的植入及经食管超声检查做了精彩的讲解。书中的内容可谓全面，讲解可谓翔实，角度可谓新颖，必将使读者收获满满。

在此，我谨代表本人及本书的广大读者感谢年轻有为的译者。他们在繁忙的临床工作之余，仍不忘探索新知，完成了本书的翻译，乃后辈之楷模。

愿本书能助力国内广大心脏电生理医生，为更多的心律失常患者送去福音！

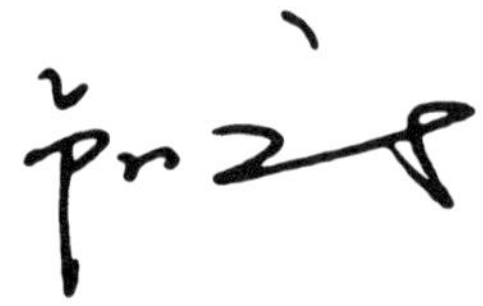

2024 年 10 月

于天津市第一中心医院

中文版前言

非常幸运能够亲历心脏电生理技术伟大变革的时代。

还记得20年前，心脏电生理还处于X线指导下的二维时代，室上性心动过速是消融治疗的主要对象，而对于室性期前收缩、房性期前收缩及心房颤动这些如今常见的通过消融治疗就可以解决的病种，在当时仅能依靠药物治疗。我们会使用各种在射线下可以显影的解剖结构，甚至是患者身体上的电极贴片来作为参考进行导管的定位。对于球管的角度，为了能实现精确的导管定位，必须一度不差，笔者甚至到现在仍然保持着这一习惯。

三维定位技术的发展是心脏电生理领域里程碑式的进步，它为电生理技术提供了更加广阔的操作空间，让存在于医生脑中靠想象构建的心脏三维模型具象化，从而能更加清晰地明确导管与心脏结构之间的空间关系。而与电信号的结合使激动标测技术得以实现，至今笔者仍无法忘记第一次看到抽象的心电传导在三维系统中以五颜六色的绚烂形式呈现在眼前时的震撼。导管头端压力技术的出现，使早先主要靠经验和手感来控制的导管贴靠力度以数字化的方式得以量化，不但提高了导管操作的便利性，更提高了安全性；基于压力技术的消融指数技术，更是将消融损伤进一步量化，解决了消融“火力控制”的难题。

这一系列的技术进步，让电生理这一学科成为心脏领域乃至整个医学领域中进步最为迅猛的学科之一。能见证这一学科的进步，并且还亲身参与其中，令笔者不胜荣幸，甚感自豪。

近年来，中国的电生理界同仁，完成了从“跟跑”到“领跑”的转变——以前我们都是在学习欧美的先进技术，如今我们不断地创造新的术式并为欧美同行所学习。正如这本《零射线心脏电生理》，主要执笔者乃国内王炎教授、姚焰教授、钟国强教授及吴书林教授，其大背景是“绿色电生理”近年来在国内如火如荼地开展。几位教授将国内学者的成熟经验在本书中进行了详细的阐述，行文条理清晰，内容全面翔实。而笔者作为译者，在翻译的过程中再次被前辈们积极探索新技术、新理念的精神所感动，也借以激励广大心脏电生理的后来人不断开拓进取。

本书的翻译得到了天津心血管领域诸多前辈的鼓励和支持，并得到了天津市心脏学会的鼎力支持,在此一并致谢!

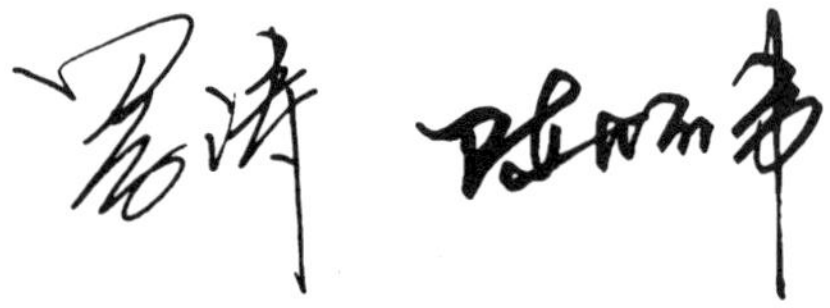

2024 年 10 月于津

目 录

第 1 章

纯三维导航在快速性心律失常介入治疗中的临床研究

Ahmed AlTurki，Riccardo Proietti

简介

近 20 年来，导管消融已成为治疗快速心律失常的基石[1]。对于起源于右心系统的心律失常，如心房扑动（简称“房扑”）、房性折返性心动过速和房室结折返性心动过速等，导管消融已成为首选的治疗方式，且逐步成为复杂心律失常，如心房颤动（简称“房颤”）、室性心律失常的一线治疗方法[1,2]。这些复杂心律失常的消融，通常具有消融时间长、需要穿刺房间隔、经多种路径置入导管等特点。使用传统透视法进行消融存在一个主要弊端，即患者及电生理医生将面临高剂量的辐射暴露[3]。电生理实验室的所有人员都难以避免辐射暴露的风险。一个典型电生理手术估计的平均总辐射剂量为 16.6mSv（范围为 6.6~59.2mSv），相当于 830 个胸部 X 线检查的剂量，与致命性恶性肿瘤的终身风险相关，女性患者预计发病率为 0.15%，男性患者为 0.21%[3,4]。

为了应对这些风险，当前临床电生理射频消融已经向接近于零射线或者完全零射线技术发展[5]。目前，这些技术已经带来了快速心律失常导管消融的一场技术革新[6]。这些技术包括三维成像系统、远程磁导航（remote magnetic navigation，RMN）、压力触控（contact force，CF）技术和心腔内超声（intracardiac echo，ICE）技术。这些技术可以有效地减少辐射暴露，还可以提高导管消融的准确性，并产生效果更好的消融损伤灶。此外，这些技术还把术者和其他工作人员从透视时穿着的沉重铅衣裙中解脱出来，从而减轻他们的疲劳感[7]。

A. AlTurki (✉)
Division of Cardiology, McGill University Health Centre, Montreal, QC, Canada
e-mail: ahmed.alturki@mail.mcgill.ca

R. Proietti
Department of Cardiac, Thoracic, and Vascular Sciences, University of Padua, Padua, Italy

在本章中,我们回顾了目前用于三维导航的相关技术及其在临床中的实践效果,以及在不同快速性心律失常靶向消融中的应用现状。

先进的电解剖标测系统

个体心脏解剖存在差异,因此,需要使用三维电解剖标测(electroanatomic mapping,EAM)系统进行详细的标测。1997 年,三维电解剖标测系统首次应用于心脏电生理检查,提高了电生理医生对心腔解剖的理解,使导管定位更加精确。电解剖标测通过在多个位点同时记录激活时间、电压和解剖位置,将其显示为叠加在心腔几何结构上易于术者理解的彩色编码图像,提高了导管消融的成功率[8,9]。电解剖标测系统还可以显示心脏解剖和消融位点,比 X 线透视定位更加精准[9,10]。很多心律失常都有特定的解剖靶点,电解剖标测可以极大地改善解剖和基于瘢痕消融的手术过程[2,11,12]。对术者更加有利的是,三维电解剖标测可以减少通过 X 线透视定位标测导管的临床需要,使电离辐射的暴露风险大大降低[7]。

目前,三维电生理导管可视化标测系统包括:CARTO 系统 (Biosense Webster Inc.,Diamond Bar,CA)、EnSite NavX 系统、Mediguide 科技 (Abbott,Abbott Park,IL)和 Rhythmia 系统 (Boston Scientific,San Jose,CA)[9]。这些三维电解剖标测系统能够将标测导管获得的心腔解剖结构与之前通过不同成像方式(如 X 线透视、MRI 和 CT)获得的解剖图像进行整合[13,14]。这些整合的解剖图像为电生理专家提供精确的心脏解剖图来导航导管,完成消融手术[14]。

Gepstein 团队完成了最早期的心脏标测研究[15]。他们不应用 X 线透视,通过基于导管的心内膜三维标测系统,对体内和体外的心脏解剖结构进行了详细的标测,体现了高度重复性及准确性。Gornick 等的研究结果表明,可以操控导管到达心脏腔室的任何位点[16],同时还发现三维标测系统的分辨率可以达到毫米级。三维电解剖标测系统有助于完成复杂的介入消融手术,并能精确定位到预定的消融靶点,而且还缩短了 X 线透视时间,具有良好的空间分辨率[17]。此外,通过计算和显示电激动顺序,三维标测系统可将激动顺序可视化,称之为激动标测;而且很容易获取电压信息,称之为电压标测[9,18]。当然,这些标测系统也存在一些局限性,如要求术中患者不能移动、患者登录信息的唯一性和参考电极的稳定性[18,19]。

远程磁导航系统

从 2007 年开始,远程磁导航系统已经开始作为一种标测和消融的工具。过去数年间,已经证明其对房扑和室性心动过速等大部分消融手术有极高的应用价值[20,21]。远程磁导航系统的研发是为了方便心腔内导管的定位。该系统使用两个由计算机控制的外部磁铁来建立和调整外部磁场,以此来引导导管的磁性头端[21]。远程工作站通过计算机操控台控制磁铁和电机驱动的导管,引导导管进行前进或后退的动作[20]。通过更加灵活的导管头端,磁导航导管会沿着平行于由外部磁铁确定的磁场线移动[21]。术者可通过调节外部磁场,将导管移动到心腔内所需要抵达的位置。远程磁导航系统需要一个电生理实验室,该实验室应配备专门为磁导航设计的各种设备[22]。远程磁导航系统的潜在优点包括：更精确的操控导管、更快速和精确的引导导管，以及显著减少辐射暴露[20,22]。更柔软、更灵活的导管头端理论上可以降低心脏穿刺和心脏压塞的风险[21]。但更低的风险可能会带来一些缺点，比如消融部位损伤面积和深度会较小[12]。

远程磁导航系统的安全和有效性已经在多个研究尤其是房颤消融研究中得到了证实。在一项纳入 356 名患者的队列研究中，与手动操控导管相比，远程磁导航系统并没有减少房颤的复发[23]，但可能会导致肺静脉隔离的成功率偏低。然而，这项研究结果还表明远程磁导航系统可以使手术和 X 线透视的时间更为缩短，并且有减少主要并发症的趋势[23]。在对 7 项研究进行的系统回顾和荟萃分析中，Proietti 等发现远程磁导航系统并未使房颤的复发率减少或肺静脉隔离的成功率提高[24]，但同样得出相似的结论，即手术时间和 X 线透视时间明显减少 [24]。表 1.1 对远程磁导航系统在房颤导管消融术中应用的相关研究结果进行了汇总。

近年来，远程磁导航系统已越来越多地用于室性心动过速（简称"室速"）的消融治疗。在一项对 218 例结构性心脏病患者进行的多中心前瞻性观察研究中，Di Biase 等对缺血性心肌病患者使用远程磁导航系统与手动导航进行室速消融治疗进行了对比性评估[30]。该项研究发现，使用远程磁导航系统可显著降低室速的复发率。而且，另外一项研究发现，在非缺血性心肌病和瘢痕相关的室速中应用远程磁导航系统进行消融治疗，室速复发率也明显降低[31]。Hendricks 等研究表明，在特发性室速患者中通过远程磁导航系统进行消融治疗，室速的复发率也明显下降[32]。Turagen 等进行了一项系统性回顾和荟萃分析，主要是对远程磁导航系统与手动导航在室速中应用进行对比研究[30]。该研究发现，与手动导航消融相比，使用远程磁导航系统消融可降低 39%的室速复发风险（OR 0.61，95% CI 0.44~0.85，P=0.003）。在结构性心脏病患者中，与手动导航消融相比，使用远程磁导航系统消融的患者有降低室速复发的趋势（OR 0.69，95% CI 0.45~1.04，P=0.07）。在特发性室速患者中，手动导航和远程磁导航两组之间无显著性差异（OR 0.58，95% CI 0.31~1.1，P=0.1）[30]。表 1.2 对远程磁导航系统在室速消融中应用的相关研究结果进行了评估汇总。目前正在进行 MAGNETIC VT 临床试验，该试验将评估使用远程磁导航系统的室速消融是否能比手动导航消融在缺血性瘢痕室速和低射血分数的患者中产生更好的效果[37]。

对先天性心脏病患者的射频消融治疗，远程磁导航系统是另外一种重要的辅助手段。当面临先天性心脏病患者的解剖结构性挑战，如心内血流改道、心外血流改道、补片和分流，远程磁导航系统可更好地解决术中存在的困难[38]。在这些复杂的先天性心脏病病例中，由于先前的外科手术干预，可能存在血管入路受限或难以进入目标心腔的情况，远程磁导航系统提供了一些优势[39]。

压力触控技术

组织接触是实现病灶透壁性损伤和射频消融术成功的关键，必须达到精准的压力平衡。在射频消融功率控制模式下，导管头端与心肌组织的接触压力直接影响到消融范围的大小和深度[12]。接触压力不够会因血

表 1.1 远程磁导航系统在房颤消融中应用的相关研究结果和特征分析

研究第一作者(出版年份)	研究类型	人群(数量)	结果	随访时间(月)
Arya(2011)[23]	回顾性研究(单中心)	70%阵发性/30%持续性(356)	随访6个月，无房颤发作比例相似:57.8%和66.4%(P=0.196)。磁导航系统手术和消融时间更长,分别为223±44min对166±52min(P<0.0001),75.4±20.9min对53.2±21.4min(P<0.0001)	6
Choi(2011)[25]	回顾性研究(单中心)	60%持续性/40%阵发性(111)	磁导航组总手术时间延长(352±50min对283±75min,P<0.0001),总透视时间显著缩短(99±28min对238±45min,P<0.0001),两组手术成功率相似(85%对90%,P=0.08)	3
Luthje(2011)[26]	回顾性研究(单中心)	67%持续性/33%阵发性(161)	两组手术成功率和无房颤发生率相似(90%对87%,P=0.6;66%对62%,P=0.8)。磁导航组手术时间更长(225.5±54.6min对165.6±52.4min,P<0.0001),消融时间更长(125.3±46.5min对79.6±28.5min,P<0.0001),射频电流能量发放时间更长(50.4±17.7min对43.9±11.0min,P<0.05)。然而,透视时间较短(12,IQR=9~17min对37,IQR=29~44;P<0.0001)。IQR四分位距	12
Miyazaki(2010)[27]	回顾性研究(单中心)	100%阵发性(74)	磁导航组射频能量发放和手术时间较长(60±27min对43±16min;P=0.0019)和(246±50min对153±51min;P<0.0001)。两组无房颤发生率相似(69%对62%,P=0.96)	12
Solheim(2011)[28]	回顾性研究(单中心)	40%持续性/60%阵发性(87)	磁导航组射频能量发放和手术时间较长(79±19min对51±25min;P<0.001)和(324±74min对215±61min;P<0.001)	4
Sorgente(2010)[29]	回顾性研究(单中心)	20%持续性/80%阵发性(94)	磁导航组射频能量发放和手术时间较长(60±27min对43±16min;P=0.0019)和(246±50min对153±51min;P<0.0001)。两组无房颤发生率相似(66%对67%,P=0.63)	12

流冲刷消耗导管头端的阻抗热量,可能导致消融效率下降。反之,如果接触压力过大、温度过高可能会导致血栓形成、蒸汽爆裂和心肌穿孔[40]。为了克服上述问题,已经开发研制出压力触控传感导管,能够通过位于导管头端的精密弹簧和位于导管杆上的传感器线圈实时监测与心肌组织的接触力[40]。

改善电极–组织接触可以最大限度地将

表 1.2　远程磁导航系统在室速消融中应用的相关研究结果和特征分析

研究第一作者(出版年份)	研究类型	人群(数量)	结果	随访时间(月)
Bauemfeind (2011)[33]	前瞻性研究(单中心)	结构性心脏病和特发性(83)	磁导航系统组室速消融成功率更高(93%对72%,$P<0.05$)。手动导航组辐射暴露时间更少(30±20min 对 35±25min,$P<0.01$)。两组的手术时间和室速复发率无差异(分别为 168±67min 对 159±75min,P=ns;14%对 11%,P=ns)	15
Dinov(2012)[34]	回顾性研究(单中心)	结构性心脏病(102)	两组急性成功率相似 (82%对 71%,P=0.246)。远程磁导航组 X 线透视时间(13±12min 对 32±17min,P=0.0001) 和消融时间均显著缩短(2337.59±1248.22s 对 1589.95±1047.42s,P=0.049),而两组总手术时间相似(157±40min 对 148±50min,P=0.42)	14
Akca(2012)	前瞻性研究(单中心)	不能提供(28)	磁导航组的总复发率和 X 线透视时间均显著降低(25.0%对 41.4%,P=0.045,22.8±14.7 对 41.2±10.9,P=0.011)	19
Szili-Torok (2012)[35]	回顾性研究(单中心)	结构性心脏病和特发性(113)	磁导航组的急性成功率高达 82%对 66%(P=0.046),复发率更低 24%对 44%(P=0.047)。总手术时间(177±79min 对 232±99min,$P<0.01$)和患者平均透视时间(27±19min 对 56±32min,$P<0.001$)均更短	20
Zhang(2013)[36]	随机性研究(单中心)	特发性(30)	两组的手术时间相似(131.8±19.4min,115.1±27.4;P=0.13)。远程磁导航系统可使患者的透视曝光量和透视时间分别减少50.9%和 50.5%,使医生的透视曝光量和透视时间分别减少 64%和 69%	22
Hendricks (2015)[32]	回顾性研究(单中心)	结构性心脏病和特发性(198)	磁导航组的手术和消融时间更短,分别为150(120~220)s 对 190(135~220)s 和 400(190~1065)s 对 700(300~1920)s。磁导航组的急性成功率更高 88%对 71%(P=0.03),复发率有降低的趋势 42%对 57%(P=0.07)	25

热能传递到靶病变组织[41]。接触压力增加会扩大电极表面与组织接触的面积,减少了暴露在血液循环中的电极表面积,从而有利于向靶病变组织传递更大的电流能量[40,41]。Avitall 等研究表明，将接触压力从 1g 增加到 10g 会使心腔内膜面以下的心内膜心肌组织发生更大的变形,从而导致消融损伤的深度和宽度显著增大[42]。通过模型证明,接

触压力与射频能量相比对损伤面积的影响类似。当射频消融时间和功率不变时，损伤深度、直径和体积均随接触压力的增加而成比例增加。重要的是，与较高功率(50W)和较低接触压力(10g)相比，较低功率(30W)和中等接触压力(40g)损伤深度更大[42]。

接触质量也很重要，时空接触稳定性可以预测损伤面积的大小[12]。Shah 等研究表明，恒定接触时损伤体积最大，可变接触时损伤面积中等，间歇接触时损伤面积最小[43]。很多因素影响接触的时空稳定性：平均接触压力、心脏和呼吸运动、导管漂移和房性心律失常[44]。间歇性接触导致的较小损伤面积可以通过增加消融时间来补偿。

一些研究(主要是房颤导管消融)，对压力触控技术在消融术式和临床预后中的影响进行了评估。Kerst 团队研究表明，压力触控技术和电解剖引导消融是实现零透视的可行方法。在一项对 600 名患者进行的大型回顾性研究中，压力触控导管消融技术与房颤复发减少、总手术时间和消融时间减少相关，同时透视下 X 线暴露显著减少。虽然有降低并发症(心脏压塞等)发生率的趋势，但并没有达到统计学意义[45]。在包括两个随机试验在内的 11 项研究的荟萃分析中，Shurrab 等也发现了类似的结果[46]。应用压力触控技术的房颤复发率(35.1%对 45.5%；OR 0.62，95% CI 0.45~0.86，P=0.004)、手术时间(156min 对 173min；标准化平均差-0.85，95% CI -1.48~-0.21，P=0.009)和透视时间(28min 对 36min；标准化平均差-0.94，95% CI -1.66~-0.21，P=0.01)均更低。主要并发症有减少的趋势，但是没有达到统计学意义(1.3%对 1.9%；OR 0.71，95% CI 0.29~1.73，P=0.45)[46]。

心腔内超声

心腔内超声(Intracardiac Echocardiography，ICE)是心脏成像领域的一个重要进展，已成为电生理手术中不可或缺的重要组成部分[47]。ICE 可在介入治疗过程中实时评估心脏解剖结构，并指导导管操作，区分不同解剖结构之间的关系[48]。与经食管超声相比，一个显著的优势是术者可独立完成心脏内超声的操作[47]。

当主刀医生准备进行接近零透视的手术操作时，经房间隔穿刺可能需要 X 线透视。很多术者之前都培训过在 X 线透视下完成经房间隔穿刺的全部操作步骤，包括在上腔静脉放置穿刺鞘和穿刺针，回撤房间隔穿刺装置至卵圆窝水平，推送并确认穿刺针进入左心房，操控扩张管和鞘进入左心房。为了避免 X 线透视，ICE 已经成为一个必不可少的工具，有助于安全地进行房间隔穿刺。为了将导丝和穿间隔鞘置入上腔静脉，需要对上腔静脉与右心房交界处进行全视野观察。将 ICE 导管以自然状态置于右心房中间部位，适当顺时针或逆时针旋转导管使其面向卵圆窝和左心房，从这个位置开始，轻度向后向右偏转导管可完全观察上腔静脉。在此 ICE 视野下，导丝、鞘、穿间隔针可以安全地进入上腔静脉[49,50]。

使用 ICE，可以对左心房和肺静脉的复杂解剖进行精确的实时二维和(或)三维影像学研究[47]。心腔内超声可以精确识别解剖结构，并将这些信息与电生理参数和(或)CT/MRI 数据的三维重建信息进行整合[51]，有助于电生理介入手术的疗效观察。早期发现围术期并发症可使急诊处理得以最大优化。

在房颤消融手术中应用 ICE 系统，可减少透视/手术时间，并有可能减少并发症并改善临床预后[48]。

纯三维导航的临床研究

上述技术已被电生理实验室应用于各种消融手术中。针对 10 项不同心律失常研究的荟萃分析中，对零射线或接近零射线消融手术的安全性和有效性进行了评估。Yang 等[52]发现，零射线或接近零射线消融透视时间[标准化平均差(SMD)−1.62，95% CI −2.20~−1.05；P<0.00 001]，消融时间(SMD −0.16，95% CI−0.29~−0.04；P=0.01)和辐射暴露时间(SMD−1.94，95% CI−3.37~−0.51；P=0.008)均显著缩短，但在急性或长期消融成功率、并发症发生率或复发率方面没有任何显著性差异[52]。Wannagat 等研究证实，不同程度手术操作经验的术者(初学者、培训一年的专科医师、培训两年的专科医师、成熟术者)中辐射暴露均可显著降低，同时不会增加并发症或手术时间[5]。Sadek 等发现，即便是复杂的消融手术也可以通过零射线方式进行，学习曲线适中，手术时间不会增加[53]。在这里，我们汇总了一些关于各种心律失常的研究，这些研究具体信息总结在表 1.3 中。

心房扑动

典型房扑是一种房性心律失常，导管消融为一线治疗。此种心律失常为折返机制，三尖瓣环和下腔静脉之间的区域形成关键峡部，称之为下腔静脉−三尖瓣环峡部，该部位为消融靶点区域[74]。Deutsch 等证实了对房扑进行完全零射线消融的可行性、安全性和有效性[54]。该研究纳入了 460 例患者，比较了尽可能低到合理可行程度(as low as reasonably achievable，ALARA)的 X 线透视和完全零射线(包括电解剖标测)的消融技术。另一项研究中，Schoene 等在 20 例患者中应用了 3D 标测技术对下腔静脉−三尖瓣环峡部区域进行导管消融，在无复发、安全性和手术总时间方面无明显差异，且辐射暴露时间显著减少[55]。Alvarez 等报道了一项观察性研究的结果，研究对象为房扑患者，利用 EnSite−NavXTM 导航系统完成了接近零射线透视消融[56]。每例手术均使用了 1~2 个诊断导管和冷头端消融导管，消融成功的终点为下腔静脉−三尖瓣环峡部的双向阻滞。对 80 例患者进行了总共 83 次消融治疗(82.5%为男性，平均年龄 61±10 岁)。98.8%的消融手术均获得了成功，唯一的患者因为窦房结功能障碍安装了起搏器。90.4%的病例均应用零射线透视消融方法，应用荧光透视最常见的原因是诊断导管放置的可视化。接近零射线透视消融的手术时间与经传统透视方法的手术时间类似[56]。Macias 等[75]研究表明，在 CARTO 导航系统和 EnSite−NavXTM 导航系统中采用零射线方法进行消融的结果类似，即手术成功率高、并发症发生率和复发率低。两种导航系统均可以使术者在绝大多数消融手术中(90%)中避免辐射暴露[75]。

房室结折返性心动过速(AVNRT)/房室折返性心动过速(AVRT)

房室结折返性心动过速 (atrioventricular−nodal reentry tachycardia，AVNRT) 是一种常见的室上性心动过速，导管消融也可以

表 1.3 纯三维导航系统指导下临床研究的特征和结果分析

研究第一作者（出版年份）	研究类型	心律失常性质（数量）	结果	随访时间（月）
Deutsch（2017）[54]	前瞻性队列研究	房扑（460）	与尽可能低放射剂量（ALARA）组相比，零射线组手术时间缩短（45.4±17.6 和 47.2±15.7min 对 52.6±23.7 和 59.8±24.0min，P<0.01）。在零射线组中，91%和 98%的手术在完全零射线下进行，并且与 ALARA 组相比，辐射暴露时间显著减少（从 0.2±1.1 和 0.3±1.6min 到 7.7±6.0 和 9.1±7.2min，P<0.001）。两组均未发现严重并发症	无
Schoene（2015）[55]	随机对照试验	房扑（40）	所有患者均实现了双向峡部阻滞。与常规透视组（5，IQR 4.2~11.5；P<0.001）相比，零射线组（0.3，IQR 0.2~0.5min）的透视时间明显缩短。与常规透视组（418.4，IQR 277；812.2cgy cm）相比，随机接受零射线透视（17.4，IQR 11；206.6cgy cm）的患者辐射剂量显著降低（P<0.001）。与常规透视组（33.5，IQR 26.3；55min；P=0.053）相比，零射线组（49.5，IQR 37；65min）之间的手术持续时间没有显著差异。无不良时间记录。随访 6 个月时，零射线组和常规透视组房扑消融成功率分别为 19/20（95%）和 18/20（90%），无统计学意义	6
Alvarez（2011）[56]	回顾性队列研究	房扑（80）	房扑消融手术成功率为 98.8%，1 例因窦房结功能障碍需植入起搏器，4 例发生轻微并发症，75 例（90.4%）为零射线消融	无
Kopelman（2003）[57]	随机对照试验	AVNRT 房室结折返性心动过速（20）	两组急性手术成功率均为 100%，无并发症。虽然在消融前和消融后的电生理检查时间上没有差异，但零射线组与透视组比较，消融部分的持续时间（12.6±6.8min 对 35.9±18.3min；P<0.001）、透视曝光时间（0.7±0.5min 对 9.6±5.0min；P<0.001）均明显缩短。总手术时间（83.6±23.6min 对 114±19.3min；P=0.008）和总透视曝光时间（4.2±1.4min 对 15.9±6.4min；P<0.001）均缩短。零射线透视与较低的消融次数（2.7±1.6 对 5±2.8；P=0.018）、消融时间（165.3±181.6 对 341±177.7s；P=0.013）和总能量传递（24.3±3.1W 对 28.7±4.5W；P=0.042）相关。两组均无急性或长期并发症或心律失常复发	9

（待续）

表 1.3(续)

研究第一作者（出版年份）	研究类型	心律失常性质（数量）	结果	随访时间（月）
Luani(2018)[58]	前瞻性队列研究	AVNRT 房室结折返性心动过速/房室折返性心动过速(25)	AVNRT 亚组所有电生理检查无需射线透视即可完成。3 例患者(12%)在消融过程中需要 X 线透视。AVNRT 亚组电生理检查平均持续时间为 99.8±39.6min，ICE 引导下的导管放置时间为 11.9±5.8min，诊断评估时间为 27.1±10.8min，冷冻时间为 26.3±30.8min	无
Casella(2011)[59]	回顾性队列研究	AVNRT/AVRT/房扑(50)	50 例中 38 例(76%)成功通过零射线消融完成手术。在剩下的 12/50 例(24%)中，X 线透视的消融时间仅为 122±80s，达到了相应的低辐射暴露(剂量-面积乘积 1.3±1.1mGy m²)。所有消融手术均获得急性期成功，手术时间为 113±37min，无严重并发症。平均随访 12±3 个月，1 例 AVRT 复发，1 例心房扑动复发	12
Clark(2008)[60]	病例系列研究	AVRT(10)	所有患者消融手术均获得急性期成功，没有一个患者需要使用 X 线透视。平均手术时间为 4.4h，范围 3.2~7.2h，无并发症，1 例(10%)复发	6
Scaglione(2015)[61]	回顾性队列研究	AVRT(44)	所有患者(33 例射频消融，11 例冷冻消融)，均在不适用 X 线透视情况下成功完成消融手术，无并发症发生。有 7 例复发(16%)，其中 3 例(43%)通过零射线再次消融成功	16
Balli(2018)[62]	回顾性队列研究	AVNRT/AVRT(109)	平均手术时间为 109.8±46min，急性期手术称功率 100%，1 例复发(1%)	13
Bigelow(2014)[62]	回顾性队列研究	AVNRT/AVRT(524)	平均手术时间为 142min(42~402min)，没有并发症发生。25 例患者(5%)需要使用 X 线透视，主要作为实时诊断或介入性导管置入手术流程的一部分。只有 1 例(0.2%)在手术开始时没有预料到的情况下使用了 X 线透视检查	无
Casella(2016)[63]	随机对照试验	AVNRT/AVRT(262)	零射线消融使患者辐射剂量 (0mSv，IQR 0~0.08mSv 对 8.87mSv，IQR 3.67-22.01；$P<0.00001$)、总透视时间(0s，IQR 0~12s 对 859s，IQR 545~1346；$P<0.00001$)、术者接受的辐射剂量(每台手术 1.55μS 对 25.33μS；$P<0.001$)显著降低	12

（待续）

表 1.3(续)

研究第一作者(出版年份)	研究类型	心律失常性质(数量)	结果	随访时间(月)
Reddy(2010)[64]	病例系列研究	房颤(20)	所有患者均成功实现了单次(n=18)或双次(n=2)经房间隔入路。采用环形电极(14 例)和五阵列标测电极(6 例)在 22±10min 内完成了左心房–肺静脉解剖建模,11 例采用 CT 图像整合。每例患者完成 49±18 个消融损伤靶点,39 例患者中,38 例同侧肺静脉消融损伤实现电隔离(97%)。手术时间为 244±75min	无
Razminia(2014)[65]	病例系列研究	房颤(5)	在心腔内超声和三维电解剖标测系统指导下,共识别并成功隔离 20 个肺静脉,隔离成功率为 100%。手术过程均为零射线操作。未出现任何重大手术并发症	无
Bulava(2015)[66]	随机对照试验	房颤(80)	零射线组和透视组的总手术时间和消融时间相当 (分别为 92.5±22.9min 对 99.9±15.9min,P=0.11,和 1785±548 s 对 1755±450 s,P=0.79)。除 1 例患者因需评估导丝在股静脉中的正确位置而透视 8s 外, 零射线组的其他患者均实现了完全零射线消融。两组在随访 12 个月时,无严重心律失常记录,无相关并发症	12
Huo(2015)[67]	随机对照试验	房颤(80)	零射线组的透视时间(10.42,IQR 8.45~12.46min 对 1.45,IQR 1.05~2.22min;P<0.001)和辐射剂量(2440,IQR 1593~3091cGy cm^2 对 652 IQR 326~1489cGy cm^2;P<0.001)均显著高于透视组。经房间隔穿刺后辐射剂量大幅度减少,近零射线透视时间(1.39,IQR 1.18~2.10h 对 1.37,IQR 1.17~1.50h;P=0.362) 两组间无明显差异。随访期间,61 例(76.3%)无房性心律失常复发。两组总体复发率也无明显差异	6
McCauley(2016)[68]	病例系列研究	房颤(7)	零射线手术时间为 183.9±33.7min,而常规对照组为 293.13±129.9min(P=0.05)。零射线手术患者中透视时间为 17.5±14.1min,而对照组透视时间为 73.4±50.3(P=0.01)。零射线手术组房颤复发率为 14%,而常规对照组房颤复发率为 25%	12

(待续)

表 1.3(续)

研究第一作者(出版年份)	研究类型	心律失常性质(数量)	结果	随访时间(月)
Zhang(2017)[69]	随机对照试验	房颤(342)	在第一组(零射线透视)中,左心房重建前的平均透视时间与第二组(常规透视)相似(2.8±0.4min 对 2.4±0.6min,P=0.75)。消融术中平均透视时间明显低于第二组(0min 对 7.6±1.3min,P<0.001)。第一组的总 X 线照射剂量显著低于第二组 (分别为 19.6±9.4 mGy 对 128.7±62.5mGy,P<0.001)。Kaplan–Meier 分析表明,第一组和第二组在随访第 12 个月时无房颤复发的概率无统计学差异(P=0.152)。单次消融后 12 个月无药物治疗的称功率 (Ⅰ/Ⅲ级 AAD) 在两组之间无显著差异 (第一组 67.6%,95% CI: 62%~79.5%;第二组 68.9%,95% CI: 63%~80.7%,P=0.207)。第一组和第二组的手术相关不良事件发生率无显著差异。对危险因素进行多变量 logistic 回归分析评估治疗效果,结果表明,消融中的导管接触压力(术者选择的手术模式范围内)与临床预后呈显著正相关 (OR:3.68;95% CI:1.65~10.6,P=0.008), 而左房直径与临床疗效呈负相关(OR:0.72;95% CI:0.52~0.84,P=0.016)	12
Sommer(2018)[70]	前瞻性队列研究	房颤(1000)	手术时间中位数为 120min, 透视时间中位数为 0.90min, 透视剂量中位数为 345.1cGy cm^2。前 750 例患者(第一组)和后 250 例患者(第二组)的分层分析表明,手术时间中位数(140~110min)显著改善,射线透视时间中位数(6~0.5min)和透视剂量中位数(2263~151.9cGy cm^2)显著减少。总体并发症发生率为 2.0%	3
Cano(2016)[71]	前瞻性队列研究	室性心动过速(41)	总透视时间和有效剂量中位数分别为 6.08(1.51~12.36)min 和 2.15(0.58~8.22)mSv。缺血性室性心动过速患者的放射剂量低于非缺血性室性心动过速患者[总透视时间:2.53(1.22~11.22)min 对 8.51(5.55~17.34)min;P=0.016]。心外膜消融途径与辐射暴露水平显著增高相关。并发症发生率为 4.9%,均与影像融合工具的使用无关。44 例中有 14 例(32%)、43%的缺血性室性心动过速和 50%仅经心内膜进行的室性心动过速消融可进行近零射线透视消融	无

(待续)

表 1.3(续)

研究第一作者(出版年份)	研究类型	心律失常性质(数量)	结果	随访时间(月)
Wang(2017)[72]	前瞻性队列研究	室性心动过速(489)	在 163 例(100%)患者中,电生理检查均经零射线法完成,151 例(94.4%)患者由零射线法完成心律失常射频消融,9 例因需要冠脉造影检查而不得不改用常规方法。在手术成功率(分别为 84.1%和 85.4%)、心律失常复发率(分别为 1.9%和 2.2%)和严重并发症(分别为 0.6%和 0.9%)方面,零射线方法与常规方法无显著性差异。采用零射线方法进行射频消融的术者不需要穿厚重的防护服，疲劳程度明显低于经常规方法进行手术(2.1±0.7 vs.3.9±1.6,$P<0.05$)	无
Akca(2012)[73]	回顾性队列研究	室性心动过速(36)	31 例患者消融成功,且达到心律失常不可诱发的消融终点(86%)。Ⅰ型、Ⅱ型、Ⅲ型先天性心脏病伴发的心律失常消融成功率分别为 50%、88%和 89%,平均手术时间为 216±101min 和 40±34 min。射频放电次数为 42±47。未发生与手术相关的重大并发症。平均随访时间为 26±4 个月,67%的患者无心律失常复发。Ⅰ型、Ⅱ型、Ⅲ型先天性心脏病伴发心律失常患者的复发率分别为 0%、16%和 45%	26

作为一线治疗。Kopelman 等应用电解剖标测技术及其他零射线技术使辐射暴露时间减少到原来的 1/4[57]。重要的是，这并没有降低消融手术的安全性和有效性。Luani 等证实了应用零射线透视消融的安全性和可行性，对 25 例 AVNRT 患者进行了 ICE 指导下的零射线消融[58]。同样，Alvarez 等[76]纳入了 100 例 AVNRT 患者进行荧光透视消融和零射线透视消融的前瞻性对比研究。零射线消融手术成功率（100%）和荧光透视手术成功率(96%)相似，在并发症、手术时间、消融时间等方面无差异[76]。经过最初的一段学习曲线后，术者可以在相似的时间范围内完成 AVNRT 的零射线导管消融[77]。Casella 等[59]报道了一组 50 例患者的病例系列，在电解剖标测指导下对 AVNRT 和 AVRT 进行电生理检查和射频消融。78%的病例可以通过零射线达到即刻手术成功，剩余的病例仅需要最低剂量的荧光透视。此外，全部病例没有发生重大并发症，超过 12 个月的随访期间，仅有 2 例复发[59]。Clark 等[60]报道了一组 10 例 AVRT 患者的病例系列，通过 NavX 导航系统定位旁道位于左侧。10 例患者全部消融成功，均为零射线透视消融。仅 1 例患者出现复发，且无任何并发症[60]。Scaglione 等[61]也报道一组 44 例旁道消融的病例系列，其中几乎一半是左侧旁道和 AVRT。在这个病例系列中，通过 CARTO 导航系统进行电解剖标测，全部病例均通过零射线透视消融成功，且无任何并发症[61]。与传统荧光透视射频消融方法类似，Balli 等[78]表明应用冷冻消融和电解剖标测可以成功消融 AVRT，且无复发及任何并发症发生。Bigelow 等[62]总结了他们团队 8 年来零射线消融手术经验：连续入选 524 例心律失常患者，在 EnSite 导航系统指导下应用接近零射线的方法完成了右侧和左侧室上性心律失常的消融。没有任何并发症，且手术时间与预期一致，仅在一个病例中非预期使用了荧光透视[62]。

一项前瞻性、多中心、随机对照试验中纳入 262 例室上性心动过速患者，随机分配到最小荧光透视组（通过电解剖标测）和传统荧光透视组进行比较分析。Casella 团队研究[63]发现，最小 X 线透视组较常规 X 线透视组患者接受的辐射剂量(0mSv，四分位区间 0~0.08mSv 对 8.87mSv，四分位区间 3.67~22.01；$P<0.00001$)、总透视时间(0s，四分位区间 0~12s 对 859s，四分位区间 545~1346；$P<0.00001$)及术者暴露的辐射剂量(每台手术 1.55μS 对 25.33μS；$P<0.001$）均显著降低。Stec 等进一步实现了完全零射线消融，术者不再穿戴铅衣。该试验中，完全零射线消融组纳入了 188 例患者(平均年龄为 45±21 岁；55%为女性)，X 线简化消融组纳入连续 714 例患者(平均年龄为 52±18 岁；55%为女性)。两组手术时间（63±26min 对 63±29min，$P>0.05$)、主要并发症(0%对 0%，$P>0.05$)、即刻成功率(98%对 98%，$P>0.05$)和远期成功率(93%对 94%，$P>0.05$)均相似[63]。

心房颤动

房颤是老年人群中最常见的心律失常。房颤的导管消融治疗是一个相对复杂的手术过程。要将这一过程转变为零射线透视消融，需要全方位的技术手段。Reddy 等[64]评估了通过零射线方法（包括三维电解剖标测和心腔内超声）进行肺静脉隔离的可行性与安全性。该病例系列连续纳入了 20 例阵发性房颤患者，右心房解剖标测建模需要 5.5±2.6min。全部患者均可成功完成穿刺房间隔入路。通过环形导管（14 例患者）或 Pentaarray 导管(6 例患者)在 22±10min 内完成左心房解剖标测建模;11 例患者完成了 CT 图像整合。通过 49±18 个消融靶点,39 个同侧肺静脉隔离中 38 个(97%)成功实现了电隔离。手术时间为 244±75min,无并发症发生[64]。通过冷冻球囊完成零射线下房颤消融也同样可行[65]。

Bulava 团队[66]对 8 例患者进行了一项随机试验,这些患者被随机分配到 X 线透视组和零射线透视组(通过 CARTO 导航系统进行标测,并采用心腔内超声)进行肺静脉隔离。两组总手术时间及射频放电时间相似(分别为 92.5±22.9min 对 99.9±15.9min,P=0.11;1785±548s 对 1755±450s,P=0.79)。零射线透视消融组中,除 1 例患者因导丝置入股静脉困难而需要 X 线透视 8s 外，其余患者全部实现零射线消融。两组均无手术相关的严重并发症发生,12 个月随访期无心律失常存活率两组间无差异[66]。在一项纳入 80 例患者的随机试验中,采用三维电解剖标测进行房颤导管消融可使辐射暴露时间显著缩短[67]。压力接触导管可提高消融质量[12],术前影像学检查(如磁共振成像)可显著提高消融的准确性[79]。房颤消融中,限制零射线消融的主要问题在于房间隔穿刺[51]。如前所述,掌握心腔内超声技术对于在很少或无透视情况下完成房间隔穿刺至关重要。McCauley 等证明通过电解剖标测技术和心腔内超声技术完成零射线消融安全且有效[68]。

Zhang 团队[69]完成了连续 342 例阵发性房颤患者导管消融,评估零射线透视在左心房重建和房颤导管消融中的可行性。患者在左心房造影后随机分成两组:第一组仅采用电解剖标测方法完成左心房重建和肺静脉隔离;第二组通过 X 线透视和电解剖标测完成左心房重建和肺静脉隔离。第一组手术总 X 线暴露量较第二组显著降低(分别为 19.6±9.4mGy 对 128.7±62.5mGy,P<0.001)。两组在手术成功率、12 个月时无房性心律失常复发的概率和手术并发症方面均无统计学差异[69]。Sommer 及其同事们报道了大量零射线下房颤消融的病例,使之成为世界上最富有零射线消融经验的中心之一[70]。这项前瞻性登记注册试验纳入了 1000 例房颤患者,作者评估了零射线消融在减少手术和辐射暴露时间方面的可行性和安全性。队列研究结果表明,1000 例患者(62.9±11 岁;72%为男性;左心室射血分数 57%;左心房内径 43.2mm)平均手术时间为 120min，平均透视时间为 0.90min,平均透视剂量为345.1cGy cm^2,总体并发症发生率为 2.0%。按术者经验分层(最初 75%的患者与最后 25%的患者相比),平均手术时间(从 140min 到 110min)、平均荧光透视时间(从 6min 到 0.5min)和平均透视剂量(从 2263cGy cm^2 到 151.9cGy cm^2)均有显著改善[70]。

室性心动过速

室性心动过速导管消融在临床中应用越来越普遍。在接受治疗的室性心动过速患者中,VANISH 试验已经证实了导管消融优于任何抗心律失常药物治疗[80]。在随后的试验中,导管消融术正在被验证是否能作为室性心动过速的一线治疗(NCT 02830360)。电解剖标测已成为室性心动过速消融的关键环节[51]。在一项病例系列中，Cano 等[71]采用最小荧光透视方法，比较了 41 例室性心动过速患者(22 例缺血性和 19 例非缺血性)接受导管消融后的辐射暴露情况；作者同时还比较了心肌病的类型及心外膜入路的情况。应用电解剖标测系统(CARTO)可使辐射暴露处于低水平：平均总透视时间和有效辐射剂量分别为 6.08(1.51~12.36)min，2.15(0.58~8.22)mSv。缺血性心肌病室性心动过速患者的辐射暴露水平低于非缺血性室性心动过速患者[总荧光透视时间，2.53(1.22~11.22)min 对 8.51(5.55~17.34)min；P=0.016]。心外膜入路组显著高于对照组辐射暴露水平。32%的患者可进行接近零射线透视消融[71]。在 7 个电生理中心共同完成的前瞻性队列研究中，Wang 电生理团队[72]旨在评估不穿戴铅衣的零射线透视消融法与传统透视导管消融法在治疗特发性室性心动过速的安全性和有效性。163 例(100%)患者采用零射线透视法进行电生理检查，全部获得成功，151 例(94.4%)患者通过零射线透视法完成了室性心动过速的射频消融，9 例患者因需要冠脉造影而转为常规透视导管消融法。两种方法的手术成功率(84.1%对 85.4%)、心律失常复发率(1.9%对 2.2%)和严重并发症发生率(0.6%对 0.9%)均无显著性差异[72]。一些小型研究(包括一项对复杂先天性心脏病室性心动过速导管消融的研究)已经证实了接近零射线透视导管消融治疗室性心动过速的可行性和安全性[73]。

总结

零射线消融技术已经取得了很大的发展和进步。三维标测、远程磁导航、压力接触和心腔内超声等技术有助于提高纯三维导航指导下零射线或接近零射线导管消融的安全性和有效性。未来需要重点评估纯三维导航指导下导管消融的远期疗效。

参考文献

1. Calkins H, Hindricks G, Cappato R, Kim YH, Saad EB, Aguinaga L, et al. 2017 HRS/EHRA/ECAS/APHRS/SOLAECE expert consensus statement on catheter and surgical ablation of atrial fibrillation. Heart Rhythm. 2017;14(10):e275–444.
2. AlTurki A, Marshall HJ, Proietti R. Targeting non-pulmonary vein triggers during atrial fibrillation ablation: is the game worth the candle? Curr Opin Cardiol. 2018;33(1):50–7.
3. Nair GM, Nery PB, Redpath CJ, Sadek MM, Birnie DH. Radiation safety and ergonomics in the electrophysiology laboratory: update on recent advances. Curr Opin Cardiol. 2016;31(1):11–22.
4. Sarkozy A, De Potter T, Heidbuchel H, Ernst S, Kosiuk J, Vano E, et al. Occupational radiation exposure in the electrophysiology laboratory with a focus on personnel with reproductive potential and during pregnancy: a European Heart Rhythm Association (EHRA) consensus document endorsed by the Heart Rhythm Society (HRS). Europace. 2017;19(12):1909–22.
5. Wannagat S, Loehr L, Lask S, Volk K, Karakose T, Ozcelik C, et al. Implementation of a near-zero fluoroscopy approach in interventional electrophysiology: impact of operator experience. J Interv Card Electrophysiol. 2018;51(3):215–20.
6. Hill KD, Einstein AJ. New approaches to reduce radiation exposure. Trends Cardiovasc Med. 2016;26(1):55–65.
7. Heidbuchel H, Wittkampf FH, Vano E, Ernst S, Schilling R, Picano E, et al. Practical ways to reduce radiation dose for patients and staff during device implantations and electrophysiological procedures. Europace. 2014;16(7):946–64.
8. Lo LW, Chen SA. Three-dimensional electroanatomic mapping systems in catheter ablation of atrial fibrillation. Circ J. 2010;74(1):18–23.
9. Nedios S, Sommer P, Bollmann A, Hindricks G. Advanced mapping systems to guide atrial fibrillation ablation: electrical information that matters. J Atr Fibrillation. 2016;8(6):1337.
10. Christoph M, Wunderlich C, Moebius S, Forkmann M, Sitzy J, Salmas J, et al. Fluoroscopy integrated 3D mapping significantly reduces radiation exposure during ablation for a wide spectrum of cardiac arrhythmias. Europace. 2015;17(6):928–37.

11. AlTurki A, Huynh T, Dawas A, AlTurki H, Joza J, Healey JS, et al. Left atrial appendage isolation in atrial fibrillation catheter ablation: a meta-analysis. J Arrhythm. 2018;34(5):478–84.
12. AlTurki A, Proietti R. Remote magnetic navigation versus contact force technology: the two faces of the ablation lesion. Pacing Clin Electrophysiol. 2018;41(5):447–9.
13. Kistler PM, Earley MJ, Harris S, Abrams D, Ellis S, Sporton SC, et al. Validation of three-dimensional cardiac image integration: use of integrated CT image into electroanatomic mapping system to perform catheter ablation of atrial fibrillation. J Cardiovasc Electrophysiol. 2006;17(4):341–8.
14. Kistler PM, Rajappan K, Jahngir M, Earley MJ, Harris S, Abrams D, et al. The impact of CT image integration into an electroanatomic mapping system on clinical outcomes of catheter ablation of atrial fibrillation. J Cardiovasc Electrophysiol. 2006;17(10):1093–101.
15. Gepstein L, Hayam G, Ben-Haim SA. A novel method for nonfluoroscopic catheter-based electroanatomical mapping of the heart. In vitro and in vivo accuracy results. Circulation. 1997;95(6):1611–22.
16. Gornick CC, Adler SW, Pederson B, Hauck J, Budd J, Schweitzer J. Validation of a new noncontact catheter system for electroanatomic mapping of left ventricular endocardium. Circulation. 1999;99(6):829–35.
17. Khaykin Y, Oosthuizen R, Zarnett L, Wulffhart ZA, Whaley B, Hill C, et al. CARTO-guided vs. NavX-guided pulmonary vein antrum isolation and pulmonary vein antrum isolation performed without 3-D mapping: effect of the 3-D mapping system on procedure duration and fluoroscopy time. J Interv Card Electrophysiol. 2011;30(3):233–40.
18. de Groot NM, Schalij MJ, Zeppenfeld K, Blom NA, Van der Velde ET, Van der Wall EE. Voltage and activation mapping: how the recording technique affects the outcome of catheter ablation procedures in patients with congenital heart disease. Circulation. 2003;108(17):2099–106.
19. Graham AJ, Orini M, Lambiase PD. Limitations and challenges in mapping ventricular tachycardia: new technologies and future directions. Arrhythmia Electrophysiol Rev. 2017;6(3):118–24.
20. Da Costa A, Lafond P, Romeyer-Bouchard C, Gate-Martinet A, Bisch L, Nadrouss A, et al. Remote magnetic navigation and arrhythmia ablation. Arch Cardiovasc Dis. 2012;105(8):446–53.
21. Aagaard P, Natale A, Briceno D, Nakagawa H, Mohanty S, Gianni C, et al. Remote magnetic navigation: a focus on catheter ablation of ventricular arrhythmias. J Cardiovasc Electrophysiol. 2016;27(Suppl 1):S38–44.
22. Burkhardt JD. Remote magnetic navigation for ventricular ablation: did the machine win this round? J Interv Card Electrophysiol. 2017;48(1):5–7.
23. Arya A, Zaker-Shahrak R, Sommer P, Bollmann A, Wetzel U, Gaspar T, et al. Catheter ablation of atrial fibrillation using remote magnetic catheter navigation: a case-control study. Europace. 2011;13(1):45–50.
24. Proietti R, Pecoraro V, Di Biase L, Natale A, Santangeli P, Viecca M, et al. Remote magnetic with open-irrigated catheter vs. manual navigation for ablation of atrial fibrillation: a systematic review and meta-analysis. Europace. 2013;15(9):1241–8.
25. Choi MS, Oh Y-S, Jang SW, Kim JH, Shin WS, Youn H-J, et al. Comparison of magnetic navigation system and conventional method in catheter ablation of atrial fibrillation: is magnetic navigation system is more effective and safer than conventional method? Korean Circ J. 2011;41(5):248–52.
26. Lüthje L, Vollmann D, Seegers J, Dorenkamp M, Sohns C, Hasenfuss G, et al. Remote magnetic versus manual catheter navigation for circumferential pulmonary vein ablation in patients with atrial fibrillation. Clin Res Cardiol. 2011;100(11):1003–11.
27. Miyazaki S, Shah AJ, Xhaet O, Derval N, Matsuo S, Wright M, et al. Remote magnetic navigation with irrigated tip catheter for ablation of paroxysmal atrial fibrillation. Circ Arrhythm Electrophysiol. 2010;3(6):585–9.
28. Solheim E, Off MK, Hoff PI, De Bortoli A, Schuster P, Ohm O-J, et al. Remote magnetic versus manual catheters: evaluation of ablation effect in atrial fibrillation by myocardial marker levels. J Interv Card Electrophysiol. 2011;32(1):37–43.
29. Sorgente A, Chierchia GB, Capulzini L, Yazaki Y, Muller-Burri A, Bayrak F, et al. Atrial fibrillation ablation: a single center comparison between remote magnetic navigation, cryoballoon and conventional manual pulmonary vein isolation. Indian Pacing Electrophysiol J. 2010;10(11):486–95.
30. Turagam MK, Atkins D, Tung R, Mansour M, Ruskin J, Cheng J, et al. A meta-analysis of manual versus remote magnetic navigation for ventricular tachycardia ablation. J Interv Card Electrophysiol. 2017;49(3):227–35.
31. Gökoğlan Y, Mohanty S, Gianni C, Santangeli P, Trivedi C, Güneş MF, et al. Scar homogenization versus limited-substrate ablation in patients with nonischemic cardiomyopathy and ventricular tachycardia. J Am Coll Cardiol. 2016;68(18):1990–8.
32. Hendriks AA, Akca F, Dabiri Abkenari L, Khan M, Bhagwandien R, Yap SC, et al. Safety and clinical outcome of catheter ablation of ventricular arrhythmias using contact force sensing: consecutive case series. J Cardiovasc Electrophysiol. 2015;26(11):1224–9.
33. Bauernfeind T, Akca F, Schwagten B, de Groot N, Van Belle Y, Valk S, et al. The magnetic navigation system allows safety and high efficacy for ablation of arrhythmias. Europace. 2011;13(7):1015–21.
34. Dinov B, Schonbauer R, Wojdyla-Hordynska A, Braunschweig F, Richter S, Altmann D, et al. Long-term efficacy of single procedure remote magnetic catheter navigation for ablation of ischemic ventricular tachycardia: a retrospective study. J Cardiovasc Electrophysiol. 2012;23(5):499–505.
35. Szili-Torok T, Schwagten B, Akca F, Bauernfeind T, Abkenari LD, Haitsma D, et al. Catheter ablation of ventricular tachycardias using remote magnetic navigation: a consecutive case-control study. J Cardiovasc Electrophysiol. 2012;23(9):948–54.

36. Zhang F, Yang B, Chen H, Ju W, Kojodjojo P, Cao K, et al. Magnetic versus manual catheter navigation for mapping and ablation of right ventricular outflow tract ventricular arrhythmias: a randomized controlled study. Heart Rhythm. 2013;10(8):1178–83.
37. Di Biase L, Tung R, Szili-Torok T, Burkhardt JD, Weiss P, Tavernier R, et al. MAGNETIC VT study: a prospective, multicenter, post-market randomized controlled trial comparing VT ablation outcomes using remote magnetic navigation-guided substrate mapping and ablation versus manual approach in a low LVEF population. J Interv Card Electrophysiol. 2017;48(3):237–45.
38. Roy K, Gomez-Pulido F, Ernst S. Remote magnetic navigation for catheter ablation in patients with congenital heart disease: a review. J Cardiovasc Electrophysiol. 2016;27(Suppl 1):S45–56.
39. Suman-Horduna I, Babu-Narayan SV, Ernst S. Remote navigation for complex arrhythmia. Arrhythm Electrophysiol Rev. 2013;2(1):53–8.
40. Rordorf R, Sanzo A, Gionti V. Contact force technology integrated with 3D navigation system for atrial fibrillation ablation: improving results? Expert Rev Med Devices. 2017;14(6):461–7.
41. Gerstenfeld EP. Contact force-sensing catheters: evolution or revolution in catheter ablation technology? Circ Arrhythm Electrophysiol. 2014;7(1):5–6.
42. Avitall B, Mughal K, Hare J, Helms R, Krum D. The effects of electrode-tissue contact on radiofrequency lesion generation. Pacing Clin Electrophysiol. 1997;20(12 Pt 1):2899–910.
43. Shah DC, Namdar M. Real-time contact force measurement: a key parameter for controlling lesion creation with radiofrequency energy. Circ Arrhythm Electrophysiol. 2015;8(3):713–21.
44. Shah DC, Lambert H, Nakagawa H, Langenkamp A, Aeby N, Leo G. Area under the real-time contact force curve (force-time integral) predicts radiofrequency lesion size in an in vitro contractile model. J Cardiovasc Electrophysiol. 2010;21(9):1038–43.
45. Jarman JWE, Panikker S, Das M, Wynn GJ, Ullah W, Kontogeorgis A, et al. Relationship between contact force sensing technology and medium-term outcome of atrial fibrillation ablation: a multicenter study of 600 patients. J Cardiovasc Electrophysiol. 2015;26(4):378–84.
46. Shurrab M, Di Biase L, Briceno DF, Kaoutskaia A, Haj-Yahia S, Newman D, et al. Impact of contact force technology on atrial fibrillation ablation: a meta-analysis. J Am Heart Assoc. 2015;4(9):e002476.
47. Saliba W, Thomas J. Intracardiac echocardiography during catheter ablation of atrial fibrillation. Europace. 2008;10(Suppl 3):iii42–7.
48. Biermann J, Bode C, Asbach S. Intracardiac echocardiography during catheter-based ablation of atrial fibrillation. Cardiol Res Pract. 2012;2012:921746.
49. Mitchell-Heggs L, Lellouche N, Deal L, Elbaz N, Hamdaoui B, Castanie JB, et al. Transseptal puncture using minimally invasive echocardiography during atrial fibrillation ablation. Europace. 2010;12(10):1435–8.
50. Shalganov TN, Paprika D, Borbás S, Temesvári A, Szili-Török T. Preventing complicated transseptal puncture with intracardiac echocardiography: case report. Cardiovasc Ultrasound. 2005;3:5.
51. Gaita F, Guerra PG, Battaglia A, Anselmino M. The dream of near-zero X-rays ablation comes true. Eur Heart J. 2016;37(36):2749–55.
52. Yang L, Sun G, Chen X, Chen G, Yang S, Guo P, et al. Meta-analysis of zero or near-zero fluoroscopy use during ablation of cardiac arrhythmias. Am J Cardiol. 2016;118(10):1511–8.
53. Sadek MM, Ramirez FD, Nery PB, Golian M, Redpath CJ, Nair GM, et al. Completely nonfluoroscopic catheter ablation of left atrial arrhythmias and ventricular tachycardia. J Cardiovasc Electrophysiol. 2019;30:78–88.
54. Deutsch K, Sledz J, Mazij M, Ludwik B, Labus M, Karbarz D, et al. Maximum voltage gradient technique for optimization of ablation for typical atrial flutter with zero-fluoroscopy approach. Medicine (Baltimore). 2017;96(25):e6939.
55. Schoene K, Rolf S, Schloma D, John S, Arya A, Dinov B, et al. Ablation of typical atrial flutter using a non-fluoroscopic catheter tracking system vs. conventional fluoroscopy—results from a prospective randomized study. Europace. 2015;17(7):1117–21.
56. Alvarez M, Tercedor L, Herrera N, Munoz L, Galdeano RS, Valverde F, et al. Cavotricuspid isthmus catheter ablation without the use of fluoroscopy as a first-line treatment. J Cardiovasc Electrophysiol. 2011;22(6):656–62.
57. Kopelman HA, Prater SP, Tondato F, Chronos NA, Peters NS. Slow pathway catheter ablation of atrioventricular nodal re-entrant tachycardia guided by electroanatomical mapping: a randomized comparison to the conventional approach. Europace. 2003;5(2):171–4.
58. Luani B, Zrenner B, Basho M, Genz C, Rauwolf T, Tanev I, et al. Zero-fluoroscopy cryothermal ablation of atrioventricular nodal re-entry tachycardia guided by endovascular and endocardial catheter visualization using intracardiac echocardiography (Ice&ICE Trial). J Cardiovasc Electrophysiol. 2018;29(1):160–6.
59. Casella M, Pelargonio G, Dello Russo A, Riva S, Bartoletti S, Santangeli P, et al. "Near-zero" fluoroscopic exposure in supraventricular arrhythmia ablation using the EnSite NavX mapping system: personal experience and review of the literature. J Interv Card Electrophysiol. 2011;31(2):109–18.
60. Clark J, Bockoven JR, Lane J, Patel CR, Smith G. Use of three-dimensional catheter guidance and transesophageal echocardiography to eliminate fluoroscopy in catheter ablation of left-sided accessory pathways. Pacing Clin Electrophysiol. 2008;31(3):283–9.
61. Scaglione M, Ebrille E, Caponi D, Siboldi A, Bertero G, Di Donna P, et al. Zero-fluoroscopy ablation of accessory pathways in children and adolescents: CARTO3 electroanatomic mapping combined with RF and cryoenergy. Pacing Clin Electrophysiol. 2015;38(6):675–81.
62. Bigelow AM, Smith G, Clark JM. Catheter ablation without fluoroscopy: current techniques and future

direction. J Atrial Fibrillation. 2014;6(6):1066.
63. Casella M, Dello Russo A, Pelargonio G, Del Greco M, Zingarini G, Piacenti M, et al. Near zerO fluoroscopic exPosure during catheter ablAtion of supRavenTricular arrhYthmias: the NO-PARTY multicentre randomized trial. Europace. 2016;18(10):1565–72.
64. Reddy VY, Morales G, Ahmed H, Neuzil P, Dukkipati S, Kim S, et al. Catheter ablation of atrial fibrillation without the use of fluoroscopy. Heart Rhythm. 2010;7(11):1644–53.
65. Razminia M, Demo H, Arrieta-Garcia C, D'Silva OJ, Wang T, Kehoe RF. Nonfluoroscopic ablation of atrial fibrillation using cryoballoon. J Atrial Fibrillation. 2014;7(1):1093.
66. Bulava A, Hanis J, Eisenberger M. Catheter ablation of atrial fibrillation using zero-fluoroscopy technique: a randomized trial. Pacing Clin Electrophysiol. 2015;38(7):797–806.
67. Huo Y, Christoph M, Forkmann M, Pohl M, Mayer J, Salmas J, et al. Reduction of radiation exposure during atrial fibrillation ablation using a novel fluoroscopy image integrated 3-dimensional electroanatomic mapping system: a prospective, randomized, single-blind, and controlled study. Heart Rhythm. 2015;12(9):1945–55.
68. McCauley MD, Patel N, Greenberg SJ, Molina-Razavi JE, Safavi-Naeini P, Razavi M. Fluoroscopy-free atrial transseptal puncture. Eur J Arrhythm Electrophysiol. 2016;2(2):57–61.
69. Zhang JQ, Yu RH, Liang JB, Long Y, Sang CH, Ma CS, et al. Reconstruction left atrium and isolation pulmonary veins of paroxysmal atrial fibrillation using single contact force catheter with zero X-ray exposure: a CONSORT study. Medicine (Baltimore). 2017;96(41):e7726.
70. Sommer P, Bertagnolli L, Kircher S, Arya A, Bollmann A, Richter S, et al. Safety profile of near-zero fluoroscopy atrial fibrillation ablation with non-fluoroscopic catheter visualization: experience from 1000 consecutive procedures. Europace. 2018;20:1952–8.
71. Cano O, Andres A, Osca J, Alonso P, Sancho-Tello MJ, Olague J, et al. Safety and feasibility of a minimally fluoroscopic approach for ventricular tachycardia ablation in patients with structural heart disease: influence of the ventricular tachycardia substrate. Circ Arrhythm Electrophysiol. 2016;9(2):e003706.
72. Wang Y, Chen GZ, Yao Y, Bai Y, Chu HM, Ma KZ, et al. Ablation of idiopathic ventricular arrhythmia using zero-fluoroscopy approach with equivalent efficacy and less fatigue: a multicenter comparative study. Medicine (Baltimore). 2017;96(6):e6080.
73. Akca F, Bauernfeind T, Witsenburg M, Dabiri Abkenari L, Cuypers JA, Roos-Hesselink JW, et al. Acute and long-term outcomes of catheter ablation using remote magnetic navigation in patients with congenital heart disease. Am J Cardiol. 2012;110(3):409–14.
74. Cosío FG. Atrial flutter, typical and atypical: a review. Arrhythmia Electrophysiol Rev. 2017;6(2):55–62.
75. Macias R, Uribe I, Tercedor L, Jimenez-Jaimez J, Barrio T, Alvarez M. A zero-fluoroscopy approach to cavotricuspid isthmus catheter ablation: comparative analysis of two electroanatomical mapping systems. Pacing Clin Electrophysiol. 2014;37(8):1029–37.
76. Álvarez M, Tercedor L, Almansa I, Ros N, Galdeano RS, Burillo F, et al. Safety and feasibility of catheter ablation for atrioventricular nodal re-entrant tachycardia without fluoroscopic guidance. Heart Rhythm. 2009;6(12):1714–20.
77. Gist K, Tigges C, Smith G, Clark J. Learning curve for zero-fluoroscopy catheter ablation of AVNRT: early versus late experience. Pacing Clin Electrophysiol. 2011;34(3):264–8.
78. Balli S, Kucuk M, Orhan Bulut M, Kemal Yucel I, Celebi A. Transcatheter cryoablation procedures without fluoroscopy in pediatric patients with atrioventricular nodal reentrant tachycardia: a single-center experience. Acta Cardiol Sin. 2018;34(4):337–43.
79. Faletti R, Rapellino A, Barisone F, Anselmino M, Ferraris F, Fonio P, et al. Use of oral gadobenate dimeglumine to visualise the oesophagus during magnetic resonance angiography in patients with atrial fibrillation prior to catheter ablation. J Cardiovasc Magn Reson. 2014;16:41.
80. Sapp JL, Wells GA, Parkash R, Stevenson WG, Blier L, Sarrazin JF, et al. Ventricular tachycardia ablation versus escalation of antiarrhythmic drugs. N Engl J Med. 2016;375(2):111–21.

第 2 章

电生理医生的辐射暴露与安全防护

Darbhamulla V. Nagarajan, Ahmed AlTurki, Sabine Ernst

简介

从 1981 年 Scheinman 医生完成了全世界第一例射频消融术起，介入性心脏电生理学已取得了巨大的进展[1]。电生理检查和射频消融术已在世界范围内广泛开展。射频消融已被确定为室上性心律失常的一线治疗和更复杂房性和室性心律失常公认的治疗方法之一[2-4]。传统意义上，心脏电生理手术是在导管室进行，而 X 线透视是指导心脏导管定位的关键成像方式。因此，电生理医生经常面临患者身体反射的大剂量辐射暴露（图 2.1）[5]。实际上，与其他医务人员（包括介入放射科医生在内）相比，电生理医生似乎暴露在更高剂量的电离辐射下[5-7]。一些研究已经报道了暴露于电离辐射中的心脏专科医生可能出现辐射相关的严重并发症，这使得我们逐渐认识到优化和更新现有导管室的各种防护设备和技术是非常必要的[8-10]。女性在电生理进修生中占比 11%，此外在电生理导管室中女性工作人员也占相当大的比例[11]。对孕期职业辐射暴露风险的错误解读可能会导致家庭和职业规划的改变。适当的辐射剂量监测对防止胎儿和母亲受到辐射危害至关重要。

电离辐射的定量

辐射暴露可以用不同的方法来量化。常用术语包括：吸收剂量、累积空气比释动能（cumulative air kerma）、剂量面积乘积（dose

D. V. Nagarajan
Department of Cardiology, Royal Brompton and Harefield Hospital, National Heart and Lung Institute, Imperial College London, London, UK

Department of Cardiology, Doncaster and Bassetlaw Hospitals NHS Foundation Trust, Doncaster, UK
e-mail: v.nagarajan@nhs.net

A. AlTurki
Division of Cardiology, McGill University Health Centre, Montreal, QC, Canada
e-mail: ahmed.alturki@mail.mcgill.ca

S. Ernst (✉)
Department of Cardiology, Royal Brompton and Harefield Hospital, National Heart and Lung Institute, Imperial College London, London, UK
e-mail: s.ernst@rbht.nhs.uk

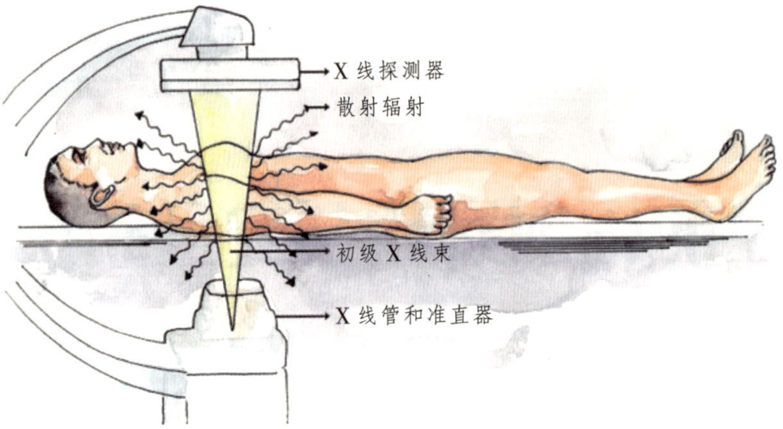

图 2.1 电生理导管室中 X 线设备和散射辐射示意图。请注意 X 线从检查台下方发射出光束，因此术者穿戴防护性的铅围裙非常重要。

area produce，DAP)[也称为比释动能面积乘积(kerma area product，KAP)]、当量剂量、个人剂量当量和有效剂量。这些术语由国际辐射防护委员会 (International Commission on Radiological Protection，ICRP)定义[12]。

吸收剂量是吸收组织每单位质量吸收的能量。用戈瑞(Grey)单位表示。一个戈瑞(Gy)相当于每千克吸收组织吸收一焦耳的能量。

累积空气比释动能是在介入参考点(距焦点方向等中心 15cm) 处传送到空气中 X 射线能量的定量测量。

剂量面积乘积(DAP)是空气的辐射剂量与距离 X 射线源任意给定距离处 X 射线束截面面积的乘积。它与 X 射线源的距离无关。DAP 用 Gy cm^2 表示。

当量剂量是衡量电离辐射生物学效应的一种方法。为了比较不同电离辐射造成伤害的风险，每种类型的辐射都分配了一个辐射加权因子(weighting factor，WR)作为其生物学效应的度量。当量剂量是吸收剂量和辐射加权因子的乘积。当量剂量以希沃特(sieverts，Sv)为单位测量，并表示辐射强度(如 1Gy 的 γ 射线相当于 1Sv，而 1Gy 的 α 射线相当于 20Sv)。

有效剂量(effective dose，ED)考虑了每单位辐射剂量的效力，以及组织受影响的可能性(如等量的当量剂量相当于卵巢的当量剂量是皮肤的 20 倍)。有效剂量是人体不同组织中所有当量剂量的组织加权总和。人体组织的放射敏感性在有丝分裂或未分化的组织中最高，如骨髓、晶状体、基底表皮和性腺。放射敏感性随着年龄的增长而逐渐降低，因此暴露在辐射中的幼儿比年长的儿童更容易受到影响[13,14]。有效剂量与个体中沉积的电离辐射造成的全身风险相关。

个人剂量当量由个人职业剂量仪测量，单位为毫希沃特(mSv)，用以对器官辐射剂量进行评估。

电离辐射危害

电离辐射的危害是显而易见的，可分为随机效应和确定性效应。

随机效应与辐射暴露的特定阈值水平无关，但其发生的风险与辐射暴露的终身累积量呈正相关，严重程度与剂量无关。电离辐射随机效应的典型风险是恶性肿瘤，其他风险还包括远期的遗传效应。暴露于电离辐射的随机风险可以用“有效剂量”的概念来表示，Wolfgang Jacobi 在 1975 年首次使用了这个专门的术语[15]。

根据国际放射防护委员会（ICRP）的数据，癌症死亡率的相对危险度为 5%，遗传效应为 0.2%。

剂量面积乘积已被证明与传递给患者的总电离能量和总散射辐射相关，因此与随机效应的风险（如患者和医务人员恶性肿瘤的远期风险）密切相关[16-22]。

确定性效应只有在超过暴露阈值时才会发生。确定性效应的严重程度随着暴露剂量的增加而增加。确定性效应是由显著的细胞损伤或死亡所引起。当细胞死亡数量多到足以造成组织或器官明显的功能损害时，就会发生物理效应。用于估计确定性效应的放射性测量是累积空气比释动能（Gy）。一些公认的确定性辐射效应包括皮肤红斑、坏死和脱毛、白内障、生育能力下降和急性辐射综合征。皮肤和眼睛最容易受到 X 射线的伤害，建议的阈值辐射剂量（确定性效应）分别为 2Gy 和 500μGy[23-26]。

电生理实验室辐射暴露监测

国际放射防护委员会（ICRP）建议对受辐射人员使用两个放射剂量仪：一个放在腰间铅围裙内的躯干上，另一个放在衣领或左肩铅围裙外。腰间内部剂量仪可以估计包括生殖器在内的内部器官的辐射。但这可能是一个过高的估计，因为它不能解释辐射通过浅表组织的进一步衰减[11]。左肩外部剂量仪可以估计甲状腺、晶状体、头部和颈部的辐射暴露。

在心脏导管室工作的女性医务人员应尽早将怀孕的消息告知医院，因为这将有助于监测当量剂量对胎儿的影响。在女性医务人员腹部水平再佩戴一个附加的剂量仪，可以用于评估怀孕女性胎儿的辐射暴露水平[27]。

严格遵守放射剂量仪的使用规范是必不可少的，而且应该是强制性使用。佩戴的剂量仪通常每月读取一次。根据国家立法/指南要求，辐射暴露记录的保存期限可能取决于辐射工作人员的类型，但应尽可能长时间保存。请注意，一般不可能直接确定某人癌症的发生是由辐射引起的。辐射暴露与癌症发病率之间的因果关系只有通过对大量人口样本的统计学分析才能得出相关结论。在一些非常罕见的情况下，可以得出结论（基于概率均衡理论），即某一个体患癌与其职业接触有关。当某种癌症在普通人群中很少见，而在一个职业群体中观察到的发病数量过大，该职业群体有非常特定的辐射暴露，且职业群体中的个人有特定的辐射暴露时，可能会得出上述结论。

电生理手术过程中辐射暴露的历史数据

在电生理实验室中，大多数关于辐射暴露的研究都是以患者为中心的，主要关注患者的辐射暴露[28-30]。很少有研究针对电生理医生的辐射暴露[7,31,32]。在复杂的消融过程中，患者和医生都受到了较高的辐射暴露[33,34]。尽管研究发现，术者的平均剂量在数量上与患者的平均剂量相关，但还观察到术者之间存在放射暴露的个体差异。此外,还注意到,随着时间的推移,新的非透视指导下三维导航和电解剖标测系统的发展使辐射暴露有所减少[35]。

电生理医生的辐射暴露很高,平均为4.3mSv/年(3.5~6.1),而介入心脏病医生的平均辐射剂量为3.3mSv/年(2.0~19.6),欧洲居民的平均基线辐射量约为2.1mSv/年[7,36]。Casella及其同事们完成了一项纳入8150例患者的回顾性研究,历时7年,研究了各种电生理手术中辐射暴露的相关趋势问题。除了心脏再同步化治疗外,其余所有手术的辐射暴露均显著减少。这表明在手术影响、防护设备、术者经验,以及对防护协议的遵守方面有了明显改进。表2.1总结了2010年和2016年各种电生理手术的辐射暴露情况。普通消融手术和特别复杂的消融手术(即房颤和室性心动过速消融)均有了巨大改进,这一事实恰恰证明了零射线技术的使用越来越普遍,并且能够减少辐射暴露[37]。

降低电生理实验室辐射暴露的措施

在电生理实验室中,辐射的使用有三个原则:责任、合理和优化。电生理医生有责任通过掌握的手术步骤、辐射对术者和患者影响的相关知识来减少辐射暴露。辐射的使用和剂量必须根据患者的临床情况进行调整。必须在手术获益和透视检查必要性与辐射暴露风险之间仔细权衡利弊。此外,必须优化所有相关因素,以确保在不降低手术安全性和有效性的前提下,将辐射暴露降至最低[38]。

在电生理手术中减少辐射暴露的各种方法可分为以下几类,包括:①通过培养自主意识和教育改变之前辐射暴露的传统思维;②在电生理实验室使用更加全面的防护装备(包括甲状腺防护罩、铅眼镜等);③合理有效使用X线透视角度;④有效利用现有可用的透视技术(如准直定位和更低的脉冲率);⑤地方和国家关于辐射暴露相关政策的有效调整和执行;⑥在电生理实验室有效使用标测技术和其他最新的技术;⑦持续不断进行研究,最终实现零射线消融。

通过培养自主意识和教育改变之前辐射暴露的传统思维

与其他专业人员(如从事辐射暴露的专

表2.1 各种电生理手术的辐射暴露[37]

手术过程	平均有效剂量(mSv)2010	平均有效剂量(mSv)2016	趋势	2010—2016年趋势统计学意义(*P*值)
电生理检查	1.0	0.5	–50%	显著性
起搏器/植入式心脏转复除颤器植入	1.8	1.0	–44%	显著性
心脏再同步化治疗	16.0	7.5	–53%	非显著性
室上性心动过速消融	5.4	2.2	–59%	显著性
房扑消融	11.0	3.2	–71%	显著性
房颤消融	34.0	7.3	–79%	显著性
室性心动过速消融	38.9	10.0	–74%	显著性

业飞行员)不同,电生理医生似乎对辐射危害及如何将辐射暴露降至最低的相关方法知之甚少[35]。电生理进修生需要培养自主意识,主动在手术过程中尽可能降低辐射暴露(ALARA 原则)[39,40],这是国际辐射防护委员会提出的一个概念，即培训者有责任通过 ALARA 原则规范指导辐射的使用。

有关辐射危害和减少辐射危害相关方法的教育应在电生理学培训的早期就开始进行,并作为强制性内容进行学习。电生理医生应在手术过程中的每一个阶段都尽可能使用最小化的 X 线透视方式。当地医政部门应确保合理记录辐射剂量并监督放射剂量仪的规范使用。严格来说,手术过程中并不是必须使用 X 线透视，应主动意识到 X 射线相关的危害,并努力确保介入心脏病学领域辐射暴露的安全性[41,42]。

电生理实验室中防护装备的使用(图 2.2)

铅围裙（正面的铅当量至少为 0.5mm，背面的铅当量至少为 0.25mm）已被证明可将术者的辐射剂量降低 95%以上[43,44]。此外，佩戴甲状腺罩和铅眼镜或使用辐射防护舱，避免手直接在射线下暴露,有助于显著降低辐射剂量。职业性白内障是介入心脏病医生经常会患上的疾病,它与自然发生的白内障不同,主要病变在晶状体后极[45,46]。因此,强烈建议介入心脏病医生使用护目镜(带侧板的铅眼镜)[47,48]。检查床下的铅屏蔽和检查床上的玻璃屏蔽有助于减少对术者的散射辐射,因此在电生理手术中应常规使用。

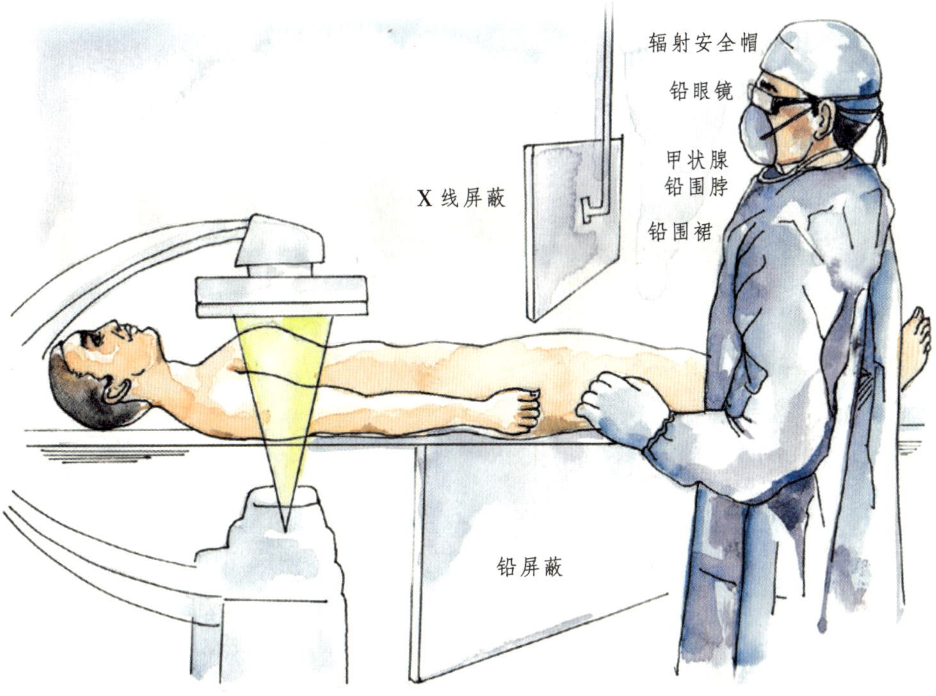

图 2.2　电生理导管室所用防护设备的示意图。

合理有效使用X线透视角度

对于给定的射线能量，最终的成像质量与组织量和射线必须经过的距离成反比。在侧位（或头尾位），X射线穿过更多的组织，这会增加能量的衰减并降低成像质量[49]。为了补偿，系统增加了射线能量以保持成像质量，因此，这使患者和术者都接受了更多的辐射。同时，由于患者身体表面的散射效应，术者会接受大部分的辐射。当术者站在与患者和管球的同侧时，可能会接受到更多的辐射剂量（由于患者的散射）[50]。当术者从患者右侧进行操作时，与右侧位透视相比，在左侧位透视中会接受到更多的辐射。传统进行消融时，大多数术者会以左前斜位角度来观察导管位置。在这些横向角度体位中，应注意通过铅屏蔽保护术者。总体而言，人们应该注意这样一个事实，即使用不同角度体位对患者进行透视时使用了更高剂量的辐射[51]。此外，在高体重指数的患者中，术者必须谨慎使用角度体位透视，因为这也会使术者接受更高剂量的辐射[52]。

有效利用现有可用的透视技术

电生理医生可以通过有效利用现有透视技术来减少对患者的辐射，进而分散辐射。有效地使用现在X线装置的各种模式可以在不显著改变透视时间的前提下显著降低辐射剂量。使用较低的脉冲频率和较短的脉冲持续时间已被证明可以减少辐射剂量[36,53,54]，这可以通过较低的帧速率（如3~4fps）来实现。在消融过程中，去除二级射线滤过栅和设定超低脉冲荧光透视率与辐射暴露的显著减少相关[36]。通过准直定位可以将X射线束限制在小兴趣窗内。准直定位减少了距离光源任意给定距离处的横截面积，进而减少了剂量面积乘积（DAP）。在介入电生理手术中，准直定位已被证明能在不影响图像质量的情况下显著减少辐射暴露。这些获益在简单消融手术中更为明显，因为X射线束被限制在更小的兴趣窗内[55]。与正常准直定位相比，不对称准直定位可以实现另外60%~80%的辐射减少[56]。当X线透视用于导管置入时，采集电影用于获取和存储图像。电影采集在X射线管球操作中占很短时间，但其占辐射暴露的大部分[57,58]。通过使用存储功能的荧光透视功能（保存最后一个荧光透视循环），可以最小化甚至避免电影采集[59]。

X射线管球的输出与射线管和探测器之间的距离成正比。因此，在整个手术过程中，应将探测器降低到患者身上（图2.3）。通过将检查床抬高并将探测器降低10cm[60]，发现辐射剂量降低了15%。帧速率最大可设置到25~30fps，最小可设置为6fps。使用触发式X线透视可以获得更低的帧速率。较低的帧速率与较低的辐射剂量呈线性关系。

地方和国家关于辐射暴露相关政策的有效调整和执行

欧盟委员会已经认识到必须要对接触电离辐射的医务人员进行教育和培训。现行的医疗辐射暴露指导意见（Medical Exposure Directive，MED）概述了放射性手术的合理性和优化策略、责任分配、医务人员培训、手术步骤和设备使用规则。根据《欧洲原子能共同体条约》（*EURATOM Treaty*），欧盟委员会有责任保护医疗行为中的患者和其他人员[61]。通过不断更新所有指导意见的基本安全标准，进一步规范了医疗行为中电离辐射的安全使用。

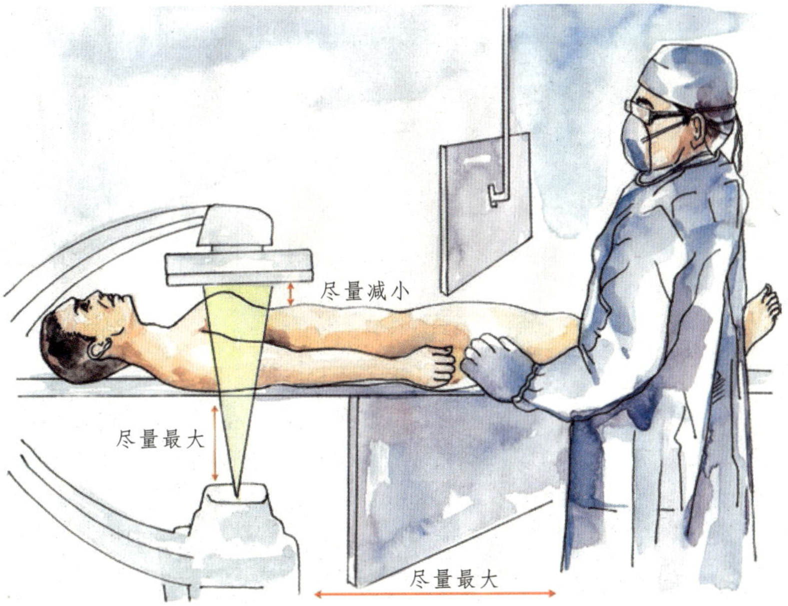

图 2.3 电生理导管室中减少散射辐射相关方法的图示。可通过减少 X 线场面积、穿过患者的 X 束路径长度(即投影)和曝光参数(如脉冲率)来降低散射辐射。将患者-探测器距离最小化,焦点-患者距离最大化(在可用焦点-探测器距离的限制范围内),以降低放大率(图像质量)和患者接受的辐射剂量。较低的患者辐射暴露剂量源于较低的暴露参数,进而减少散射。在具有等中心介入性 X 线装置的情况下,焦点-患者距离基本上由装置的几何形状所决定;但术者能够操控探测器的相对位置。

该条约第 2013/59/Euratom 号指令 “电离辐射防护”规定,成员国的辐射防护体系应基于正当性原则(获益大于风险)和优化原则(剂量限制,即暴露于尽可能少和尽可能低的剂量下)。

剂量限制(个人水平)如下:

- 有效剂量限制,每年 20mSv。
- 在特殊情况下,一年最多 50mSv(任何连续 5 年的年平均剂量不得超过20mSv)。
- 眼睛,一年 20mSv 或连续 5 年 100mSv。
- 皮肤和四肢,每年 500mSv。

医院负责人有责任教育医务人员提高辐射防护意识并为其提供保护措施。因而,大部分心血管协会也发布了关于使用 X 射线的详细建议,并提出了减少 X 射线使用切实可行的方法[62]。

在电生理实验室有效使用标测技术和其他最新的技术

电解剖标测系统 (Electroanatomic mapping systems,EMS)作为电生理领域新技术,已经在临床中用于辅助导管定位、三维心腔建模、获取心腔内三维电激动模式图和电压图(图 2.4)。目前主要使用两种电解剖标测系统, 包括 NavX 系统 (St. Jude/Abbott)和 CARTO 系统(Biosense Webster)。前者使用低振幅高频电流场[63],后者使用磁场和阻抗测量进行导管定位[64]。它们不通过 X 线透视方式,因此也被称为“非透视”标测系统。在复杂的消融手术中,电解剖标测系统极大地促进了消融关键部位的识别,而术者需要对其基本原理有更多的了解,并在临床应用中

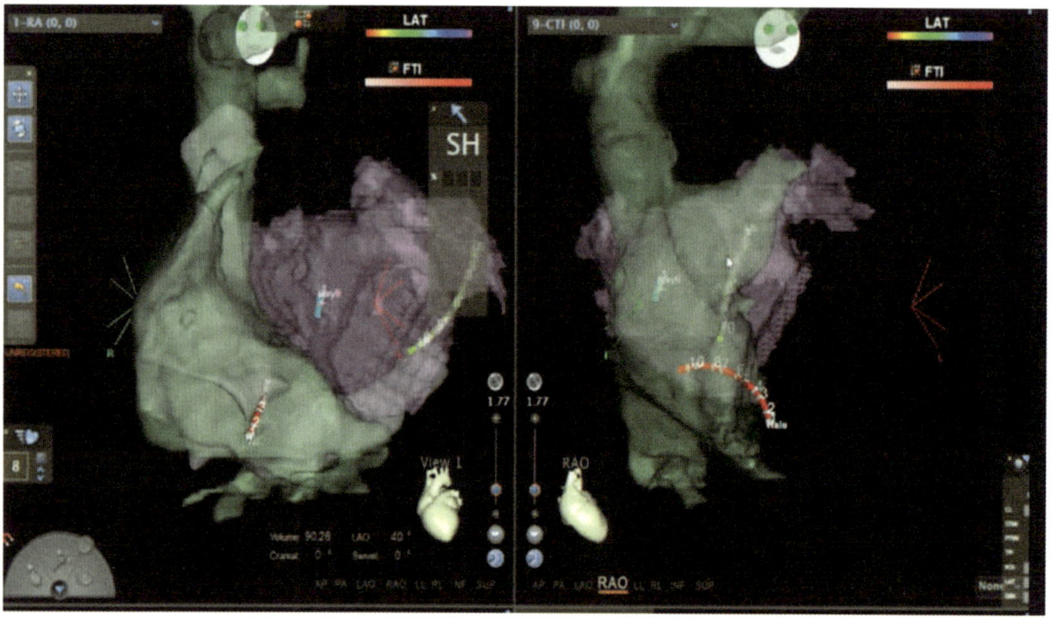

图 2.4 电解剖标测(CARTO)成像显示零射线下的房间隔穿刺。房间隔穿刺针和导管一样在三维成像中可视,能够在相应的三维投影上实时定位。

掌握更多的经验。在消融过程中,使用电解剖标测系统可以减少辐射剂量[53,65,66]。通过融合手术前经心脏 MRI 或 CT 获得的三维成像,电解剖标测系统能进一步增强其自身功能[67]。

远程导航系统的发展是基于这样一个前提:它可以使消融导管更精准地移动,实现更有效的消融损伤进而改善预后。目前临床中仅有的远程导航系统(Niobe System,Stereotaxis)是通过静态磁场移动特制导管进行远程导航[68]。远程导航系统本身并不能降低患者的辐射剂量,但可以使术者接近零射线操作。而术者通过远程导航系统的图像集成技术获得更精准的导管定位和消融,在很多不同心律失常的消融手术中已经证明能使患者接受的辐射剂量显著减少[68-70]。

持续不断创新研究最终实现零射线消融

目前,主要在儿童心律失常患者中完成接近零射线消融,但在成人心律失常患者中实现接近零射线消融仍任重道远。根据笔者的经验,在电解剖标测和其他成像模式(如经食管超声心动图)的帮助下,使用无荧光透视进行复杂的消融手术(包括经房间隔穿刺)是可行的。经房间隔穿刺的关键步骤是间隔穿刺针的可视化操作,可在电解剖标测系统上进行"伪造"[71]:通过使用针尖头端作为小电极的射频穿刺针(NRG,Baylis Medical)进行房间隔穿刺,可以在右心房三维重建过程中精确定位穿刺针针尖的位置。

辐射对生育和怀孕的影响

辐射对包括生殖器在内的组织有毒害作用。但令人遗憾的是,目前辐射对人体器官危害的研究很少。睾丸对电离辐射非常敏感,因此精子数量和质量反映了电离辐射对睾丸的影响。在一项对计划接受输精管切除术的 22~50 岁健康囚犯志愿者进行的研究中,低至 150mGy 的辐射暴露会显著抑制精子生成[72]。此外,大多数男性在暴露于500mGy的辐射剂量后,精子生成会短暂消失,辐射剂量越高,精子生成的抑制时间越长。高剂量辐射暴露也会导致睾丸组织学改变[72]。对于精子质量,有研究表明男性医护人员暴露于电离辐射会导致精子质量显著下降[73],表现为精子活力下降、活性下降和形态学特征发生改变[73]。基于现有研究结果,Rowley 及其同事们认为,短期暴露于 110~150mGy 的电离辐射会导致精子生成能力的短暂丧失,而长期暴露于 2000mGy 或更大剂量的电离辐射可能会导致男性不育[74]。

怀孕的医护人员暴露于电离辐射仍是一个难以处理的问题。作为一种保守的测量方法,怀孕的医护人员应在腹部铅围裙内佩戴剂量仪,记录接受的辐射剂量用于估计胎儿的辐射暴露。孕妇腹部脂肪会提供一些防护,但这不应该作为防护的考虑重点[62]。给予适当防护并遵循上述所有防护建议会减少怀孕医护人员的辐射暴露,低剂量的辐射暴露不会造成超出一般人群发病率的产前并发症或使畸形风险增加[75]。因此,适当和精准的监测对于确保不超过推荐辐射剂量至关重要。目前的指南强调,最高的风险发生在怀孕最初的三个月,这段时间是胎儿器官发育的重要时期。100mGy 的辐射暴露不会发生畸形[75]。现有指南也指出在推荐的辐射暴露水平以下,不会发生畸形。而且目前的研究结果表明,在子宫内受到推荐剂量的辐射不会改变儿童的智力发育水平[62]。最大的不确定性在于儿童在子宫内受到推荐剂量的辐射后远期可能会增加患恶性肿瘤的风险。基于目前的研究数据,风险似乎有小幅度增加,但临床意义尚不确定[75],未来需要更进一步的研究确定。

目前的指南建议怀孕后的辐射剂量不应超过 1mSv。但制定指南的专家们认为这并不妨碍怀孕的电生理医护人员继续在电生理实验室工作, 该指南就此问题建议如下:①怀孕的电生理医护人员应了解进一步辐射暴露的风险,并自愿选择是否继续在电生理实验室工作;②为了监测胎儿接受的辐射剂量,应每月在腹部水平佩戴一个额外的剂量仪,定期将辐射暴露剂量值告知怀孕的电生理医护人员;③怀孕的电生理医护人员必须了解所有上述减少辐射暴露的方法,并应尝试在 X 线透视操作中减少怀孕电生理医护人员的工作量;④医院应制订专门辐射剂量监测和防护计划,并由专家型的部门领导组织执行[27]。

怀孕期间的女性电生理医生应持续保持辐射防护的主动意识,适当监测接受的辐射水平并采取必要的辐射防护措施,以尽量使孕期的辐射水平降至最低[62]。与消融手术本身相比,器械植入过程中发生的散射辐射量要大很多。因此,应特别注意优化置入流程和增强屏蔽措施以减少辐射暴露。应同时穿戴铅背心和铅裙,前面至少有 0.5mm 的铅当量[62]。如前所述,尽量应用三维电解剖标测系统、远程导航系统和防护屏蔽舱[76]。

总结与展望

使用现代X线透视所有减少辐射暴露的技术功能参数,穿戴所有可用的个人防护装具,可以在电生理实验室进行正常诊疗工作,而不会显著增加职业风险。尽可能地保护自己并尽可能应用ALARA原则,维护每名术者的最大个人利益。应该在临床工作中逐渐培训术者使用三维成像系统并采用零射线消融技术。术者的低辐射暴露相当于患者的低辐射暴露,反之亦然,因此任何减少辐射剂量的措施都将始终有益于双方。未来三维电解剖标测系统应完全满足临床中零射线消融的需求,并为电生理导管室外的侵入性操作提供必要帮助。

参考文献

1. Scheinman MM, Morady F, Hess DS, Gonzalez R. Catheter-induced ablation of the atrioventricular junction to control refractory supraventricular arrhythmias. JAMA. 1982;248:851.
2. Al-Khatib SM, Stevenson WG, Ackerman MJ, et al. 2017 AHA/ACC/HRS guideline for management of patients with ventricular arrhythmias and the prevention of sudden cardiac death: a report of the American College of Cardiology/American Heart Association Task Force on Clinical Practice Guidelines and the Heart Rhythm Society. Heart Rhythm. 2018;15:e190–e252 [published online ahead of print 30 Oct 2017]. https://doi.org/10.1016/j.hrthm.2017.10.035.
3. Calkins H, Hindricks G, Cappato R, et al. 2017 HRS/EHRA/ECAS/APHRS/SOLAECE expert consensus statement on catheter and surgical ablation of atrial fibrillation: executive summary. Europace. 2018;20(1):157–208.
4. Page RL, Joglar JA, Caldwell MA, et al. 2015 ACC/AHA/HRS guideline for the management of adult patients with supraventricular tachycardia: a report of the American College of Cardiology/American Heart Association Task Force on Clinical Practice Guidelines and the Heart Rhythm Society. J Am Coll Cardiol. 2016;67:e27–e115.
5. Kim KP, Donald LM, Balter S, Kleinerman RA, Linet MS, Kwon D, et al. Occupational radiation doses to operators performing cardiac catheterization procedures. Health Phys. 2008;94:211–27.
6. Picano E, Vañó E, Rehani MM, Cuocolo A, Mont L, Bodi V, Bar O, Maccia C, Pierard L, Sicari R, Plein S, Mahrholdt H, Lancellotti P, Knuuti J, Heidbuchel H, Di Mario C, Badano LP. The appropriate and justified use of medical radiation in cardiovascular imaging: a position document of the ESC Associations of Cardiovascular Imaging, Percutaneous Cardiovascular Interventions and Electrophysiology. Eur Heart J. 2014;35:665–72.
7. Venneri L, Rossi F, Botto N, Andreassi MG, Salcone N, Emad A, Lazzeri M, Gori C, Vano E, Picano E. Cancer risk from professional exposure in staff working in cardiac catheterization laboratory: insights from the national research council's biological effects of ionizing radiation VII report. Am Heart J. 2009;157:118–24.
8. Buchanan GL, Chieffo A, Mehilli J, Mikhail GW, Mauri F, Presbitero P, et al. The occupational effects of interventional cardiology: results from the WIN for safety survey. EuroIntervention. 2012;8:658–63.
9. Marinskis G, Bongiorni MG, Dagres N, Lewalter T, Pison L, Blomstrom-Lundqvist C. Scientific Initiative Committee, European Heart Rhythm Association. X-ray exposure hazards for physicians performing ablation procedures and device implantation: results of the European Heart Rhythm Association survey. Europace. 2013;15:444–6.
10. Roguin A, Goldstein J, Bar O. Brain tumours among interventional cardiologists: a cause for alarm? Report of four new cases from two cities and a review of the literature. EuroIntervention. 2012;7(9):1081–6.
11. Sarkozy A, De Potter T, Heidbuchel H, Ernst S, Kosiuk J, et al. Occupational radiation exposure in the electrophysiology laboratory with a focus on personnel with reproductive potential and during pregnancy: a European Heart Rhythm Association (EHRA) consensus document endorsed by the Heart Rhythm Society (HRS). Europace. 2017;19(12):1909–22.
12. ICRP. Compendium of dose coefficients based on ICRP publication 60. ICRP publication 119. Ann ICRP. 2012;41(Suppl).
13. Modan B, Keinan L, Blumstein T, et al. Cancer following cardiac catheterization in childhood. Int J Epidemiol. 2000;29:424–8.
14. Pearce MS, Salotti JA, Little MP, et al. Radiation exposure from CT scans in childhood and subsequent risk of leukaemia and brain tumours: a retrospective cohort study. Lancet. 2012;380:499–505.
15. Jacobi W. The concept of effective dose—a proposal for the combination of organ doses. Radiat Environ Biophys. 1975;12:101–9.
16. Shrimpton PC, Wall BF, Jones DG, Fisher ES. The measurement of energy imparted to patients during diagnostic X-ray examinations using the Diamentor exposure-area product meter. Phys Med Biol. 1984;29:1199–208.
17. Heron J. Estimation of effective dose to the patient during medical X-ray examinations from measurements of the dose-area product. Phys Med Biol.

1992;37:2117–26.
18. Theocharopoulos N, Perisinakis K, Damilakis J, Varveris H, Gourtsoyiannis N. Comparison of four methods for assessing patient effective dose from radiological examinations. Med Phys. 2002;29:2070–9.
19. Jaco JW, Miller DL. Measuring and monitoring radiation dose during fluoroscopically guided procedures. Tech Vasc Interv Radiol. 2010;13:188–93.
20. Schueler BA, Vrieze TJ, Bjarnason H, Stanson AW. An investigation of operator exposure in interventional radiology. Radiographics. 2006;26:1533–41.
21. Servomaa A, Karppinen J. The dose-area product and assessment of the occupational dose in interventional radiology. Radiat Prot Dosim. 2001;96:235–6.
22. Williams JR. Scatter dose estimation based on dose-area product and the specification of radiation barriers. Br J Radiol. 1996;69:1032–7.
23. Koenig TR, Mettler FA, Wagner LK. Skin injuries from fluoroscopically guided procedures: part 2, review of 73 cases and recommendations for minimizing dose delivered to patient. AJR Am J Roentgenol. 2001;177:13–20.
24. Wagner LK, McNeese MD, Marx MV, et al. Severe skin reactions from interventional fluoroscopy: case report and review of the literature. Radiology. 1999;213:773–6.
25. Koenig TR, Wolff D, Mettler FA, et al. Skin injuries from fluoroscopically guided procedures: part 1, characteristics of radiation injury. AJR Am J Roentgenol. 2001;177:3–11.
26. Ciraj-Bjelac O, Rehani MM, Sim KH, et al. Risk for radiation induced cataract for staff in interventional cardiology: is there reason for concern? Catheter Cardiovasc Interv. 2010;76:826–34.
27. Rehani MM, Ciraj-Bjelac O, Vano E, Miller DL, Walsh S, Giordano BD, et al. International Commission on Radiological Protection. ICRP publication 117. Radiological protection in fluoroscopically guided procedures performed outside the imaging department. Ann ICRP. 2010;40:1–102.
28. Kovoor P, Ricciardello M, Collins L, Uther JB, Ross DL. Risk to patients from radiation associated with radiofrequency ablation for supraventricular tachycardia. Circulation. 1998;98:1534–40.
29. Lickfett L, Mahesh M, Vasamreddy C, et al. Radiation exposure during catheter ablation of atrial fibrillation. Circulation. 2004;110:3003–10.
30. Rosenthal LS, Mahesh M, Beck TJ, et al. Predictors of fluoroscopy time and estimated radiation exposure during radiofrequency catheter ablation procedures. Am J Cardiol. 1998;82:451–8.
31. Balter S. Stray radiation in the cardiac catheterisation laboratory. Radiat Prot Dosim. 2001;94:183.
32. Vano E. Radiation exposure to cardiologists: how it could be reduced. Heart. 2003;89:1123.
33. Macle L, Weerasooriya R, Jais P, et al. Radiation exposure during radiofrequency catheter ablation for atrial fibrillation. Pacing Clin Electrophysiol. 2003;26:288–91.
34. Voskoboinik A, Kalman ES, Savicky Y, Sparks PB, Morton JB, Lee G, Kistler PM, Kalman JM. Reduction in radiation dose for atrial fibrillation ablation over time: a 12-year single-center experience of 2344 patients. Heart Rhythm. 2017;14:810–6.
35. Sporton SC, Earley MJ, Nathan AW, Schilling RJ. Electroanatomic versus fluoroscopic mapping for catheter ablation procedures: a prospective randomized study. J Cardiovasc Electrophysiol. 2004;15:310–5.
36. Rogers DP, England F, Lozhkin K, Lowe MD, Lambiase PD, Chow AW. Improving safety in the electrophysiology laboratory using a simple radiation dose reduction strategy: a study of 1007 radiofrequency ablation procedures. Heart. 2011;97(5):366–70.
37. Casella M, Dello Russo A, Russo E, Catto V, Pizzamiglio F, Zucchetti M, et al. X-ray exposure in cardiac electrophysiology: a retrospective analysis in 8150 patients over 7 years of activity in a modern, large-volume laboratory. J Am Heart Assoc. 2018;7(11):e008233.
38. Vom J, Williams I. Justification of radiographic examinations: what are the key issues? J Med Radiat Sci. 2017;64(3):212–9.
39. Chambers CE, Fetterly KA, Holzer R, Lin PJ, Blankenship JC, Balter S, et al. Radiation safety program for the cardiac catheterization laboratory. Catheter Cardiovasc Interv. 2011;77(4):546–56.
40. Ernst S, Castellano I. Radiation exposure and safety for the electrophysiologist. Curr Cardiol Rep. 2013;15(10):402.
41. Fetterly KA, Mathew V, Lennon R, Bell MR, Holmes DR Jr, Rihal CS. Radiation dose reduction in the invasive cardiovascular laboratory: implementing a culture and philosophy of radiation safety. JACC Cardiovasc Interv. 2012;5:866–73.
42. Estner HL, Grazia Bongiorni M, Chen J, Dagres N, Hernandez-Madrid A, Blomstrom-Lundqvist C. Use of fluoroscopy in clinical electrophysiology in Europe: results of the European Heart Rhythm Association Survey. Europace. 2015;17:1149–52.
43. Miller DL, Vano E, Bartal G, Balter S, Dixon R, Padovani R, Schueler B, Cardella JF, de Baere T. Occupational radiation protection in interventional radiology: a joint guideline of the Cardiovascular and Interventional Radiology Society of Europe and the Society of Interventional Radiology. Cardiovasc Intervent Radiol. 2010;33:230–9.
44. de Souza E, de Macedo Soares JP. Occupational and technical correlations of interventional radiology. J Vasc Bras. 2008;7:341–50.
45. Vano E, Kleiman NJ, Duran A, Rehani MM, Echeverri D, Cabrera M. Radiation cataract risk in interventional cardiology personnel. Radiat Res. 2010;174:490–5.
46. Ciraj-Bjelac O, Rehani M, Minamoto A, Sim KH, Liew HB, Vano E. Radiation-induced eye lens changes and risk for cataract in interventional cardiology. Cardiology. 2012;123:168–71.
47. Jacob S, Donadille L, Maccia C, Bar O, Boveda S, Laurier D, Bernier MO. Eye lens radiation exposure to interventional cardiologists: a retrospective assessment of cumulative doses. Radiat Prot Dosim. 2013;153:282–93.
48. Principi S, Delgado Soler C, Ginjaume M, Beltran

Vilagrasa M, Rovira Escutia JJ, Duch MA. Eye lens dose in interventional cardiology. Radiat Prot Dosim. 2015;165:289–93.
49. Hirshfeld JW Jr, Balter S, Brinker JA, et al. ACCF/AHA/HRS/SCAI clinical competence statement on physician knowledge to optimize patient safety and image quality in fluoroscopically guided invasive cardiovascular procedures. J Am Coll Cardiol. 2004;44:2259–82.
50. Theocharopoulos N, Damilakis J, Perisinakis K, Manios E, Vardas P, Gourtsoyiannis N. Occupational exposure in the electrophysiology laboratory: quantifying and minimizing radiation burden. Br J Radiol. 2006;79:644–51.
51. Beston S, Efstathopolous EP, Katritsis D, Faulkner K, Panayiotakis G. Patient radiation doses during cardiac catheterization procedures. Br J Radiol. 1998;71(846):634–9.
52. Agarwal S, Parashar A, Bajaj NS, et al. Relationship of beam angulation and radiation exposure in the cardiac catheterization laboratory. JACC Cardiovasc Interv. 2014;7:558–66.
53. Wittkampf FH, Wever EF, Vos K, Geleijns J, Schalij MJ, van der Tol J, et al. Reduction of radiation exposure in the cardiac electrophysiology laboratory. Pacing Clin Electrophysiol. 2000;23:1638–44.
54. Davies AG, Cowen AR, Kengyelics SM, Moore J, Pepper C, Cowan C, et al. X-ray dose reduction in fluoroscopically guided electrophysiology procedures. Pacing Clin Electrophysiol. 2006;29:262–71.
55. Walters TE, Kistler PM, Morton JB, Sparks PB, Halloran K, Kalman JM. Impact of collimation on radiation exposure during interventional electrophysiology. Europace. 2012;14(11):1670.
56. De Buck S, La Gerche A, Ector J, et al. Asymmetric collimation can significantly reduce patient radiation dose during pulmonary vein isolation. Europace. 2012;14:437–44.
57. Betsou S, Efstathopoulos EP, Katritsis D, Faulkner K, Panayiotakis G. Patient radiation doses during cardiac catheterization procedures. Br J Radiol. 1998;71:634–9.
58. Efstathopoulos E, Karvouni E, Kottou S, et al. Patient dosimetry during coronary interventions: a comprehensive analysis. Am Heart J. 2004;147:468–75.
59. Olcay A, Guler E, Karaca IO, Omaygenc MO, Kizilirmak F, Olgun E, Yenipinar E, Cakmak HA, Duman D. Comparison of fluoro and cine coronary angiography: balancing acceptable outcomes with a reduction in radiation dose. J Invasive Cardiol. 2015;27:199–202.
60. JCS Joint Working Group. Guidelines for radiation safety in interventional cardiology (JCS 2006). Digest version. Circ J. 2010;74:2760–85.
61. Smith PH. EC directive: 97/43/Euratom. Br J Radiol. 1998;71:108.
62. Heidbuchel H, Wittkampf FH, Vano E, Ernst S, Schilling R, Picano E, Mont L, Jais P, de Bono J, Piorkowski C, Saad E, Femenia F. Practical ways to reduce radiation dose for patients and staff during device implantations and electrophysiological procedures. Europace. 2014;16:946.
63. Wittkampf F, Wever E, Derksen R, Wilde A, Ramanna H, Hauer R, et al. LocaLisa: new technique for real-time 3-dimensional localization of regular intracardiac electrodes. Circulation. 1999;99:1312–7.
64. Gepstein L, Hayam G, Ben-Haim SA. A novel method for nonfluoroscopic catheter-based electroanatomical mapping of the heart. In vitro and in vivo accuracy results. Circulation. 1997;95:1611–22.
65. Kottkamp H, Hugl B, Krauss B, Wetzel U, Fleck A, Schuler G, et al. Electromagnetic versus fluoroscopic mapping of the inferior isthmus for ablation of typical atrial flutter: a prospective randomized study. Circulation. 2000;102:2082–6.
66. Earley MJ, Showkathali R, Alzetani M, Kistler PM, Gupta D, Abrams DJ, et al. Radiofrequency ablation of arrhythmias guided by non-fluoroscopic catheter location: a prospective randomized trial. Eur Heart J. 2006;27:1223–9.
67. Reddy VY, Malchano ZJ, Neuzil P. Early clinical experience with CARTO-merge for integration of 3D-CT imaging with real-time mapping to guide catheter ablation of atrial fibrillation. Heart Rhythm. 2005;2:S160.
68. Ernst S, Ouyang F, Linder C, et al. Initial experience with remote catheter ablation using a novel magnetic navigation system: magnetic remote catheter ablation. Circulation. 2004;109(12):1472–5.
69. Ueda A, Suman-Horduna I, Mantziari L, Gujic M, Marchese P, Ho SY, Babu-Narayan SV, Ernst S. Contemporary outcomes of supraventricular tachycardia ablation in congenital heart disease: a single-center experience in 116 patients. Circ Arrhythm Electrophysiol. 2013;6:606–13.
70. Schwagten BK, Szili-Torok T, Rivero-Ayerza M. Usefulness of remote magnetic navigation for ablation of ventricular arrhythmias originating from outflow regions. Neth Heart J. 2009;17:245–9.
71. Guarguali S, Cazzoli I, Kempny A, Gatzoulis M, Ernst S. A new technique for zero fluoroscopy atrial fibrillation ablation without the use of intracardiac echocardiography. J Am Coll Cardiol Clin Electrophysiol. 2018;4:1647–8.
72. Clifton DK, Bremner WJ. The effect of testicular x-irradiation on spermatogenesis in man. A comparison with the mouse. J Androl. 1983;4(6):387–92.
73. Kumar D, Salian SR, Kalthur G, Uppangala S, Kumari S, Challapalli S, et al. Semen abnormalities, sperm DNA damage and global hypermethylation in health workers occupationally exposed to ionizing radiation. PLoS One. 2013;8(7):e69927.
74. Rowley MJ, Leach DR, Warner GA, Heller CG. Effect of graded doses of ionizing radiation on the human testis. Radiat Res. 1974;59(3):665–78.
75. The 2007 Recommendations of the International Commission on Radiological Protection. ICRP publication 103. Ann ICRP. 2007;37(2–4):1–332.
76. AlTurki A, Proietti R. Remote magnetic navigation versus contact force technology: the two faces of the ablation lesion. Pacing Clin Electrophysiol. 2018;41(5):447–9.

第 3 章

消融能量源：零射线消融的原理与应用

Clarence Khoo

简介

20 世纪六七十年代，电生理学生根发芽，为临床医生提供了探索心腔内电信号传导行为方式的能力，进而阐明心律失常的发生机制，但治疗干预仅限于外科治疗[1]。直到导管消融技术的发展，通过经皮介入治疗心律失常才越来越得到临床医生的认可。最初的导管消融术利用直流电电击传递能量，但效果非常有限，并且可能造成严重的并发症，包括心脏穿孔和意外的冠脉分支损伤[1,2]。目前，导管消融的主要能量源为射频能量和低温能量。在本章中，笔者回顾了如何利用这些能量源消融心律失常，以及如何在消融过程中减少 X 线透视。

C. Khoo (✉)
Section of Cardiology, University of Manitoba,
Winnipeg, MB, Canada
e-mail: ckhoo@sbgh.mb.ca

射频能量

射频消融(RF)已成为最广泛使用的心律失常消融方式。当交流电被传递到导管头端时，可以产生波长类似于无线电波的电磁能量。这种能量通过组织传导，可以使病灶产生消融损伤。通过高频刺激，在无心肌细胞去极化的情况下，可以使组织加热和损伤，进而避免了射频诱发的心律失常[3]。

在导管消融过程中，射频能量从消融导管的金属电极传递到背部接地的电极贴片，并穿透组织。这个电路的每一个组成部分都对组织的阻抗产生热效应。当电流通过组织时，能量的损失与组织的阻抗成正比，阻抗所消耗的能量以热能的形式消散。虽然射频能量在导管电极–组织表面到背部电极贴片的整个过程中被消耗，但由于消融电极的表面积比背部电极贴片小，因此消融部位的电极电流密度最高，组织加热主要发生在消融的靶点部位。然而,与电极和组织相比,血液的阻抗较低,电极和血液之间的接触表面积较大,导致大部分传递的能量消散到周围血液中[3]。

由阻抗介导的电压降而产生的阻抗热能仅能传递到相当浅的组织深度,很大程度上限制在组织1~1.5mm的深度范围内[4]。更深层次的组织消融需要通过热传导进行,这需要足够的消融时间来保证足够的能量渗透。因此,即使在射频消融停止后,也可以看到消融的延迟效应,这种现象叫作热潜伏。通过提高射频功率可以增加消融深度,但组织温度一旦接近100℃,凝结物的形成会限制进一步的能量传递。组织过热也会在组织表面产生高压蒸汽,导致“蒸汽爆裂”,或破裂在心内膜形成凹坑,或破裂至心包腔导致心脏压塞[2,5]。组织温度为50~90℃,至少持续60s,会形成理想的消融损伤灶[3,4]。血液流经消融导管头端会持续形成对流冷却,可降低局部组织温度,并有利于更多能量传递到组织靶病变部位。

灌注消融导管(图3.1)通过给予组织-电极界面更多的冷却,有利于更大的能量传递和更深的损伤范围,进而克服消融损伤灶大小形成的限制。与非灌注导管相比,灌注导管产生的损伤灶范围更广、更深,出现阻抗升高、凝结物形成、蒸汽爆裂或心内膜表面凹坑形成等情况的概率更小[6]。除了上述这些优点外,灌注导管还可以对血液对流冷却不良的区域(如心肌小梁或冠状窦内)进行有效消融。

在细胞水平上,射频能量的效应取决于达到的组织温度,在45~50℃可以看到可逆的细胞兴奋性丧失,一旦组织温度超过54℃,细胞兴奋性可永久性丧失[3]。即刻消融时,局部组织发生蛋白质变性,组织表面形成一层纤维蛋白。如果组织温度接近沸点,则可能会出现焦痂、血栓和凝结物。凝固性坏死核心区域周围形成出血性组织和炎症的“偏食”半影。随着组织损伤灶的成熟,形成一个界限清楚的损伤灶,表现为纤维化和慢性炎症浸润。但在急性损伤的过渡区,损

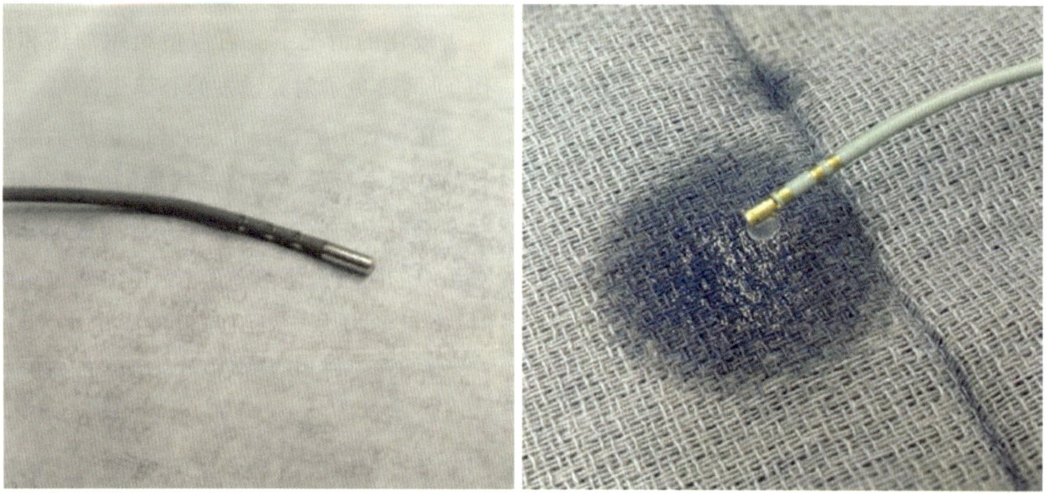

图3.1 射频消融导管头部。左图,8mm非灌注射频消融导管。右图,3.5mm灌注射频消融导管。注意通过导管头部终末的端孔排出生理盐水。

伤灶成熟过程中可能会发生一些变化,表现为进行性的炎性改变和坏死导致的损伤灶延展,或者组织愈合使得功能恢复[3]。

专门为肺静脉隔离(pulmonary vein isolation,PVI) 设计的多电极射频消融导管可以通过导管上的多个电极进行快速消融。利用相位射频能量使得消融可以同时发生在单极(相对于接地电极贴片)或双极(相对于导管上的另一个电极)。单极消融提供损伤灶深度,而双极消融提供电极间的融合损伤灶[7]。可调弯的圆形多电极导管可用于肺静脉窦口部消融,而预制的特定几何形态的多电极导管有助于左心房基质的标测和改良[8]。使用多电极射频消融导管进行肺静脉隔离,可以观察到无症状脑缺血事件的发生率较高[9,10]。盐水灌注导管已在临床中应用,以减少之前增加的无症状脑微栓塞发生率[2]。

冷冻消融

冷冻消融利用低温能量使组织产生冷冻损伤灶。低温能量通过焦耳-汤姆孙效应产生: 预冷的液体制冷剂被输送到导管头端,快速减压和膨胀,导致温度下降,使得导管头端的温度接近-75℃或更低。相对温和的组织冷却(从 0℃降至-20℃)时,细胞外间隙形成冰晶,导致细胞内水分渗透性转移至细胞外。最初会产生可逆性细胞损伤,但长时间冷却会导致不可逆性细胞损伤。随着冷却温度进一步下降(<-40℃),细胞内冰晶形成,直接导致心肌细胞损伤和死亡。血管痉挛也会随着温度下降而发生,解冻后也可能会持续数小时,这将导致缺血诱发的坏死[3,11]。冷冻是导致细胞损伤的最主要方式,但解冻和复温阶段也会导致细胞损伤。细胞内冰晶融化会进一步损伤细胞器,充血会导致水肿形成和炎性反应[3]。因此,通常先冷冻随后解冻,再进行另一次冷冻(冷冻-解冻-冷冻循环),以最大限度地提高冷冻消融的效果。

与射频消融类似,冷冻导管头端邻近的组织消融效果最佳, 通常在冷冻消融前 30s 内,高强度的局部冷冻会导致组织损伤。冷冻导管头端周边区域冷冻强度较低且消融效果较差,这些区域更有可能在复温后恢复传导。射频消融损伤得益于导管头端周围高血流量和对流冷却以改善射频能量传递,从而产生更大的损伤效应,而冷冻消融损伤则受到对流加热的影响,进而限制组织的冷冻效果。因此,冷冻消融在低血流量区域的效果更佳[3]。与射频消融相比,冷冻消融内皮损伤更轻、血栓形成概率更低[3,11]。

冷冻消融相比射频消融有一定的优势。冷冻消融时,导管头端形成冰晶,可使导管牢固地附着在消融区域,称为冷冻黏附。其可不受心肺运动的影响,使导管消融更加稳定。如前所述,温和冷冻可逆性破坏心肌细胞功能,可在冷冻标测时充分利用这一特点进行有选择的消融。将组织冷冻至-30℃不超过 60s 时,通过电生理检查对冷冻消融效果进行评估,如果观察到预期效果,可继续直至冷冻消融完成;如果观察到效果不佳或消融无反应,则停止冷冻消融,组织功能可完全恢复。冷冻消融可使损伤区域更加致密、边界更加清晰。当消融区域毗邻重要心脏结构时,由于其潜在的组织功能可逆、损伤区域更加致密等特点,可使消融区域的边界更加清晰、手术更加安全[3,11]。

然而, 冷冻消融除了其潜在的优势外,有时还存在一定缺点。组织的冷冻消融效果需要足够的冷却时间,但单次消融时间最长为 240s,因此需要完成更多次完整的冻融循环才能保证冷冻消融效果,这可能会使消融手术的整体时间延长[12]。而且冷冻消融术后复发的可能性也更大,确保消融效果需要更精确的导管球囊放置,以便冷冻消融球囊能够对靶点区域进行足够的冷却,而不是仅达到消融区域组织顿抑的效果。

冷冻球囊(图 3.2)是一种利用冷冻能量进行环肺静脉隔离的专用耗材。当球囊在左心房内完成充气后,可将其放置于肺静脉窦口部。通过操作使冷冻球囊与肺静脉窦口贴合紧密,然后向球囊中注入冷冻制剂,进而完成肺静脉窦口部的环形冷冻消融。

其他消融能量源

在临床实际工作中, 射频消融和冷冻消融是治疗心律失常的主要手段。但目前研究表明,其他一些消融能量源在心律失常消融领域中具备潜在应用价值。尽管这些替代能量源尚未在临床中进行应用, 或者仅对特定的研究对象进行应用,但它们仍然值得关注。

激光能量源

激光能量将光子传送到靶病变组织,这些光子被组织中称为生色团(chromophores)的分子吸收并激发这些分子,进而造成热损伤[5]。使用激光能量的球囊系统可用于环肺静脉隔离。该球囊系统置入肺静脉窦内,可通过球囊内的内镜系统将心内膜表面可视化。激光能量从球囊内的导管杆上传递出来,在环肺静脉部位造成消融损伤[2,13]。该消融方法似乎与其他方式的消融方法疗效类似,具有潜在控制并发症风险的优势[13,14]。

微波能量源

当微波能量用于心脏组织时,会引起水分子的动力学兴奋,从而引起分子间摩擦并产生能量。与射频消融不同的是,它不依赖于电阻加热,因此能量可以从远距离进行传递,而无须直接接触[3,5]。尽管最初尝试将微波消融纳入常规临床实践中,但困难在于如何设计与这项技术匹配的导管,因而限制了该技术的实用性[3]。

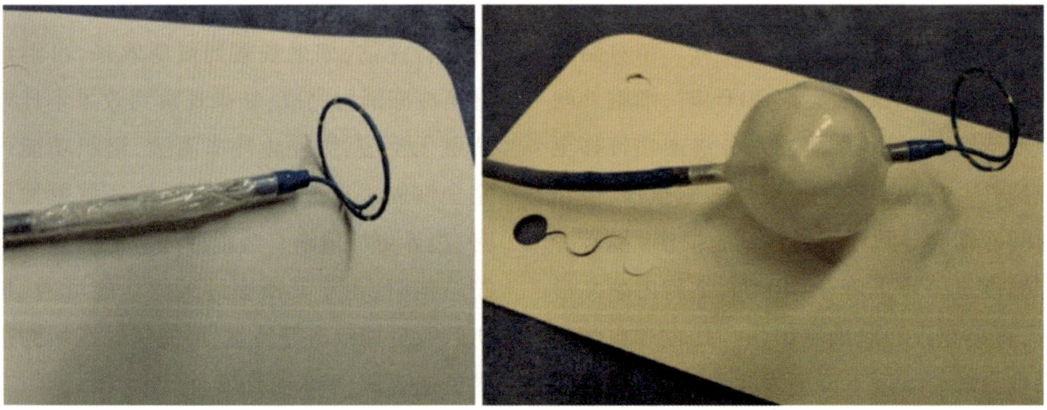

图 3.2 冷冻球囊消融导管。左图,冷冻球囊放气,远端挤出环形多极标测导管。右图,冷冻球囊充气进行冷冻消融。注意球囊最靠近环形标测导管一侧的冰帽形成。

超声能量源

高频声波可以聚焦在感兴趣组织上，在距离传送源一定距离即可产生组织损伤。超声能量在心脏组织中衰减时产生热能量。除此以外，组织内产生的微气泡剧烈膨胀和塌陷引起微空化，进一步造成细胞损伤。高强度聚焦超声 (high-intensity focused ultrasound, HIFU) 可以在无组织接触或中间媒介结构损伤的情况下产生组织内膜损伤[15]。曾将高强度聚焦超声技术引入房颤消融，但临床中受到诸多限制：该技术完成的消融线上存在很多缝隙；并发症较多，如意外伴发的膈神经和食管损伤[5,16]。而且，组织空化也可能导致并发症，其与蒸汽爆裂的方式大致相同，包括心脏穿孔和心脏压塞[15]。高强度聚焦超声治疗窗口狭窄，限制了其常规临床应用[14,16]。

在选择消融能量源时减少 X 线透视需要考虑的因素

在消融过程中，X 线透视是显示导管位置的主要手段。在减少 X 线透视的尝试中采取了很多不同的策略，其中一些策略相比其他策略更容易应用于某些消融能量源中。笔者将在下面的内容中回顾其中一些策略及其在不同能量源中的应用。

电解剖标测

电解剖标测 (electroanatomical mapping, EAM) 技术的出现使得减少 X 线透视成为可能，它允许在三维空间中精确地定位导管的位置。通过将功能性电学参数整合到心脏的三维图像中，可以同时显示解剖和电生理细节[2]。电解剖标测系统中的导管需要具备激活的电极（基于阻抗系统）和特有的位置传感器（基于电磁传感器系统），目前顶尖的电解剖标测系统已经将这两种定位系统进行了某种程度的整合。因此，在没有任何技术限制的情况下，无论是射频消融还是冷冻消融，电解剖标测系统均可以实现零射线消融[17]。

然而，对于某些消融方式，电解剖标测系统仍然存在局限性，如果采用零射线消融，可能会影响消融能量源的选择。电解剖标测在冷冻消融中的应用不像射频消融那么普遍。可以通过在冷冻消融导管上安装特有的位置传感器“欺骗”电解剖标测系统以达到识别冷冻导管的目的[17,18]。此外，在某些环肺静脉消融过程中，由于充气球囊上缺乏电极或特有的传感器，可能会限制电解剖标测系统对冷冻球囊的定位，但如果同时应用心腔内超声 (intracardiac echocardiography, ICE) 技术则可以帮助解决上述问题（见下文）。

心腔内超声

心腔内超声 (intracardiac echocardiography, ICE) 与电解剖标测系统整合后，可以通过将心腔内超声图像转换为解剖模型来促进解剖几何结构的生成。而且，当遇到常规电解剖标测难以确定的复杂解剖结构（如乳头肌）时，心腔内超声可用于确定导管头端的位置。

如前所述，心腔内超声也可用于可视化电解剖标测通常不可见的导管组件，特别是环肺静脉隔离时肺静脉窦内冷冻球囊的定位。一旦定位，球囊密封的充分性也可通过使用彩色血流多普勒成像来确定，而无须 X 线透视检查。此外，由于膈神经麻痹是冷冻球囊进行环肺静脉隔离时常见的一种并发症，心腔内超声也可以用来取代 X 线透视直接显示膈肌的移位[19]。通过将心腔内超声技术与电解剖标测技术相结合，可以安全地进行零射线透视下冷冻球囊的环肺静脉隔离[18]。

压力触控技术

压力触控(contact force，CF)技术是另一项有助于减少 X 线透视的技术创新。充分的组织电极贴靠对消融成功意义非凡，可以确保足够的消融能量传递到消融目标组织，以产生所需的组织损伤深度和损伤持续性。而传统上主要通过术者操纵导管的触觉反馈和一些指标(包括局部电图衰减和阻抗下降）来间接判断组织电极之间是否贴靠良好，而且还需要通过 X 线透视来确定运动的导管头端与心内膜的贴靠[20]。

通过检测弹簧传感器传递的力或导管头端变形引起的反射光干涉模式的改变，可以测量接触压力。研究证实，接触压力增加与组织贴靠改善相关，并使消融过程中组织温度升高、导管稳定性提高和消融损伤区域增大[20]。当接触压力导管用于环肺静脉隔离时，可以降低复发率并缩短手术时间，而且有减少并发症的趋势[21]。

当压力触控技术与电解剖标测技术结合使用时，可以尽量避免 X 线透视检查。两者结合，不仅可以用于确定组织电极贴靠，还可以确定创建解剖几何模型的准确性，并提示潜在的心脏穿孔[2]。一项荟萃分析比较了在环肺静脉隔离中使用压力触控导管和传统消融导管的情况，结果显示压力触控导管组 X 线透视时间显著减少了约 20%[21]。目前，压力触控技术仅适用于射频消融导管。

总结

电生理术者操控消融导管传递许多安全有效的消融能量源，通过改变组织结构的电生理特性进而治疗心律失常。但使用这些消融工具的电生理术者需要注意到它们独特的治疗属性，包括它们的相对优势和局限性。随着低 X 线透视和零射线消融程序的不断完善，术者还必须逐渐掌握如何方便地在不同手术步骤中应用这些消融能量源。通过了解这些消融能量源在减少 X 线透视过程中的局限性，可以采用不同策略应对各种问题和困难，或者选择可以替代的能量源。而且，未来更多新型能量源的研发和利用需要充分考虑如何减少 X 线透视。

参考文献

1. Joseph JP, Rajappan K. Radiofrequency ablation of cardiac arrhythmias: past, present and future. QJM. 2012;105:303–14.
2. Andrade JG, Rivard L, Macle L. The past, the present, and the future of cardiac arrhythmia ablation. Can J Cardiol. 2014;30:S431–41.
3. Issa Z. Ablation energy sources. In: Issa ZF, Miller JM, Zipes DP, editors. Clinical arrhythmology and electrophysiology: a companion to Braunwald's heart disease. 1st ed. Philadelphia, PA: Saunders Elsevier; 2009.
4. Wittkampf FH, Nakagawa H. RF catheter ablation: lessons on lesions. Pacing Clin Electrophysiol. 2006;29:1285–97.
5. Cummings JE, Pacifico A, Drago JL, Kilicaslan F, Natale A. Alternative energy sources for the ablation of arrhythmias. Pacing Clin Electrophysiol. 2005;28:434–43.
6. Dorwarth U, Fiek M, Remp T, et al. Radiofrequency catheter ablation: different cooled and noncooled electrode systems induce specific lesion geometries and adverse effects profiles. Pacing Clin Electrophysiol. 2003;26:1438–45.
7. Kiss A, Sandorfi G, Nagy-Balo E, Martirosyan M, Csanadi Z. Phased RF ablation: results and concerns.

J Atr Fibrillation. 2015;8:1240.
8. Andrade JG, Dubuc M, Rivard L, et al. Efficacy and safety of atrial fibrillation ablation with phased radiofrequency energy and multielectrode catheters. Heart Rhythm. 2012;9:289–96.
9. Herrera Siklody C, Deneke T, Hocini M, et al. Incidence of asymptomatic intracranial embolic events after pulmonary vein isolation: comparison of different atrial fibrillation ablation technologies in a multicenter study. J Am Coll Cardiol. 2011;58:681–8.
10. Gaita F, Leclercq JF, Schumacher B, et al. Incidence of silent cerebral thromboembolic lesions after atrial fibrillation ablation may change according to technology used: comparison of irrigated radiofrequency, multipolar nonirrigated catheter and cryoballoon. J Cardiovasc Electrophysiol. 2011;22:961–8.
11. Skanes AC, Klein G, Krahn A, Yee R. Cryoablation: potentials and pitfalls. J Cardiovasc Electrophysiol. 2004;15:S28–34.
12. Manusama R, Timmermans C, Limon F, Philippens S, Crijns HJ, Rodriguez LM. Catheter-based cryoablation permanently cures patients with common atrial flutter. Circulation. 2004;109:1636–9.
13. Schade A, Krug J, Szollosi AG, El Tarahony M, Deneke T. Pulmonary vein isolation with a novel endoscopic ablation system using laser energy. Expert Rev Cardiovasc Ther. 2012;10:995–1000.
14. Filgueiras-Rama D, Merino JL. The future of pulmonary vein isolation—single-shot devices, remote navigation or improving conventional radiofrequency delivery by contact monitoring and lesion characterisation? Arrhythm Electrophysiol Rev. 2013;2:59–64.
15. Laughner JI, Sulkin MS, Wu Z, Deng CX, Efimov IR. Three potential mechanisms for failure of high intensity focused ultrasound ablation in cardiac tissue. Circ Arrhythm Electrophysiol. 2012;5:409–16.
16. Neven K, Schmidt B, Metzner A, et al. Fatal end of a safety algorithm for pulmonary vein isolation with use of high-intensity focused ultrasound. Circ Arrhythm Electrophysiol. 2010;3:260–5.
17. Scaglione M, Ebrille E, Caponi D, et al. Zero-fluoroscopy ablation of accessory pathways in children and adolescents: CARTO3 electroanatomic mapping combined with RF and cryoenergy. Pacing Clin Electrophysiol. 2015;38:675–81.
18. Patel N. Experience with arctic front advance cryoablation system for paroxysmal atrial fibrillation in an established fluoroless EP lab. EP Lab Digest. 2016;16(3).
19. Su W, Kowal R, Kowalski M, et al. Best practice guide for cryoballoon ablation in atrial fibrillation: the compilation experience of more than 3000 procedures. Heart Rhythm. 2015;12:1658–66.
20. Shah DC, Namdar M. Real-time contact force measurement: a key parameter for controlling lesion creation with radiofrequency energy. Circ Arrhythm Electrophysiol. 2015;8:713–21.
21. Shurrab M, Di Biase L, Briceno DF, et al. Impact of contact force technology on atrial fibrillation ablation: a meta-analysis. J Am Heart Assoc. 2015;4:e002476.

第 4 章

三维标测与减少辐射暴露

Isabelle Nault

三维标测系统原理

标测系统依靠两种技术实现导管的定位:电磁标测和基于电流或阻抗的标测。

电磁定位技术通过位于患者外部的磁场发射器和患者身上的传感器贴片实现。嵌入导管头端的金属线圈在暴露于磁场时产生电流,其大小取决于磁场强度和金属线圈在磁场中的方向。这些信息随后被系统进行整合,并以图像方式显示于屏幕上。标测系统可使导管定位和可视化精度≤1mm。电磁系统不被心律失常手术过程中可能发生的生理变化所干扰,因此,电生理手术中应使用磁导航专用导管。

电磁标测技术的优点是提高了导管定位、空间分辨率和解剖模型的精度。其缺点是只能使用专属的传感器开启的导管,如果患者体位变化会导致精度丧失,需要花费更多时间重新进行解剖模型的构建。

基于电流或阻抗的标测技术是通过导管或患者身上贴片记录的低电流和高频信号来定位患者体内的每个导管。该技术是基于手术过程中因生理因素(如组织水肿或明显的血流动力学变化)发生的阻抗变化而精确定位。这是一个开放的架构,允许任何导管进行可视化操作。

基于阻抗技术的优点是能够快速重建解剖模型、导管操控灵活、甚至在患者移位时也能保证标测的稳定性。其缺点是空间定位分辨率较低,如果参考电极发生移位,标测精确性也会下降。

最初版本的标测系统分别通过电磁定位或阻抗定位进行标测。Carto™ 系统是基于电磁技术进行定位标测,而 Ensite™ 系统则通过阻抗技术进行定位标测。因此,这两种最初版本的标测系统之间存在明显差异[1]。

目前,所有主流的最新版本三维标测系统均整合了上述两种技术,这些标测系统包括 Rhythmia™(Boston Scientific)(图 4.1)、

I. Nault (✉)
IUCPQ, Québec, QC, Canada
e-mail: isabelle.nault@criucpq.ulaval.ca

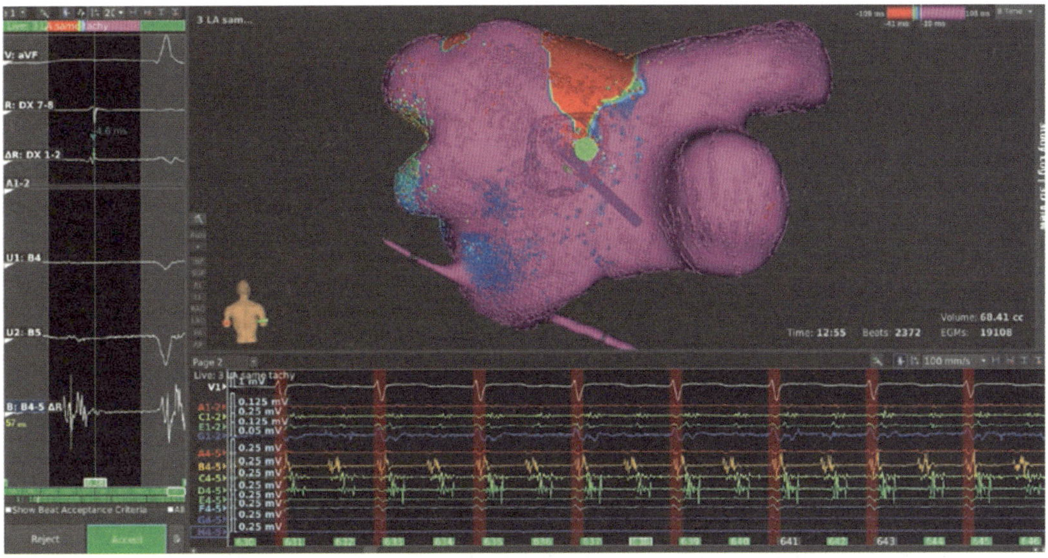

图 4.1 Rhythm™(Boston Scientific)系统通过 Orion™ 多电极高密度标测导管进行激动标测。

Carto3™(Biosense Webster)(图 4.2)和 Ensite Precision™(Abbott)(图 4.3),它们都同时具备阻抗标测技术和电磁标测技术。因此,理论上标测系统均需要一个具备传感器功能的特殊导管,但并不是必需的,也可以通过其他导管组合使用来实现。可通过多极标测

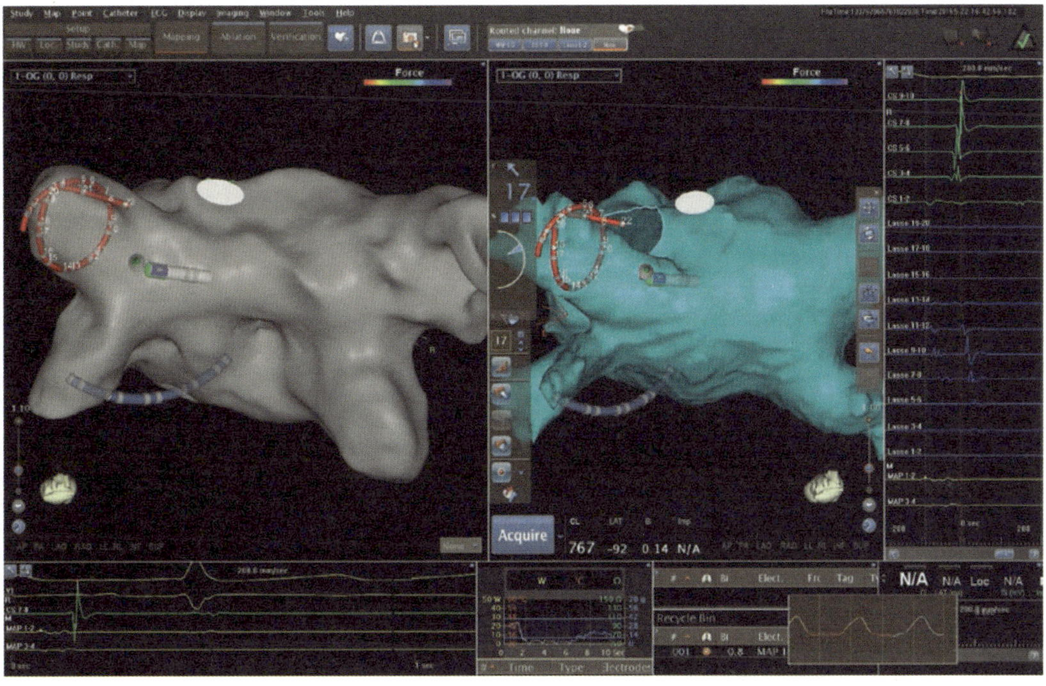

图 4.2 通过 Carto™ 系统(Biosense Webster)将左心房磁共振成像(MRI)扫描与解剖标测图进行整合。

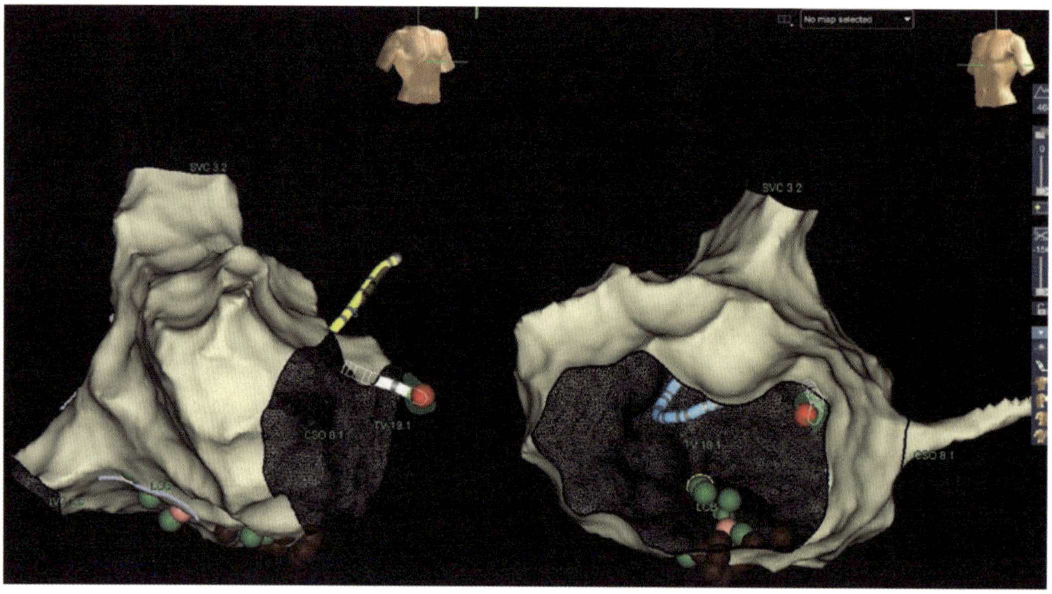

图 4.3 通过 EnSite Precision™(Abott)系统对一例下腔静脉-三尖瓣峡部典型房扑采用零射线方法进行右心房的标测和消融。

导管或消融导管完成标测，识别和标记一些解剖部位，如上腔静脉、下腔静脉和希氏束。进行解剖标记时是否应用 X 线透视，取决于术者对三维标测系统的熟练程度及解剖学的理解。一旦导管进入发生心律失常的目标腔室，则可以进行更加详细的标测，进一步指导消融。系统在日标腔室中将标测点进行采集并整合，以图像方式显示于屏幕上，形成腔室的虚拟构建模型。通过电图时间和振幅、电图形态和阻抗等参数确定腔室的边界和不同的解剖结构。还可以通过压力接触技术帮助确定导管与组织的接触力。构建的解剖模型用于指导导管的后续标测和消融。三维标测技术已经被证明能够减少放射线的使用[2,3]，在一些特殊情况下，经验丰富并致力于减少放射线消融的术者甚至能够做到完全零射线消融[4-8]。临床实践证明，零射线消融安全且预后良好[9-11]。对于常规非复杂心律失常手术（室上性心动过速和房性心动过速），零射线手术的并发症发生率分别为 0.85%[11]和 0.8%[9]。在一项对 1000 名房颤消融患者进行的队列研究中，使用接近零射线消融的方法进行房颤消融，并发症发生率为 2%，与传统 X 线透视下进行房颤消融的并发症发生率相当甚至更低[10,12]。

在一项采用零射线消融术式的队列研究中，快速性心律失常消融的远期成功率为 90.8%[9]。

解剖重建

解剖重建对于在解剖指导下的消融手术最为有用，如房颤的肺静脉隔离、房室结折返性心动过速（AVNRT）的慢径路消融或典型房扑的下腔静脉-三尖瓣峡部消融（图 4.4）。

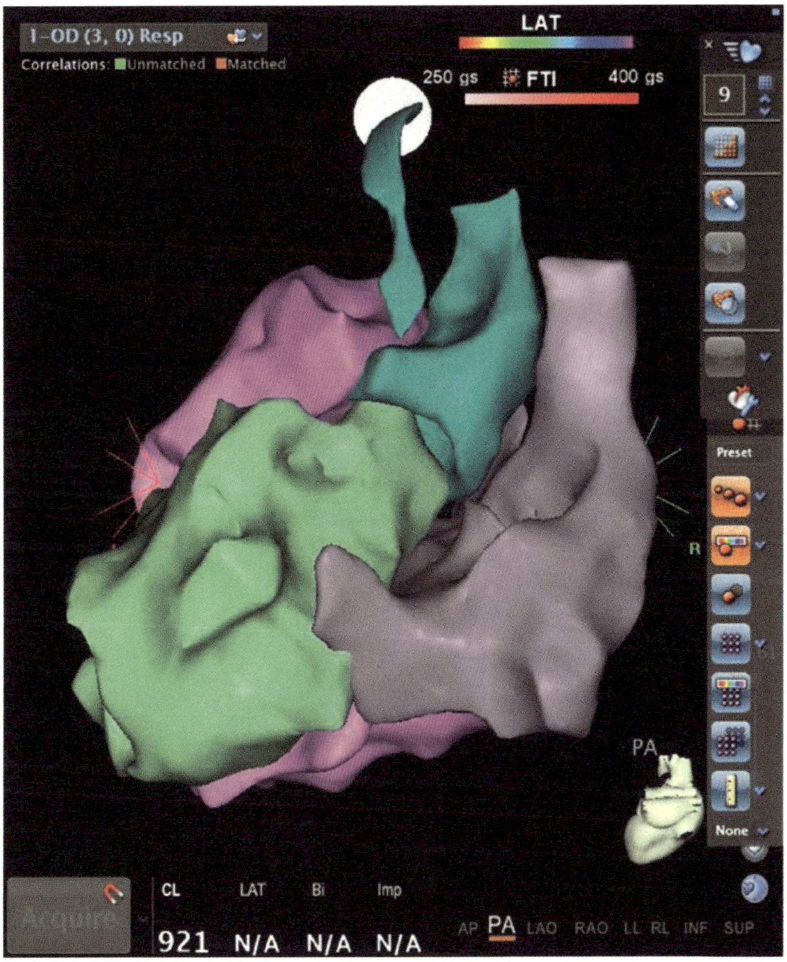

图 4.4 零射线下，通过 Carto 3™ 系统对右心房、右心室、主动脉和左心室进行解剖重建。

激动标测

在心律失常持续性发作的患者中，激动标测有助于识别心律失常的机制(折返或局灶性)，同时还可以识别折返机制下病灶或关键峡部的起源位置。在解剖重建过程中或之后，均可通过整合每个点与固定参考点相比的电位早晚时间来构建激动标测图。根据每个点与固定参考点相比的电位时间早晚用不同颜色表示，蓝色和紫色代表与参考点电位相比更远、激动时间晚或状态“冷”，越接近或“加热”状态的颜色逐渐过渡到黄色、橙色，红色则代表激动时间最早(在某些三维系统中最早激动点显示为白色)。在临床工作中，可通过激动标测方法对房性心动过速、房扑、房性早搏、血流动力学稳定的室性心动过速和室性早搏进行消融(图 4.5)，而且还可以对旁道相关的折返性心律失常进行激动标测消融。

电压标测

构建电压标测图，需要在每个点采集电信号幅度。心室心内膜的电信号振幅为 0.5~1.5mV 时，定义为瘢痕边缘区[13]。根据电信号电压的颜色编码可直观地定义心内膜瘢痕区。电压标测法常用于瘢痕相关性室性心动

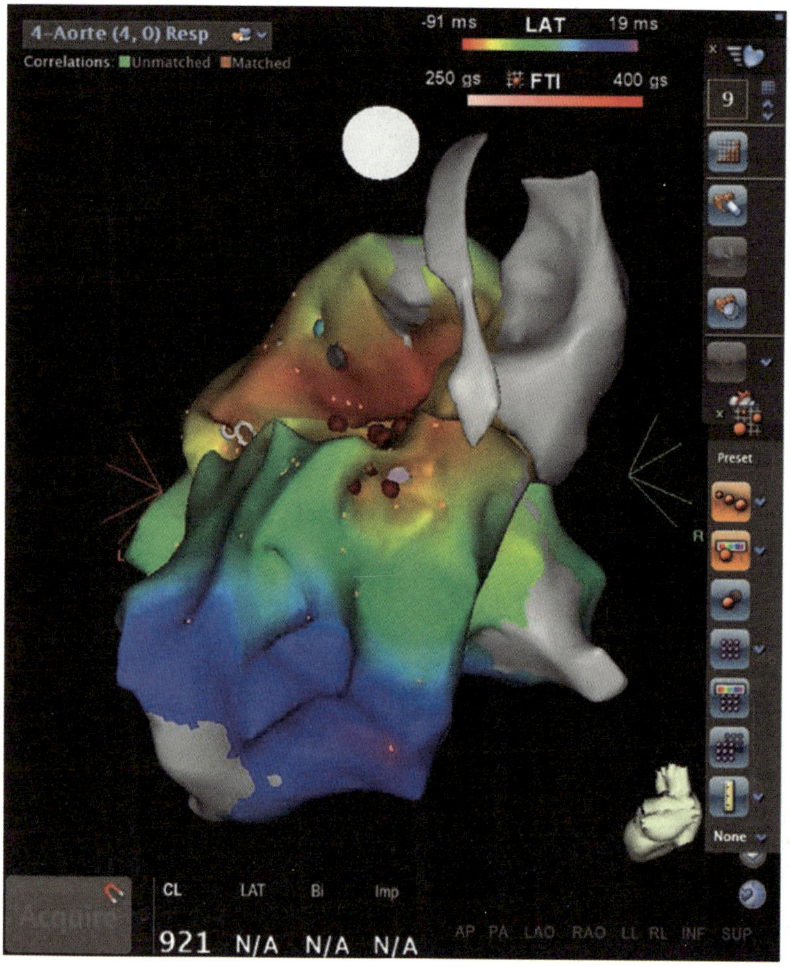

图 4.5 起源于室间隔的室性早搏激动标测图，激动最早点位于左心室，于室间隔两侧左右心室分别进行消融后成功消除室性早搏。通过 Carto3™ 系统进行零射线下激动标测。

过速和房性心律失常患者，在一些散在病例中也用于指导心内膜活检[14]或帮助诊断一些特殊类型的心律失常，如致心律失常性右室心动过速[15]。无论是电压标测还是激动标测，采集点的密度对于获取足够的空间分辨率和心动过速局灶靶点或关键峡部的精确定位至关重要。

Ripple 标测

Ripple 标测是电压标测和激动标测的集成，不以颜色显示，显示为移动条[16-18]。移动条垂直于解剖图表面，并根据局部电位的激活时间动态伸出，移动条的高度与电压幅度呈正比。最终的图形显示是播散图。由于导航和点采集在虚拟解剖中进行，具有极高的可靠性，这些标测图均可在最小或零射线下完成。在复杂心律失常的消融策略中，需要采用多种标测技术相结合，三维导航标测系统在减少辐射方面更具价值。

图像整合

Carto3™(Biosense Webster)和 Ensite Precision™(Abbott)系统可将计算机断层扫描(CT)、磁共振成像(MRI)或旋转血管造影图像(rotational angiography images)与构建的三维解剖模型整合。优势在于识别特殊的解剖结构，如多支肺静脉、肺静脉共干等解剖变异。同时，图像整合技术还有助于明确边界，如肺静脉窦。需要注意的是，随着时间和潜在节律的变化，心脏腔室容积可能会发生改变，因此尽量在接近手术时间和相似节律时获取成像。图像整合技术可以减少或避免消融过程中的 X 线透视，但为了更进一步减少工作人员和患者的辐射暴露，应首选非电离辐射的成像方式，如磁共振成像。

心腔内超声

心腔内超声应用可减少 X 线透视暴露[19]，详情参阅本书其他章节。心腔内超声可通过 CartoSound™ 模块与 Carto™ 系统整合[20]完成。标测的心腔结构空间和边界通过心腔内超声清晰可见，尤其适用于内部复杂解剖结构（如左心室乳头肌或左上肺静脉与左心耳之间的嵴部），并可评估消融导管在这些复杂结构上的位置和贴靠稳定性。此外，标测导管的采集点整合在心腔内超声解剖图像中，并且导管在心腔内超声环境中的定位可视。

附加功能

多种附加功能有助于消融。通过将自发或诱发的心律失常形态模板与不同位点起搏形态相匹配，有助于进行起搏标测。Paso™（Carto，Biosense Webster）或 Automap™（Abbott）模块将起搏的 QRS 波形态与室性心动过速或室性早搏的 QRS 波形态进行比较，并计算匹配指数。两种 QRS 波叠加，便于目测评估各导联的一致性。与仅进行目测评估相比，使用自动匹配这种附加功能提高了起搏标测的精确性[21]。

三维标测系统还提供了复杂心房碎裂电位（complex and fractionated atrial electrogram，CFAE）自动标测功能[22]。但该附加功能在房颤患者标测和消融策略中的作用仍存在争议[23]。

消融过程中，三维标测系统对消融靶点进行标记，既可以手动标记，也可以根据预设参数（如接触压力、能量和时间）进行自动标记。消融标记功能有助于评估消融损伤线的完整性，并精确回顾靶点位置。

现有三维标测系统之间的差异

尽管现有的三维标测和导航系统具有相似的基础技术，但不同的系统平台仍存在各自独有的特点。Rhythmia™ 系统带有专用的 Orion™ 多极（64 极）导管，可以创建具有超高分辨率的高精密度标测图（图 4.1）。Carto3™ 系统和 Ensite Precision™ 系统均有各自独特的模块和功能，如上文提到的 Carto3™ 系统具有专有的 CartoSound™ 模块，能够将心腔内超声与三维标测进行整合。而且，Carto3™ 系统和 Ensite Precision™ 系统均能够将接触压力感应导管的压力值进行显示，方便指导消融。

三维标测系统在消融方面的优势（零射线法）

三维标测系统的应用能使工作环境达到最小射线剂量甚至零射线。其他优势包括：仅需更少的定位导管就可在解剖重构图中对解剖标志进行精确标记；激动标测和电压标测过程中，可以更轻易和更精确地回顾感兴趣的区域；可视化整合所有收集的信息。如果针对多种复杂心律失常进行标测，三维标测系统还可以节省时间，并减少因不可预知的复杂性而不得不重新安排手术的风险。

当前技术的局限性

在大部分三维标测系统中，通常仅能显示导管头端电极，这基本满足大部分的射频消融病例。但如果导管在血管系统操作过程中缠绕成环状（如不可预知的导管在血管中延伸过长、导管力或扭矩的异常传递等），则很难通过三维标测系统提前发现。未来的设计将有助于更好地显示导管较长的远端部分。

使用长鞘和房间隔穿刺针完成房间隔穿刺建立左心房入路。未来的设计将在标测系统中可视化穿刺鞘和针，简化房间隔穿刺步骤，并最大限度地减少放射影像需求。

远程导航

远程磁导航 Stereotaxis™ 系统与三维标测技术相整合（Carto™）。远程机器人导航 Hansen™ 系统也可与三维标测技术结合使用。标测原理相同，仅需远程操作导管即可。由于操作人员可以在辐射场外远程工作，因此可显著减少操作人员的辐射暴露，同时三维标测技术的应用也同样减少了患者的辐射暴露。

总结

三维标测技术目前已广泛应用于电生理手术过程中。现有的三维标测系统均共享基础技术、磁场和阻抗，但每个系统又都有各自不同的独特功能。三维标测技术的优化应用显著减少了电生理手术过程中的辐射暴露[24]。随着电生理专家们逐渐意识到辐射暴露的有害影响，全球多家电生理中心和术者越来越多地将三维导航标测、解剖重建、电压标测和解剖标测等相关技术应用于临床实践中。

参考文献

1. Khaykin Y, Oosthuizen R, Zarnett L, Wulffhart ZA, Whaley B, Hill C, et al. CARTO-guided vs. NavX-guided pulmonary vein antrum isolation and pulmonary vein antrum isolation performed without 3-D mapping: effect of the 3-D mapping system on procedure duration and fluoroscopy time. J Interv Card Electrophysiol. 2011;30(3):233–40.
2. Christoph M, Wunderlich C, Moebius S, Forkmann M, Sitzy J, Salmas J, et al. Fluoroscopy integrated 3D mapping significantly reduces radiation exposure during ablation for a wide spectrum of cardiac arrhythmias. Europace. 2015;17(6):928–37.
3. Estner HL, Deisenhofer I, Luik A, Ndrepepa G, von Bary C, Zrenner B, et al. Electrical isolation of pulmonary veins in patients with atrial fibrillation: reduction of fluoroscopy exposure and procedure duration by the use of a non-fluoroscopic navigation system (NavX). Europace. 2006;8(8):583–7.
4. Yang L, Sun G, Chen X, Chen G, Yang S, Guo P, et al. Meta-analysis of zero or near-zero fluoroscopy use during ablation of cardiac arrhythmias. Am J Cardiol. 2016;118(10):1511–8.
5. Calkins H, Hindricks G, Cappato R, Kim YH, Saad EB, Aguinaga L, et al. 2017 HRS/EHRA/ECAS/APHRS/SOLAECE expert consensus statement on catheter and surgical ablation of atrial fibrillation. Heart Rhythm. 2017;14(10):e275–444.
6. Prolic Kalinsek T, Jan M, Rupar K, Razen L, Antolic B, Zizek D. Zero-fluoroscopy catheter ablation of concealed left accessory pathway in a pregnant woman. Europace. 2017;19(8):1384.
7. Karbarz D, Stec PJ, Deutsch K, Sledz J, Stec S. Zero-fluoroscopy catheter ablation of symptomatic preexcitation from non-coronary cusp during pregnancy. Kardiol Pol. 2017;75(12):1351.
8. Huang X, Chen Y, Huang Z, He L, Liu S, Deng X, et al. Catheter radiofrequency ablation for arrhythmias under the guidance of the Carto 3 three-dimensional mapping system in an operating room without digital subtraction angiography. Medicine (Baltimore). 2018;97(25):e11044.
9. Giaccardi M, Mascia G, Paoletti Perini A, Giomi A, Cartei S, Milli M. Long-term outcomes after "Zero X-ray" arrhythmia ablation. J Interv Card Electrophysiol. 2019;54:43–8.
10. Sommer P, Bertagnolli L, Kircher S, Arya A, Bollmann

A, Richter S, et al. Safety profile of near-zero fluoroscopy atrial fibrillation ablation with non-fluoroscopic catheter visualization: experience from 1000 consecutive procedures. Europace. 2018;20:1952–8.

11. Alvarez M, Bertomeu-Gonzalez V, Arcocha MF, Morina P, Tercedor L, Ferrero de Loma A, et al. Nonfluoroscopic catheter ablation. Results from a prospective multicenter registry. Rev Esp Cardiol (Engl Ed). 2017;70(9):699–705.
12. Cappato R, Calkins H, Chen SA, Davies W, Iesaka Y, Kalman J, et al. Updated worldwide survey on the methods, efficacy, and safety of catheter ablation for human atrial fibrillation. Circ Arrhythm Electrophysiol. 2010;3(1):32–8.
13. Hsia HH, Lin D, Sauer WH, Callans DJ, Marchlinski FE. Anatomic characterization of endocardial substrate for hemodynamically stable reentrant ventricular tachycardia: identification of endocardial conducting channels. Heart Rhythm. 2006;3(5):503–12.
14. D'Amario D, Leone AM, Narducci ML, Smaldone C, Lecis D, Inzani F, et al. Human cardiac progenitor cells with regenerative potential can be isolated and characterized from 3D-electro-anatomic guided endomyocardial biopsies. Int J Cardiol. 2017;241:330–43.
15. Corrado D, Basso C, Leoni L, Tokajuk B, Bauce B, Frigo G, et al. Three-dimensional electroanatomic voltage mapping increases accuracy of diagnosing arrhythmogenic right ventricular cardiomyopathy/dysplasia. Circulation. 2005;111(23):3042–50.
16. Linton NW, Koa-Wing M, Francis DP, Kojodjojo P, Lim PB, Salukhe TV, et al. Cardiac ripple mapping: a novel three-dimensional visualization method for use with electroanatomic mapping of cardiac arrhythmias. Heart Rhythm. 2009;6(12):1754–62.
17. Luther V, Cortez-Dias N, Carpinteiro L, de Sousa J, Balasubramaniam R, Agarwal S, et al. Ripple mapping: Initial multicenter experience of an intuitive approach to overcoming the limitations of 3D activation mapping. J Cardiovasc Electrophysiol. 2017;28(11):1285–94.
18. Luther V, Linton NW, Koa-Wing M, Lim PB, Jamil-Copley S, Qureshi N, et al. A prospective study of ripple mapping in atrial tachycardias: a novel approach to interpreting activation in low-voltage areas. Circ Arrhythm Electrophysiol. 2016;9(1):e003582.
19. Enriquez A, Saenz LC, Rosso R, Silvestry FE, Callans D, Marchlinski FE, et al. Use of intracardiac echocardiography in interventional cardiology: working with the anatomy rather than fighting it. Circulation. 2018;137(21):2278–94.
20. Khaykin Y, Skanes A, Wulffhart ZA, Gula L, Whaley B, Oosthuizen R, et al. Intracardiac ECHO integration with three dimensional mapping: role in AF ablation. J Atr Fibrillation. 2008;1(2):32.
21. Moak JP, Sumihara K, Swink J, Hanumanthaiah S, Berul CI. Ablation of the vanishing PVC, facilitated by quantitative morphology-matching software. Pacing Clin Electrophysiol. 2017;40(11):1227–33.
22. Wu J, Estner H, Luik A, Ucer E, Reents T, Pflaumer A, et al. Automatic 3D mapping of complex fractionated atrial electrograms (CFAE) in patients with paroxysmal and persistent atrial fibrillation. J Cardiovasc Electrophysiol. 2008;19(9):897–903.
23. Jadidi AS, Arentz T. A decade of CFAE mapping: still seeking more specific tools to identify sources and substrate of persistent atrial fibrillation. Arrhythm Electrophysiol Rev. 2015;4(2):108.
24. Lehrmann H, Jadidi AS, Minners J, Keyl C, Hochholzer W, Carrapatoso F, et al. Important reduction of the radiation dose for pulmonary vein isolation using a multimodal approach. Europace. 2018;20(2):279–87.

第 5 章

导管放置与模型重建

Yan Wang

缩略语

AP	前后位
LAO	左前斜位
LL	左侧位
PA	后前位
PVA	肺静脉窦
RAO	右前斜位
RL	右侧位
RVOT	右室流出道
SVT	室上性心动过速

简介

传统上，在透视影像指导下进行电生理检查和导管射频消融，但可能会面临相当大的辐射暴露，对患者和医务人员造成潜在危害。铅防护服仅能减少对医务人员的部分有害辐射，但患者仍处于辐射暴露的风险中。据估计，1 小时辐射暴露可使致命性恶性肿瘤的终身风险增加 0.1%[1]。

在过去的 10 年中，越来越多的研究结果表明，电生理检查和导管消融手术可以在零射线下完成，仅需使用三维标测系统[2-11]。在本章，笔者将根据经验介绍零射线下导管放置和模型构建的相关技巧和要点。

导管放置

导航系统

电场标测系统（如 Ensite NavX™）和磁场标测系统（如 Carto™）这两种三维导航系统均可在零射线下完成电生理检查和导管射频消融。

相关准备

1.压力测量装置

（1）带三通旋塞阀的延伸管：常规使用

Y. Wang (✉)
Cardiovascular Division, Tongji Hospital,
Tongji Medical College, Huazhong University
of Science and Technology, Wuhan, China
e-mail: newswangyan@tjh.tjmu.edu.cn

一根管路进行泵注入，该管路包括一端的公 Luer 滑动接头，另一端为母 Luer 滑动接头；公接头用于连接穿刺针尾端，母接头用于连接三通旋塞阀或注射器(图 5.1 和图 5.2)。

(2)便携式压力计(可选)：压力计通过与带有延伸管的穿刺针连接进行压力测量。

(3)有创血压监测系统和传感器(可选)：在冠脉造影期间，该有创血压监测系统和传感器常规作为压力计监测血压波动情况。

2.单极导丝(可选)

单极导丝的头端导电，其导电的金属尾端与三维导航系统相接。

3.带电缆线的夹-针或夹-夹转接器(可选)

鳄鱼形夹可连接到单极导丝的导电尾端，并将电缆线针端插入三维导航系统的针盒中。如果没有夹-针电缆线，可使用夹-夹电缆线进行导航。因此，电生理技术员需要自己手动制作电缆线针端。剥去用于连接诊断电生理导管的电缆插针的塑料护套，将鳄鱼形夹连接到剥下护套的插针上，最后将“夹-剥下的插针”组件插入三维标测系统的插针盒中(图 5.3)。

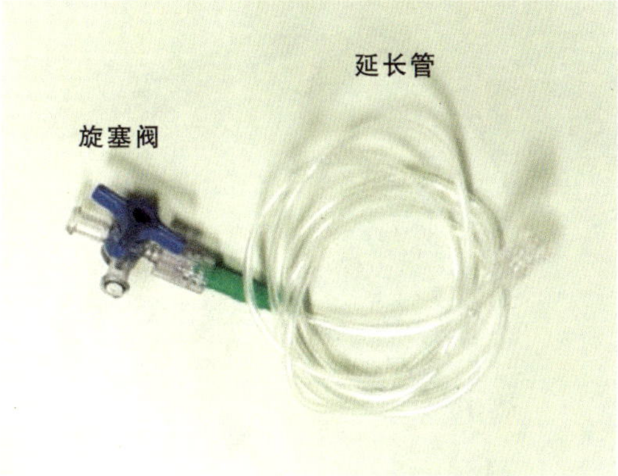

图 5.2　将三通旋塞阀与延长管母接头连接，并在穿刺前注入生理盐水。

确认静脉穿刺路径

静脉穿刺成功非常重要，尤其是在准备通过锁骨下静脉或颈内静脉进行穿刺时；机械压迫很难在这些静脉中实现止血，一旦出血，可能需要外科手术治疗。

在透视指导下，穿刺是否成功可以通过以下特点进行确认：①静脉血特征性的颜色；②透视显示 J 形导丝连续一致的静脉

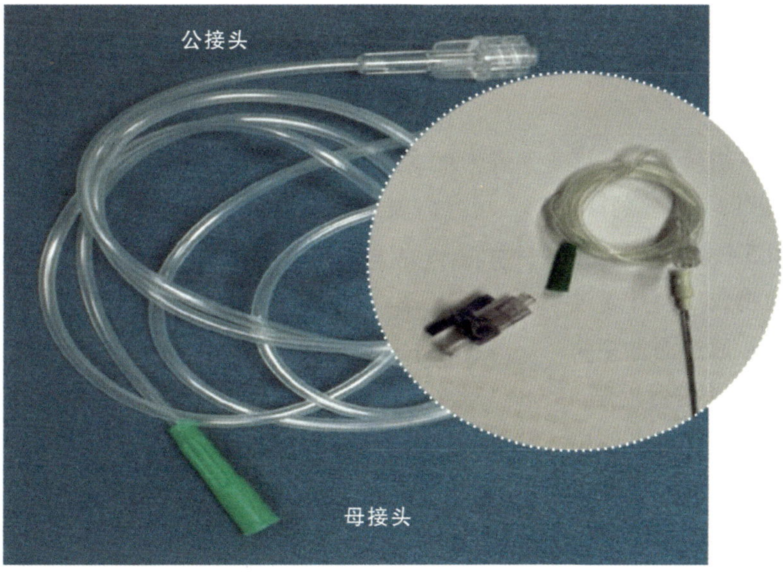

图 5.1　延长管用于压力测量或简化的回血试验。公接头用于连接穿刺针尾端，母接头用于连接三通旋塞阀或注射器。

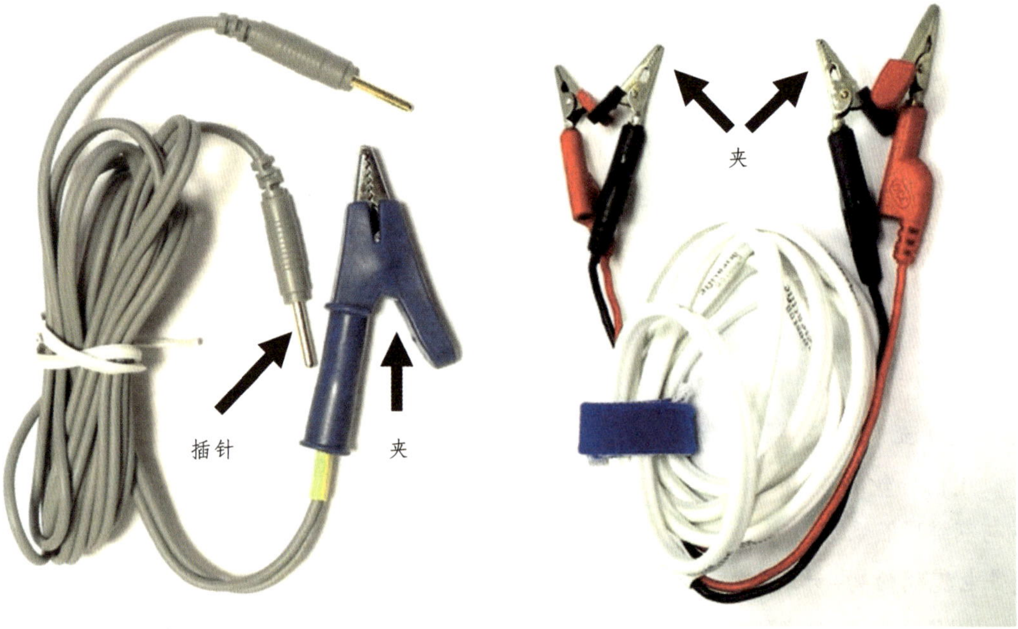

图 5.3 带电缆线的夹-针转接器可用于三维导航系统；鳄鱼形夹可连接到单极导线的导电尾端，并将电缆线针端插入三维导航系统的针盒中。当夹-夹电缆线用于三维导航系统时，电生理技术员需要自己手动制作电缆线针端。剥去用于连接诊断电生理导管的电缆插针的塑料护套，将鳄鱼形夹连接到剥下护套的插针上，最后将“夹-剥下的插针”组件插入三维标测系统的插针盒中。

走行。

零射线下，可以通过以下小技巧验证是否为静脉通路。

压力测量

穿刺血管的压力可通过以下方法进行测量。

(1)回血试验。当术者仅抬高充满生理盐水的延长管路时，如果血液倒流回穿刺针，则可以确认为静脉通路(图 5.4 和图 5.5)。

(2)便携式压力计。便携式压力计通过“延伸管”连接至穿刺针尾端，通过测量穿刺针腔内的压力有助于验证是否为静脉通路。

(3)传感器和有创压力监测系统。使用传感器和有创压力监测系统测量连接至穿刺针尾端“延伸管”内的压力。

干扰试验

当经锁骨下静脉或颈内静脉穿刺将一根固定弯导管置入冠状窦内时，通常可以利用干扰试验确认是否为真正的静脉通路。

使用电解剖导航系统，通过以下步骤完成干扰试验。

(1)固定弯导管经股静脉前进至右心房，并完成粗略模型构建。

(2)通过三维导航系统(如 Ensite NavX™)将导管头端置于右心房的中间。

(3)进行锁骨下静脉或颈内静脉穿刺，将 J 形导丝导入穿刺针，导丝尾端通过带电缆线的夹-针转接器连接至三维导航系统。导

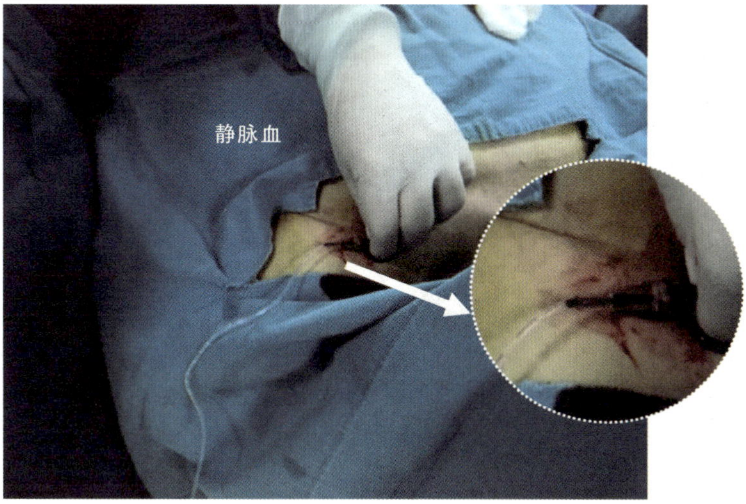

图 5.4 通过一根连接至穿刺针尾端且充满生理盐水的延长管粗略估计血压。当延伸管落到穿刺针下方时，静脉血从穿刺针尾端流出。

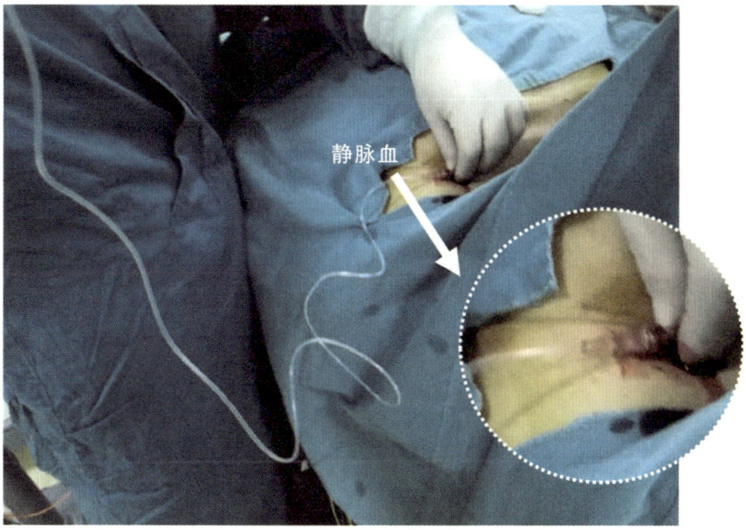

图 5.5 当延伸管抬高至穿刺针上方时，静脉血回流至穿刺针。

丝的推拉操作可能会导致放置在右心房的导管被动移动；此外，导管的旋转可能会触碰 J 形导丝，并导致显示屏上出现干扰信号（图 5.6）。

单极导丝

特殊设计的单极导丝头端能够被三维导航系统精确定位。静脉穿刺成功后，可将单极导丝导入穿刺针，单极导丝的金属导电尾端通过带电缆线的夹–针转接器连接至三维系统。

导管操控技巧

零射线下，可通过以下技巧将导管有效放置。

（1）在无特殊需求情况下，优先选择头端柔软的导管。

（2）优先选择经股静脉入路，将可调弯导管置入冠状窦内，这样可以节省确认静脉通路的时间，并减少潜在并发症（如气胸或

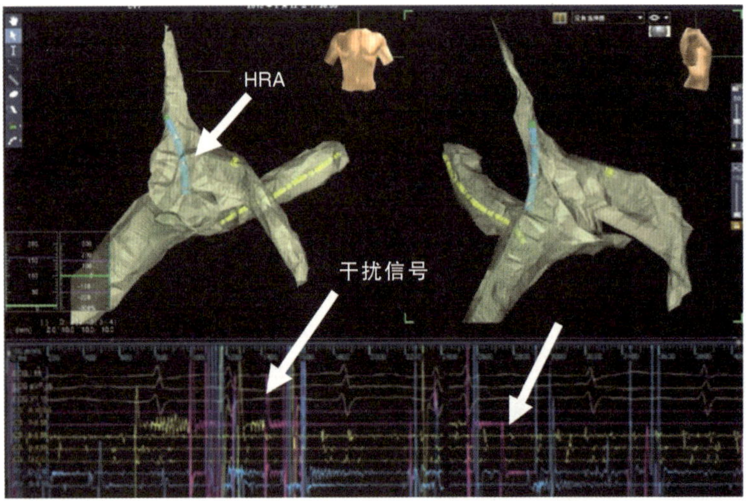

图 5.6 干扰试验通常用于确认锁骨下静脉或颈内静脉穿刺是否为真正的静脉通路。当经股静脉通路的导管与经锁骨下静脉或颈内静脉通路的 J 形导丝发生缠绕时，显示器可出现干扰信号。HRA，高位右房。

血胸）的风险。

（3）导引鞘管应足够大，方便导管能够顺利地前进或后撤；应用长鞘导引导管前，应将皮肤和局部组织进行充分的切开和预扩张。

（4）重要解剖学部位应重点标记，导管置入前应粗略估计所选导管的长度；通常，笔者所在的中心将导管头端放置于剑突头侧约三指处，观察导管尾端连接处或手柄到患者足跟之间的距离（图 5.7 和图 5.8）。

（5）为了减少摩擦力并改善导管头端阻力感，所有导管均应在操作前浸泡于普通肝

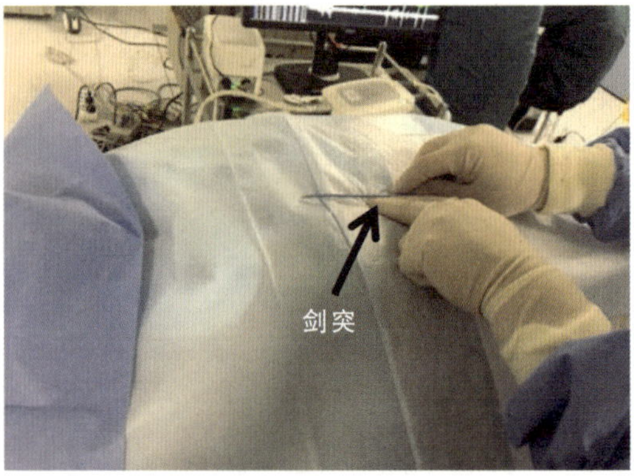

图 5.7 术者将导管头端放置于剑突头侧约三指处，并在 Carto 系统的监视器上用蓝点标记。

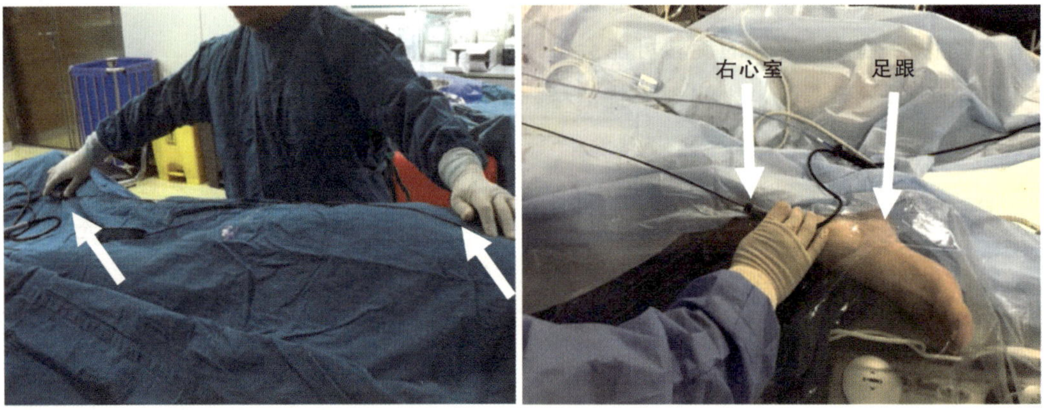

图 5.8 术者将右心室导管头端放置于剑突附近，并观察导管尾端与患者足跟之间的距离。

素盐水中，并在操作过程中不断通过普通肝素盐水灌洗。

(6)所有操作都必须轻柔，避免暴力操作，这是零射线下导管操作所必需的技术要求。是“短距离推进和轻握”技术，而不是“大距离推进和紧握”技术，即利用拇指和示指以最轻微的力量握住导管进行多次导管插入，每次导管前进1~2cm，而不建议导管插入次数较少、每次插入3~5cm，不建议所有手指紧握导管进行操作(图5.9和图5.10)。

(7)选择合适的体位有助于导管插入特定结构；几乎所有大静脉分叉都向侧面延伸，因此经腔静脉放置导管时，建议采用前后位(AP)+右侧位(RL)指导导管操作。上述两种体位的组合也被推荐用于将导管置入上腔静脉：右心耳位于右心房的前部和外侧部，术者从右心房的后部和中部操控导管，可避免薄而几乎透明的右心耳穿孔的可能(图5.11)[2,8]。

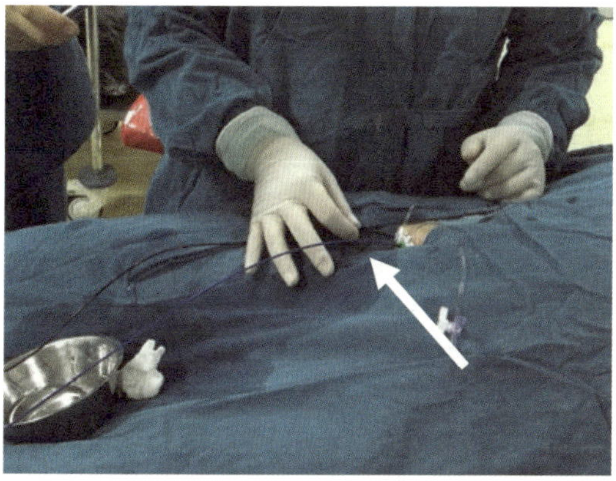

图5.9 零射线下导管置入所必需的技术要求，即“短距离推进和轻握”技术：术者利用两指轻握住导管，每次操控导管前进1~2cm，通过多次操控直至导管置入目标心腔。

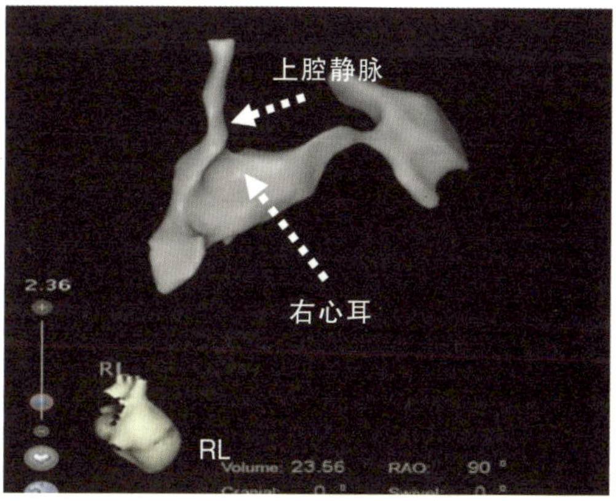

图5.11 为避免右心耳穿孔风险，当经上腔静脉放置导管时，建议采用右侧位+前后位指导导管操作。RL，右侧位。

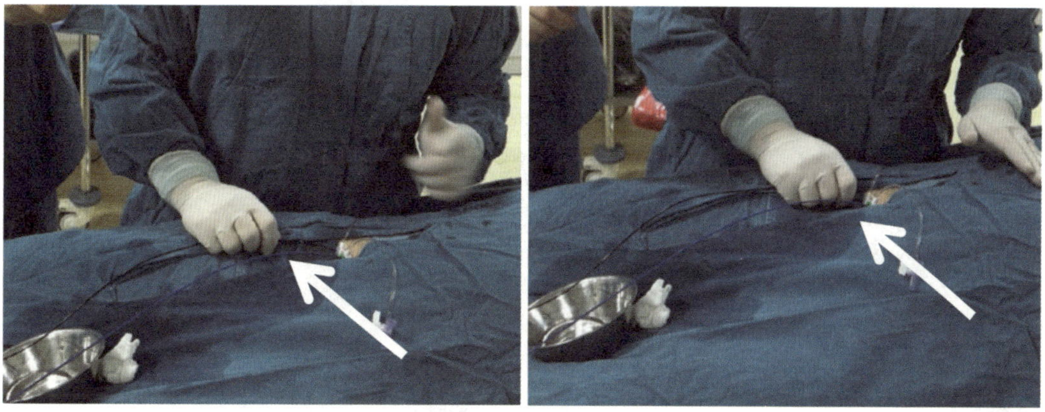

图5.10 零射线下导管置入避免使用“大距离推进和紧握”技术：术者通常利用全部手指紧握导管，每次操控导管前进3~5cm，通过较少次操控使导管前进至心腔。

(8)术者在操控导管时,应特别注意一些脆弱结构,如冠状窦、右心耳、左心耳。通常,首选坚固结构和相对安全的区域进行导管操控、模型重建,并对那些脆弱部位进行精确解剖定位。

(9)有时,导管可能滑入左侧膈下静脉,导管记录的腔内电图显示一个心房波和一个心室波,但振幅相对较小,且导管的远端相对固定(图 5.12 和图 5.13)。

导管放置

通常在前后位和右侧位下,可通过三维导航系统指导导管在血管中行进。

基于阻抗测量的三维导航系统

基于阻抗测量的三维导航系统(如 Ensite NavX™)允许术者放置任何类型的导管,该系统是一个开放的平台,兼容各种导管。

经股静脉将导管分别放置于右心房、右心室心尖部和希氏束。通过锁骨下静脉、右侧颈内静脉或股静脉将导管放置于冠状窦。如果经锁骨下静脉或右侧颈内静脉放置冠状窦导管,需要确认是否为静脉通路,可以通过静脉血的特征颜色、压力测量和经股静脉放置在右心房中间的导管与 J 形导丝形成的干扰信号加以判断[2]。

最好一次将多个不同弧度的导管推进至目标心腔,交替推进导管,这样可以提高导管放置的效率。当第一根导管在腔静脉中行进困难时,术者可将第二根导管塑形,方便顺利通过腔静脉进入目标心腔。

在导管置入前,可以大致评估导管进入鞘管的长度:①剑突通常位于右心房的中间部位,将导管头端置于剑突上方约三指处;②观察并记住导管尾端至患者脚踝和(或)足跟之间的距离(图 5.7 和图 5.8)。

各种电生理诊断导管的长度一般为 110~115cm。如果患者的身高为 160~165cm,则导管的尾部连接端通常位于患者足跟位

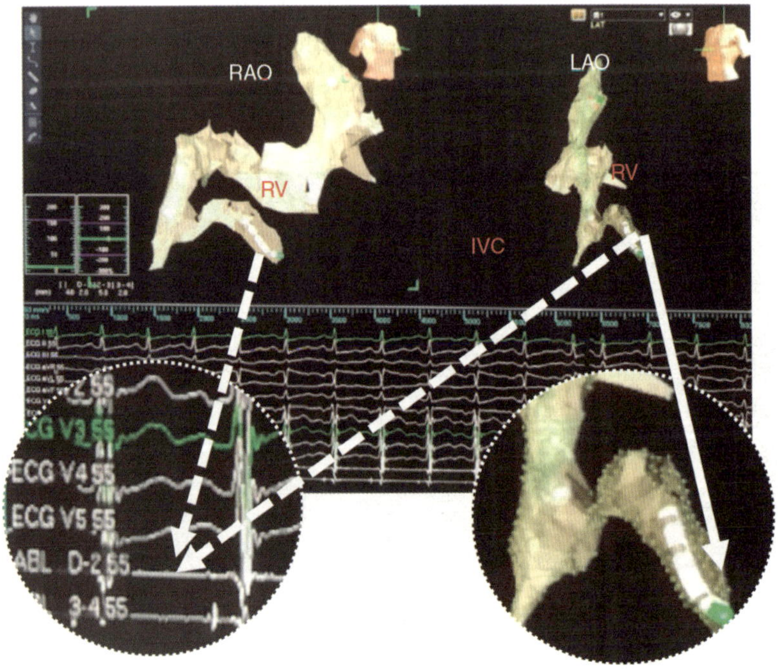

图 5.12 导管滑入左侧膈下静脉,不能夺获心室。导管记录的局部腔内电图显示一个心房波和一个心室波,但振幅小且导管远端相对固定。RAO,右前斜位;RV,右心室;IVC,下腔静脉;LAO,左前斜位。

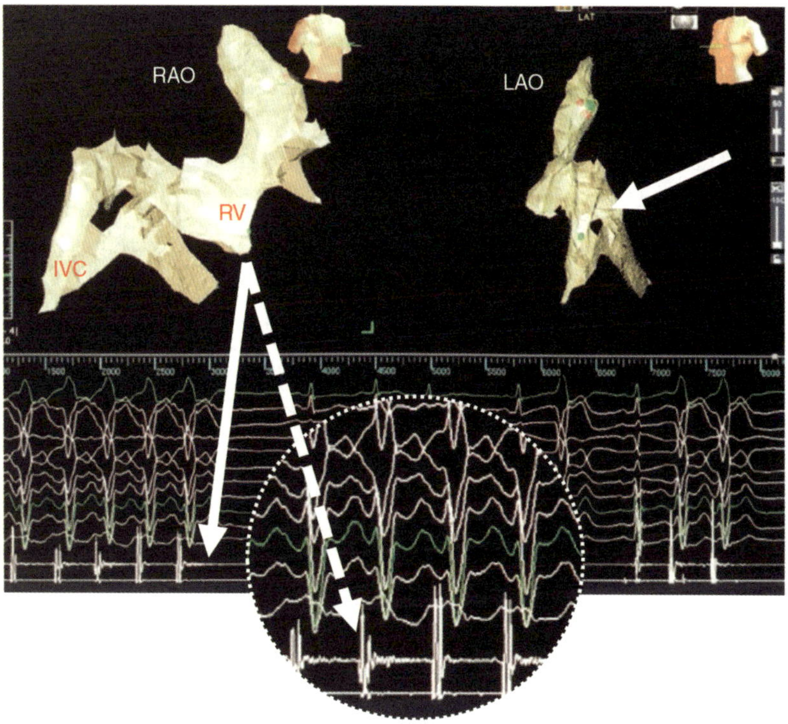

图 5.13 消融导管进入右心室，且能夺获心室。局部腔内电图也显示一个心房波和一个心室波，但振幅大且导管远端活动自如。RAO，右前斜位；RV，右心室；IVC，下腔静脉；LAO，左前斜位。

置(表 5.1 至表 5.5)。

右心室导管

笔者推荐采用之前提到的“短距离推进和轻握”技术操作导管在腔静脉中行进。术者需要观察显示屏上的导管运动轨迹和导管所记录的心腔内电图。通常情况下，轨迹显示导管应该几乎直接抵达目标心腔。当出现以下情况时，后退导管并改变行进方向：①使用“短距离推进和轻握”技术仍能感觉到明显阻力；②导管轨迹显示出现接近直角的转弯；③当导管行进的距离超过体外评估到达目标心腔的长度，但预期的腔内电图并没有出现。

当导管到达低位右心房时，轻轻旋转导管。同时构建模型，将三维导航系统中的视图改为右前斜位(RAO)+左前斜位(LAO)。然后，在左前斜位视图中，将导管向 12 点钟方向移动。术者推进导管时，可逐渐看到越来越大的心室波和越来越小的心房波。

希氏束(His)导管

His 导管的放置与推进和置入右心室导管的方法类似。

冠状窦导管

通常建议在放置右心室导管和 His 导管后放置冠状窦(coronary sinus，CS)导管。首选 RAO 视图和 LAO 视图。

1.经下腔静脉放置冠状窦导管

使用可调弯 CS 导管，按照下列步骤进行放置：①将 CS 导管推进至右心房，调整CS导管头端与 His 导管头端在头尾(上下)方向相互平行；②将 CS 导管头端弯曲成“7”字形，同时使 CS 导管头端位于 His 导管头端下方 1~2cm 处；③在 RAO 45°视图中，弯曲

表 5.1 Biosense Webster 公司非灌注消融 / 诊断导管

品牌与类型	编码	弯度	颜色	直径	极间距(mm)	长度(mm)
Celsius® ablation(TC)						
4mm 非灌注	D7TCAL252RT	A	黄	7F	2-5-2	115
4mm 非灌注	D7TCBL252RT	B	红	7F	2-5-2	115
4mm 非灌注	D7TCCL252RT	C	绿	7F	2-5-2	115
4mm 非灌注	D7TCDL252RT	D	蓝	7F	2-5-2	115
4mm 非灌注	D7TCEL252RT	E	白	7F	2-5-2	115
4mm 非灌注	D7TCFL252RT	F	桔	7F	2-5-2	115
4mm 非灌注编织头端	D8BTCDL252RT	D	蓝	8F	2-5-2	90
4mm 非灌注编织头端	D8BTCEL252RT	E	白	8F	2-5-2	90
4mm 非灌注编织头端	D8BTCFL252RT	F	桔	8F	2-5-2	90
Avail® diagnostic						
4 级 A 弯(固定弯)	F6QRA010RT	A	黄	6F	10	115
4 级 F 弯(固定弯)	F6QRF010RT	F	黑	6F	10	115
4 级 F 弯(固定弯)	F6QF002RT	F	黑	6F	1	115
Webster® diagnostic						
10 级(固定弯)	F5ADP282RT	P	灰	5F	2-8-2	60

TC thermocouple, THR thermistor. Biosense Webster Inc., Diamond Bar, CA, USA

的 CS 导管通常垂直于下腔静脉与右心房交界处;④顺时针旋转导管指向间隔,在 LAO 视图中进入 CS 窦口;⑤当 CS 导管头端滑入冠状窦口内时,逐渐松弯前行;⑥将 CS 导管推进至冠状窦远端。在第二步中，如果 His 电极在 1min 内难以记录到 His 电位，则可用 His 电极记录到三尖瓣环峰值电位的位置进行标记。在第五步中,如果 CS 导管头端不能滑入冠状窦口内，则在 RAO 视图指导下稍微向前或向后调整 CS 导管头端进入,或在 LAO 视图指导下沿头尾(上下)方向调整进入(图 5.14 和图 5.15)。

有时,CS 窦口到下腔静脉的跨度较大,CS 导管弯度难以顺利到达 CS 窦口。术者需要对 CS 导管进行塑形,增加 CS 导管的弯度。

2.经上腔静脉放置冠状窦导管

固定弯导管可按下列步骤置入冠状窦:①将固定弯 CS 导管推进至右心房,直至 CS 导管头端位于 His 导管头端下方 1~2cm 处;②逆时针旋转固定弯 CS 导管，使其头端在 LAO 视图中朝向间隔方向；③如果 CS 导管头端不能滑入冠状窦口内，则在 RAO 视图指导下稍微向前或向后调整 CS 导管头端进入,或在 LAO 视图指导下沿头尾(上下)方向调整导管进入;④将固定弯 CS 导管推至冠状窦远端。

高位右心房导管

高位右心房(HRA)导管的放置与推进和置入右心室导管的方法类似。

表 5.2　Biosense Webster 公司三维灌注导管

品牌与类型	编码	弯度	颜色	直径	极间距(mm)	长度(mm)
Navistar® 4mm(TC)						
4mm 灌注 B 弯	NS7TCBL174HS	B	红	7F	1-7-4	115
4mm 灌注 C 弯	NS7TCCL174HS	C	绿	7F	1-7-4	115
4mm 灌注 D 弯	NS7TCDL174HS	D	蓝	7F	1-7-4	115
4mm 灌注 E 弯	NS7TCEL174HS	E	白	7F	1-7-4	115
4mm 灌注 F 弯	NS7TCFL174HS	F	桔	7F	1-7-4	115
Navistar® ThermoCool®						
3.5mm 灌注 TC B 弯	NI75TCBH	B	红	7.5F	2-5-2	115
3.5mm 灌注 TC C 弯	NI75TCCH	C	绿	7.5F	2-5-2	115
3.5mm 灌注 TC D 弯	NI75TCDH	D	蓝	7.5F	2-5-2	115
3.5mm 灌注 TC F 弯	NI75TCFH	F	桔	7.5F	2-5-2	115
3.5mm 灌注 TC J 弯	NI75TCJH	J	黑	7.5F	2-5-2	115
ThermoCool® SmartThouch						
ST D 弯	D133604IL	D	蓝	8F	1-6-2	115
ST F 弯	D133605IL	F	桔	8F	1-6-2	115
ST J 弯	D133606IL	J	黑	8F	1-6-2	115
Lasso® NAV SAS						
D 弯	DLN1215CT (环径,15mm;环形头端直径,4.5F)	D	蓝	7F	4.5	115
PentaRay® D 弯	D128211 (分支头端直径,3F)	D	蓝	7F	2-6-2	115

TC thermocouple, THR thermistor. Biosense Webster Inc., Diamond Bar, CA, USA

表 5.3　APT 公司三维消融 / 诊断导管

品牌与类型	编码	弯度	颜色	直径	极间距(mm)	长度(mm)
Triguy™ 消融导管						
消融 4mm(TC)	902122	D	蓝	7F	2-5-2	85
消融 4mm(THR)	902172	D	蓝	7F	2-5-2	85
消融 4mm(TC)	902128	A	黄	7F	2-5-2	110
消融 4mm(THR)	902178	A	黄	7F	2-5-2	110
消融 4mm(TC)	902129	B	红	7F	2-5-2	110
消融 4mm(THR)	902179	B	红	7F	2-5-2	110
Triguy™ 诊断导管						
固定弯十极-CS	901533	CS	蓝	6F	2-8-2	65
可调弯十极-CS	901666	MPD-S	蓝	6F	2-5-2	110
固定弯四极-RV	901445	MPBe	蓝	6F	10	120
固定弯四极-RV	901446	MPA	蓝	6F	10	120
固定弯四极-His	901454	HIS	蓝	6F	5	120

TC thermocouple, THR thermistor. APT Medical Inc., Shenzhen, Guangdong, China

表 5.4 St. Jude 公司消融 / 诊断导管

品牌与类型	编码	弯度	颜色	直径	极间距(mm)	长度(mm)
消融(热电偶)						
Safire™ S-Curl	402821	小		7F	2-5-2	115
Safire™ M-Curl	402822	中		7F	2-5-2	115
Safire™ L-Curl	402823	大		7F	2-5-2	115
Therapy™ 4mm tip	83432	小		7F	2-5-2	110
Therapy™ 4mm tip	83405	中		7F	2-5-2	110
Therapy™ 4mm tip	83408	大		7F	2-5-2	110
Therapy™ Cool Flex™ M	A088015	中		7F	0.5-5-2	110
Therapy™ Cool Flex™ L	A088016	大		7F	0.5-5-2	110
诊断导管						
Supreme™ 电生理导管	401436	无		6F	10-10-10	120
Inquiry™ 可调弯诊断导管	81102	无		6F	2-5-2	110

St. Jude Medical, St. Paul, MN, USA

表 5.5 房间隔穿刺针和鞘管

鞘管/针	编码	弯度	导丝长度	导丝直径	鞘管/针尺寸	扩张鞘可用长度	鞘/针可用长度
1.经房间隔鞘							
HeartSpan™ 固定弯编织房间隔穿刺鞘 [a]	FCL-160-02	55°	135cm	0.035 英寸	8.5F	65cm	60cm
Swartz™ 编织式 SL 房间隔导引引导鞘(SL1) [b]	406840	SL1	180cm	0.032 英寸	8F	67cm	63cm
Swartz™ 编织式 SL 房间隔导引引导鞘(SL1) [b]	406849	SL1	180cm	0.032 英寸	8.5F	67cm	63cm
FAST-CATH™ 导引引导鞘(SR0) [b]	406844	SR0	145cm	0.038 英寸	8F	67cm	63cm
FAST-CATH™ 导引引导鞘(SR0) [b]	406853	SR0	145cm	0.038 英寸	8.5F	67cm	63cm
Triguy™ 房间隔穿刺套装 [c]	20150510	T0	150cm	0.032 英寸	8.5F	67cm	62cm
2.房间隔穿刺针							
HeartSpan™ 针 [a]	FND-019-01	55°	无	无	21G	无	71cm
BRK™ 针	407200	50°	无	无	18G	无	71cm
Triguy™ 针	20150510	50°	无	无	18G	无	71cm

[a] Merit Medical, South Jordan, UT, USA

[b] St. Jude Medical, St. Paul, MN, USA

[c] APT Medical Inc., Shenzhen, Guangdong, China

1 英寸≈2.54cm

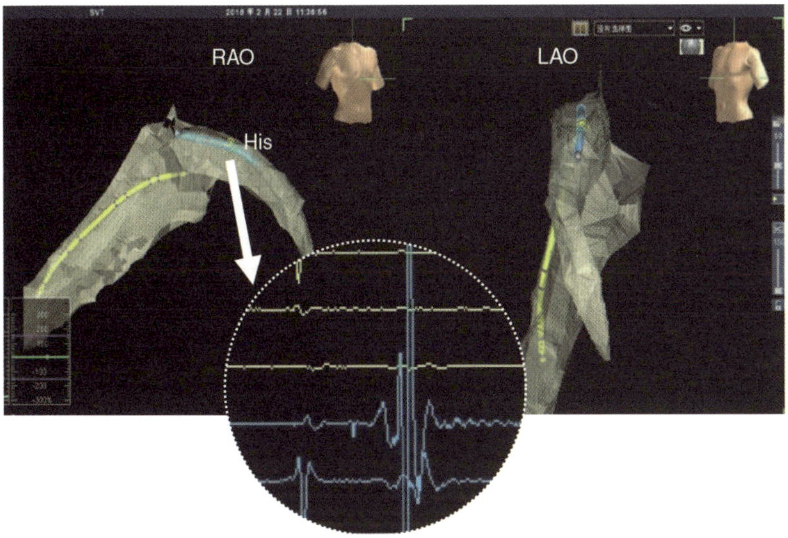

图 5.14　放置冠状窦导管前，确定 His 导管的位置或 His 导管记录到三尖瓣环峰值电位时的位置。RAO，右前斜位；His，希氏束；LAO，左前斜位。

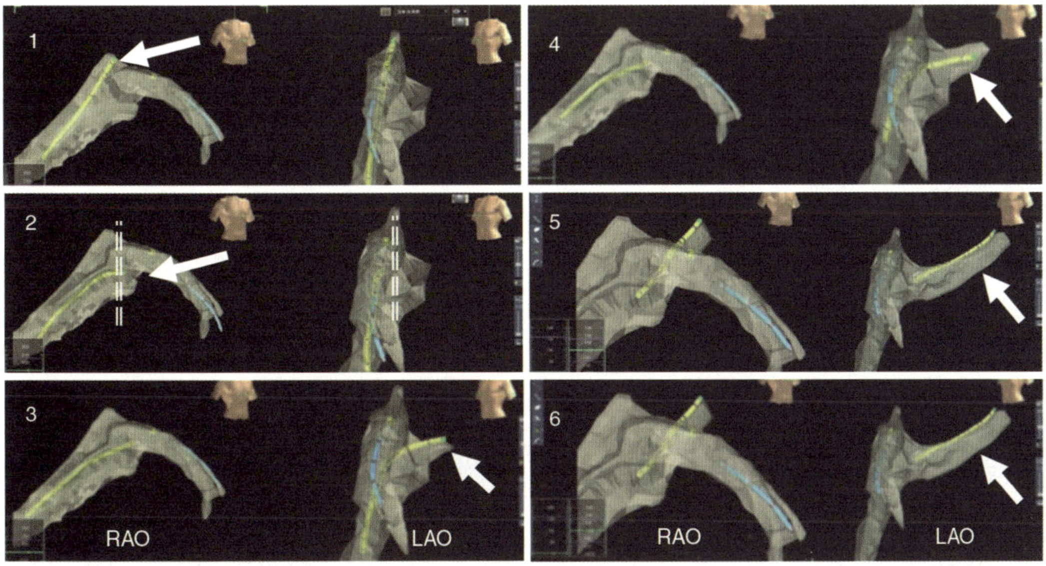

图 5.15　按照以下步骤(1~6)放置冠状窦导管：将 CS 导管头端弯曲成“7”字形，并将 CS 导管头端置于 His 导管头端或 His 导管记录到三尖瓣环峰值电位的位置下方 1~2cm 处；然后将导管顺时针旋转朝向间隔进入冠状窦口；松弯并前进至冠状窦远端。

消融导管

按以下步骤置入消融导管：①在体外初步估算到达靶点位置所需的长度(如用消融导管测量剑突至患者足跟的长度)；②体外观察导管头端置于剑突时消融导管手柄与患者足跟的关系；③当消融导管接近心腔时，行进速度减慢，观察导管在进入心腔过程中是否记录到心腔内电图；④将之前放置的诊断导管尾端连接部作为放置消融导管的参考。

借助以下提示确定导管进入血管腔所

需要的长度：①大多数诊断导管的长度为110~115cm；②大多数消融导管的长度为110~115cm；③一些专门为右侧心腔设计的消融导管长度只有90cm；④当导管头端位于中等身材患者的右心房时，电生理诊断导管或长消融导管(110cm)的尾端通常位于患者的足跟；⑤当导管头端位于中等身材患者的右心房时，短消融导管(90cm)的手柄通常位于患者的膝盖处；⑥如果消融导管和诊断导管的长度几乎相同，则通常消融导管的手柄与诊断导管尾端连接部处于相同水平(图5.16)。

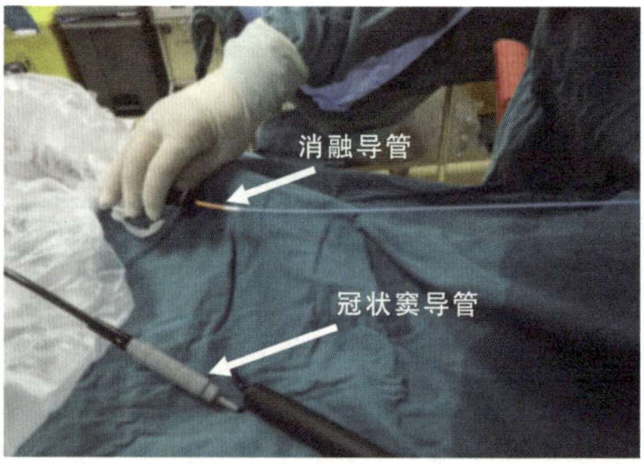

图 5.16 消融导管长度为115cm，冠状窦导管长度为110cm。可将消融导管的位置作为判断冠状窦导管置入长度的参考。

当导管经股动脉以逆行途径通过主动脉弓时，三维系统上产生的运动轨迹形状在LAO视图中通常看起来像一个倒“U”。如果运动轨迹形状在LAO视图中看起来像“S”，则需要撤出导管重新进入(图5.17)。当消融导管到达主动脉根部最低点时，用两个或三个白点将该位置进行标注。然后在X线透视指导下，按照常规方法将导管置入右心室。需要注意的是在导管置入过程中要小心操作，以避免损伤主动脉瓣和冠状动脉。

长鞘(例如SL1鞘)

可根据以下三种方法置入长鞘。

1.沿消融导管置入长鞘

(1)轻轻置入带长鞘的长导丝，导丝长度越长越好，至少30cm；然后将鞘-扩张管

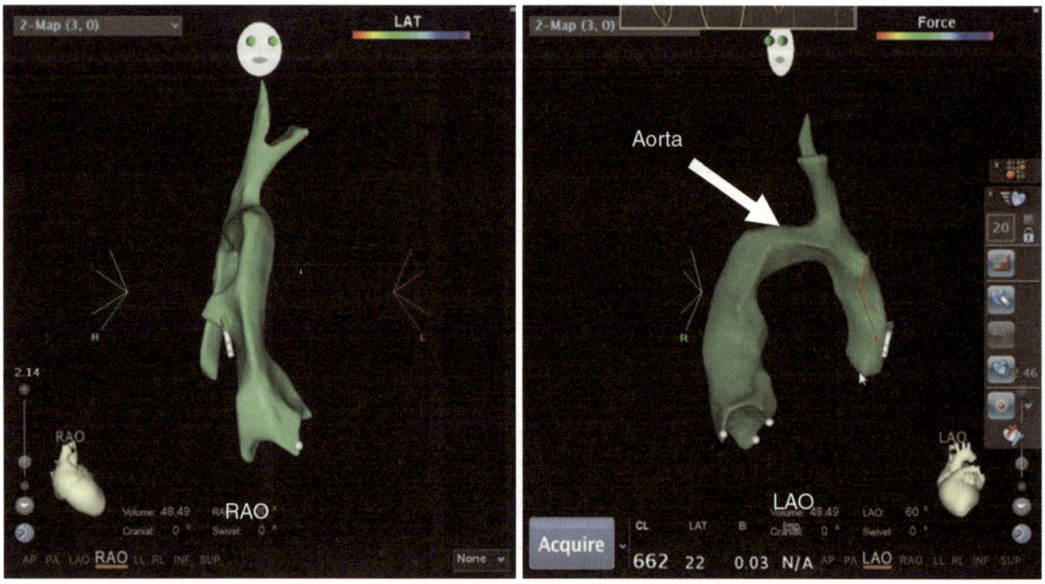

图 5.17 经股动脉置入导管时，建议采用左前斜位视图。在LAO视图中，主动脉看起来像一个倒“U”。

套件沿导丝向前推进 10~20cm。

(2)撤出扩张管和导丝，置入消融导管，将消融导管与三维系统连接。

(3)沿长鞘推进消融导管，直至消融导管到达长鞘头端弯曲部感受到阻力为止。

(4)然后握住消融导管，稍微后撤长鞘使消融导管头端显示于三维标测系统显示屏上。

(5)将消融导管推进至右心室，并将导管头端塑成弯曲形状(图 5.18)。

(6)沿消融导管推进长鞘直至抵达导管头端弯曲部感受到明显阻力。

从膝盖骨远端边缘到腹股沟的距离通常为 35~40cm，可作为评估导管置入长度的参考。

为了确保鞘管安全推进并确定鞘管头端的位置，需要观察是否有以下表现：当长鞘的头端抵达消融导管近端电极时，近端电极的腔内电图将消失，而且三维系统显示屏上消融导管的成像将发生变形。

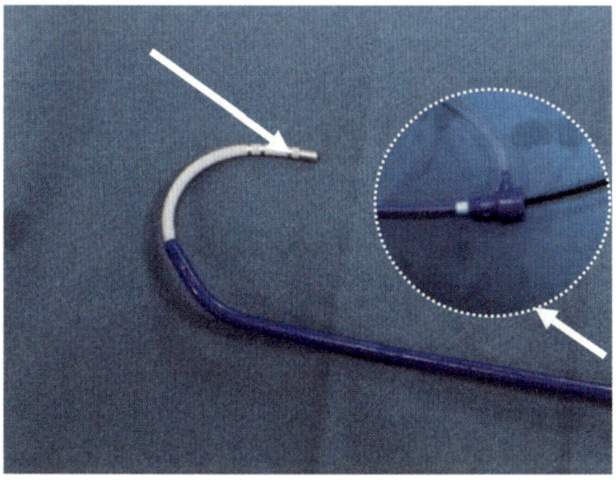

图 5.18 无 X 线透视下，在右心室内将消融导管塑成弯曲形状，然后沿消融导管推进长鞘直至感受到明显阻力。

2.沿导丝置入长鞘

(1)轻轻置入带长鞘的长导丝(例如，长度 135cm)，导丝越长越好，直至导丝的尾端接近患者足跟，导丝头端几乎可以到达下颌关节。

(2)沿导丝推进扩张管-鞘套件，直至导丝尾端伸出鞘管并进入血管长度约 10cm。

(3)通过电缆线(鳄鱼形夹-针电缆线)将导丝尾端与三维系统连接。

(4)在三维系统显示屏中显示导丝头端，并将导丝头端推进至心腔。

(5)沿导丝将扩张管-鞘套件推进至心腔，并始终保持导丝头端位于套件之外。

如果尚未通过三维系统重建心腔解剖，避免将套件直接推进至心腔。术者应在鞘管置入前充分评估需要置入的长度，并尽量将导丝头端推进至较远的位置，以便利用无鞘管覆盖的软导丝段保护组织避免受到机械损伤。通常沿导丝向心腔推进鞘管时，当鞘管尾端抵达膝盖骨远端边缘时，推进速度要减慢(图 5.19)。

众所周知，大部分扩张管的可用长度小于 67cm，而中等身材患者(身高约 160cm)膝盖骨与剑突之间的距离约为 70cm。因此，扩张管的头端通常可接近下腔静脉口。用消融导管交换导丝，在三维系统引导下将鞘管推进至心脏。

3.沿单极导丝置入长鞘

(1)单极导丝置入血管内，将单极导丝尾端与三维系统连接。

(2)将单极导丝直接推进心腔，直到导丝头端记录到一个大的心房波。

(3)沿单极导丝将鞘管扩张器套件推进心腔，并始终将单极导丝头端保持在套件

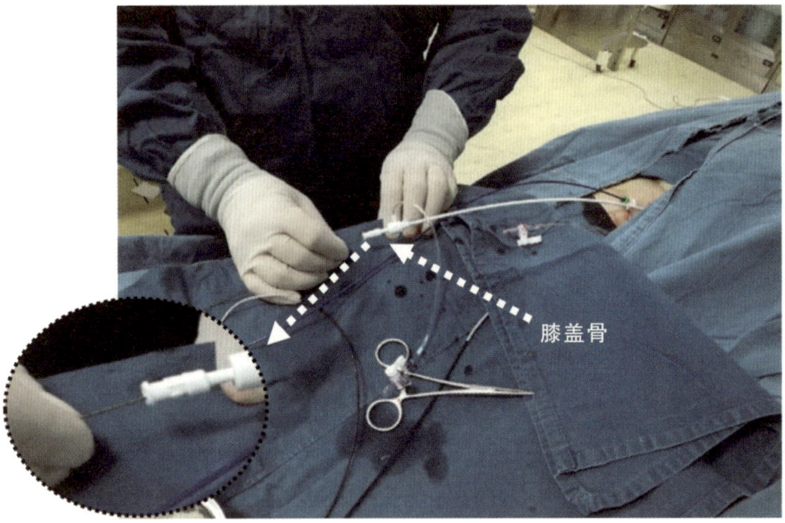

图 5.19 沿导丝置入长鞘，导丝长度为 135cm。将长导丝向前推进，直至导丝尾端接近患者足跟。然后，长鞘沿导丝向心腔推进，当长鞘尾端抵达膝盖骨远端边缘时停止推进。将长导丝更换为连接三维系统的消融导管。

之外。

引入长鞘的最佳方法是通过单极导丝。如果没有单极导丝，则可通过普通带鞘导丝引入长鞘。消融导管也可引入长鞘，但需要注意在消融导管推进过程中避免出现明显的摩擦阻力。

基于磁定位技术的三维标测系统

零射线情况下，经磁定位技术（如 Carto™）引导放置导管，首先需要通过具备压力传感的导管（通常为消融导管）进行解剖模型重建；如果根据 ECG 特征明确消融目标（如 AVNRT），则直接选择合适的消融导管；如果消融目标不明确，则需要选择适合大多数情况的普通消融导管。

在笔者所在的中心，消融导管尺寸根据以下原则确定：①AVNRT 消融通常选择大弯导管（如 F 弯，4mm，Navistar）；②尚不明确的室上性心动过速，一般选择中弯导管，如果最终确诊为 AVNRT 或右侧 AVRT，则使用 SL1 长鞘增加消融导管跨度。

在置入消融导管前，需要在体外定位解剖标记，并在重建的三维模型上用两个或三个蓝点标记相关的解剖位置（如剑突、剑突上三指处、胸骨柄）。

借助三维导航系统和上述解剖标记将消融导管推进至心脏。

同样，在置入诊断导管前，用消融导管在解剖模型上标记出 2~3 个关键点，这些点包括：①希氏束电位或三尖瓣环峰值电位（如果希氏束电位在 10s 内仍未检测到）；②三尖瓣环最低点。

放置诊断导管（如高位右心房电极、右心室电极、冠状窦电极和希氏束电极）的方法与使用电场导航系统放置消融导管的方法类似，但推荐先使用消融导管重建冠状窦解剖模型（图 5.20）。首选软消融导管（4mm Navistar®，Biosense Webster Inc.，Diamond Bar，CA，USA）用于室上性心动过速患者的解剖重建和消融。

基于三维系统原理，磁场仅限于心腔附近的区域。术者在零射线情况下放置导管，当导管尚未行进至脐部以上时，三维系统无法显示其移动轨迹。因此，术者的操控必须

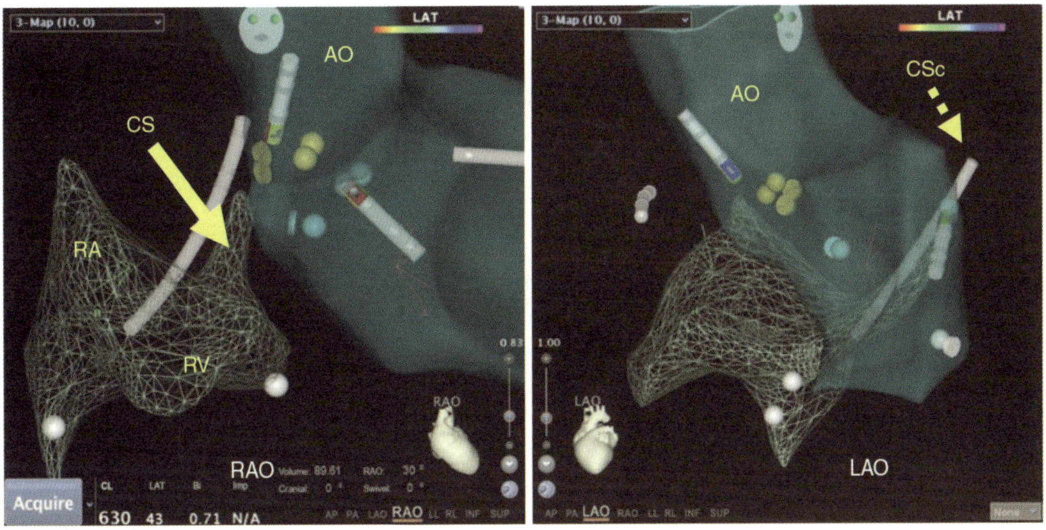

图 5.20　零射线下左侧旁道消融，应用 Carto™ 系统进行解剖模型构建。首先通过软消融导管构建冠状窦解剖模型。CSc，冠状窦导管；AO，主动脉；RA，右心房；RV，右心室；RAO，右前斜位；LAO，左前斜位。

格外轻柔和耐心，在三维系统显示屏看到导管移动轨迹之前，避免粗暴快速推进。对于基于压力感应的消融导管，Snapshot 工具可以帮助术者在 AP 位视图+RL 位视图中调整导管推进方向（图 5.21）。

在 Ensite 系统指导下，导管（特别是右心室导管）有时会滑入血管分支；但如果在 Carto 系统指导下，情况却并非如此。原因可能是第一个置入的消融导管可以充当滑轨的作用。无论如何，使用磁场系统置入导管比使用电场系统置入导管需要更多的时间和耐心。

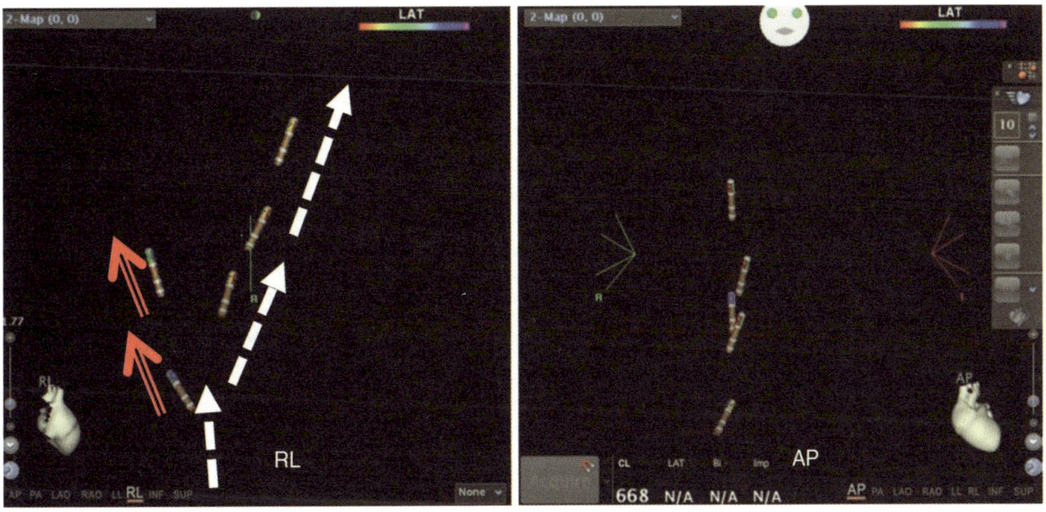

图 5.21　Snapshot 工具用于指导导管放置。当导管位于两条髂总静脉的集合处时，在右侧位视图（RL）中红色实心箭头指示导管推进的错误方向，虚线箭头指示导管推进的正确方向。RL，右侧位；AP，前后位。

模型重建

模型重建前准备

如果患者有意识，嘱患者平稳呼吸，避免身体移动。

当使用电场导航系统(如 Ensite NavX™)时，需要在模型重建之前移除心腔内的所有金属导线。

系统参考和定位参考

Ensite 系统

1.*系统参考*

习惯上，系统参考贴片根据默认设置放置于患者腹部。然而，当患者过度肥胖且呼吸起伏非常大时，则患者的肩胛下肌更适合放置贴片。

2.*定位参考*

通常，在血管穿刺和右侧心腔标测时，外部皮肤贴片可用作参考，如果冠状窦电极位置稳定时，则建议左侧心腔标测时利用冠状窦电极作为参考[2]。无论采用何种定位参考，术者都需要警惕电极移位，尤其是采用心内电极作为参考时。

最好将三维系统显示的冠状窦电极影像作为定位参考；然后将冠状窦电极移动轨迹的影像作为第二个定位参考。这两个影像有助于恢复冠状窦电极的原始位置。

Carto 系统

患者背部有三个贴片，胸前有三个贴片，共同围绕心脏。通常利用系统参考实现定位参考。

呼吸补偿

Ensite 系统

在导管放置前进行初始优化和呼吸补偿。建议在所有导管置入后，对模型重建进行第二次优化和呼吸补偿。如果患者的呼吸模式发生明显改变或消融靶点位于高风险区域(如 His 区附近)，则需要进行第三次呼吸补偿。释放能量前，术者应重新确认重要标记(如 His 束)的精确位置。

Carto 系统

对于房颤，通过呼吸门控技术(Accuresp 算法，Biosense Webster，Diamond Bar，CA)对左心房和左心耳进行解剖重建。在系统对呼吸进行补偿期间，与患者进行交谈可能有助于获得成功的呼吸补偿，但不推荐此时强化呼吸节奏。

模型重建

关注目标区域

对目标区域进行解剖学重建。目标区域可通过电生理分析或粗略标测进行确定[2]。

如果需要在零射线下进行房间隔穿刺导管置入术(TSP)，需要对右心腔进行更加深入的细节标测。左心腔起源的心律失常推荐通过股动脉逆行途径进行消融。经房间隔穿刺导管置入术可在零射线指导下完成，但需要花费更多时间，而且会增加室上性心动过速消融的手术费用。

通常，不需要对整个心腔进行虚拟几何学解剖重建。仅需对目标区域进行解剖重建，并且仅需标记出相关的关键部位。

对所关注区域进行几何解剖重建将节

省手术时间并提高手术效率。很多初级术者和有经验的术者在开始零射线消融时，倾向于重建整个心腔，包括重建很多不必要的区域[2]。

安排合适的重建序列

如上所述，术者在操控导管重建冠状窦、左右心耳等脆弱结构时应特别小心。通常情况下，应先重建更坚固的结构和更安全的区域，以此明确那些相对脆弱结构的解剖位置。以左心房重建为例：①先重建左心房底部，然后重建左心房上部；②先重建左心房后壁，当导管重建至左心房顶部时继续重建左心房前壁（图 5.22 和图 5.23）。

电生理检查和右侧心腔标测的重建序列建议如下：①下腔静脉；②右心房底部；③三尖瓣环或希氏束位置；④右心室；⑤高位右房后部；⑥上腔静脉（图 5.24）。

保留血管路径的关键位点

删除导管置入过程中记录轨迹的非重要部分。保留血管路径的关键位点，将有助于指导之后的操作。通常，在腔静脉中保留导管置入时容易滑入血管分叉的位点。保留主动脉弓，避免导管置入过程中误入颈动脉。

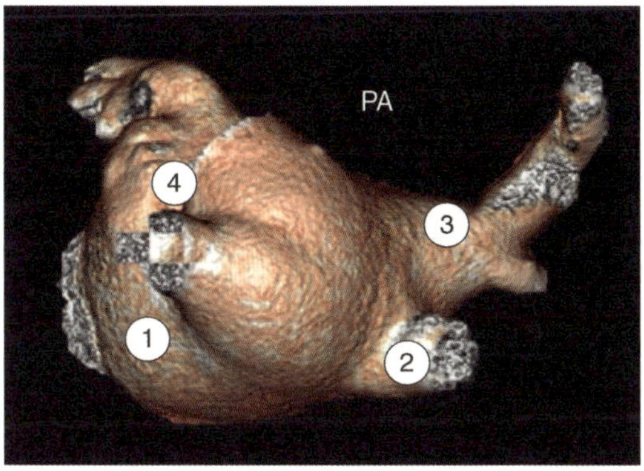

图 5.22　在后前位视图（PA）中标记出推荐给初级术者的左心房重建序列（1–4）。通常，先重建左心房底部，最后重建脆弱的左心耳。

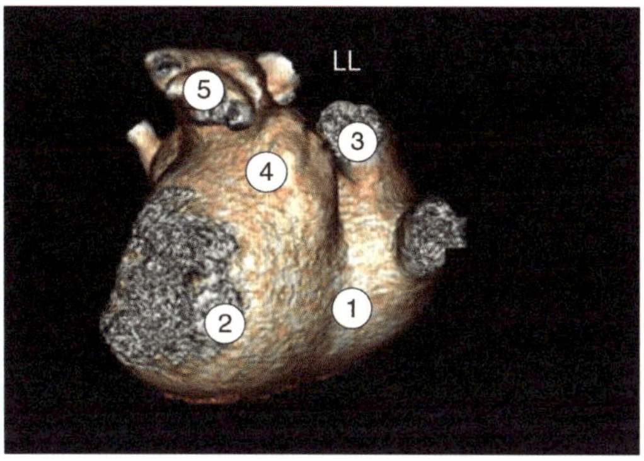

图 5.23　在左侧位视图（LL）中标记出推荐给初级术者的左心房重建序列（1–5）。首先重建左心房底部，最后重建脆弱的左心耳。

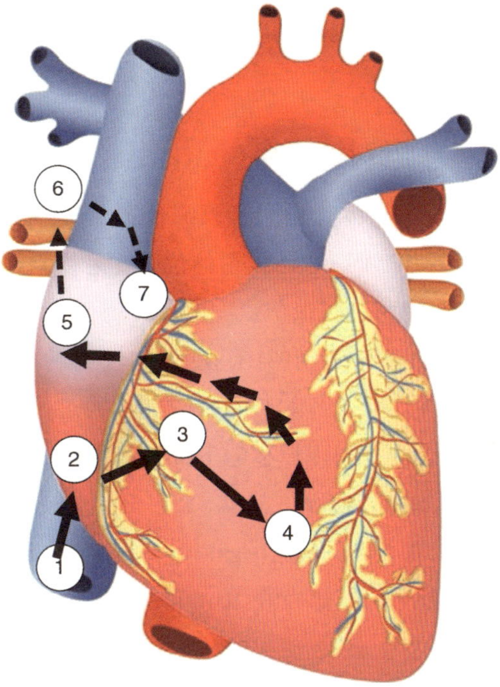

图 5.24　对于电生理检查或右侧心腔消融，在前后位视图（AP）中标记出推荐给初级术者的心腔重建序列（1–7）。导管按照以下顺序进行推进置入建模：下腔静脉、三尖瓣环、右心室、希氏束、高位右心房、上腔静脉和右心耳（如果有必要）。

分阶段重建

模型重建之前，术者需要考虑诸多因素，如手术时间、患者依从性和耐受性，以及患者意识是否清醒。当患者意识清醒但在一定时间内无法保持镇静状态时，最好分阶段进行模型重建。

房颤消融过程中，仅对左肺静脉前庭(left pulmonary vein antrum，PVA) 进行细节重建，再加上右肺静脉的几个点即可完成左肺静脉前庭的消融；然后对右肺静脉前庭进行细节重建，再加上左肺静脉几个点即可完成右肺静脉前庭的消融。

首先使用较软的标测导管(如 Lasso®或 Pentaray®)，然后再使用较硬的标测导管。

如果使用消融导管进行模型重建，则首先推荐考虑使用 4mm Navistar®或 Safire®等软消融导管。

选择合适的体位视图

合适的体位视图可以简化操作流程并节省操作时间。以下投射体位是零射线下进行消融的可选视图。

1.导管置入：AP+RL 视图。

2.心房扑动：RAO+LAO 视图，通过翻转展示 LAO 视图中模型的下部，有利于更好地显示峡部消融线。

3.右心室流出道(right ventricular outflow tract，RVOT)心律失常：RAO+LAO 视图。

4.室上性心动过速(supraventricular tachycardia，SVT)：RAO+LAO 视图。

5.心房颤动：①左肺静脉窦、AP 或 PA+LL 视图；②右肺静脉窦、AP 或 PA+RL 视图。

设置合适的显示模式

合适的模型显示模式可以提高手术效率。

右心室流出道心律失常消融前，将重建模型设置为网格显示模式，便于观察消融导管头端与最早激动部位之间的距离。

房颤消融过程中，当术者进行单侧肺静脉前庭电隔离时，应以半透明模式显示左心房模型。当术者进行另一侧肺静脉前庭电隔离时，需要关闭半透明模式。通常，半透明模式有助于术者在单侧肺静脉前庭电隔离期间更清晰地看到消融靶点，但单侧肺静脉前庭电隔离标记的消融靶点会干扰半透明模式下另一侧肺静脉前庭电隔离消融靶点的显示。

当应用 EnSite NavX™ 消融 SVT 时，将“边缘增强”和“表面半透明”中的模型设置为最大值，将使得模型看起来更像一个骨架，让消融靶点清晰可见[2](图 5.25)。

在默认设置下标记关键点

在模型重建过程中标记关键点。在电生理检查导管室中，默认情况下最好用一组颜色标记不同的解剖结构。笔者所在的中心通常将三尖瓣环、主动脉根部窦底标记白点，将 His 区标记黄点，记录到最大 His 电位的区域标记蓝点，心耳区标记浅红色点，目标靶区域标记绿色点，消融靶区标记褐色点[2]。

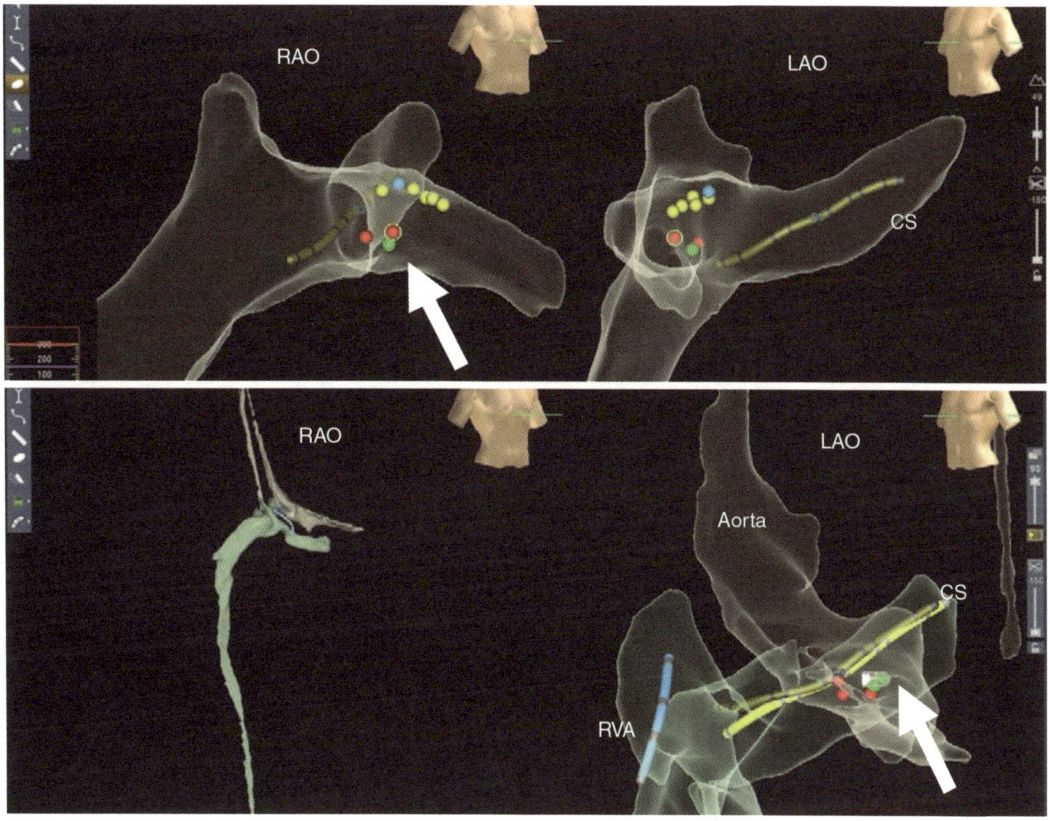

图 5.25 模型设置为边缘增强和表面半透明，便于术者看到导管影像和标记点。RAO，右前斜位；LAO，左前斜位；CS，冠状窦；Aorta，主动脉；RVA，右心室电极。

参考文献

1. Calkins H, et al. Radiation exposure during radiofrequency catheter ablation of accessory atrioventricular connections. Circulation. 1991;84:2376–82.
2. Wang Y, et al. Ablation of idiopathic ventricular arrhythmia using zero-fluoroscopy approach with equivalent efficacy and less fatigue: a multicenter comparative study. Medicine (Baltimore). 2017;96:e6080. https://doi.org/10.1097/MD.0000000000006080.
3. Ruiz-Granell R, et al. Implantation of single-lead atrioventricular permanent pacemakers guided by electroanatomic navigation without the use of fluoroscopy. Europace. 2008;10:1048–51. https://doi.org/10.1093/europace/eun139eun139.
4. Casella M, et al. "Near-zero" fluoroscopic exposure in supraventricular arrhythmia ablation using the EnSite NavX mapping system: personal experience and review of the literature. J Interv Card Electrophysiol. 2011;31:109–18. https://doi.org/10.1007/s10840-011-9553-5.
5. Gist K, Tigges C, Smith G, Clark J. Learning curve for zero-fluoroscopy catheter ablation of AVNRT: early versus late experience. Pacing Clin Electrophysiol. 2011;34:264–8. https://doi.org/10.1111/j.1540-8159.2010.02952.x.
6. Bulava A, Hanis J, Eisenberger M. Catheter ablation of atrial fibrillation using zero-fluoroscopy technique: a randomized trial. Pacing Clin Electrophysiol. 2015;38:797–806. https://doi.org/10.1111/pace.12634.
7. Scaglione M, et al. Zero-fluoroscopy ablation of accessory pathways in children and adolescents: CARTO3 electroanatomic mapping combined with RF and cryoenergy. Pacing Clin Electrophysiol. 2015;38:675–81. https://doi.org/10.1111/pace.12619.
8. Chen G, et al. Zero-fluoroscopy catheter ablation of severe drug-resistant arrhythmia guided by EnSite NavX system during pregnancy: two case reports and literature review. Medicine (Baltimore). 2016;95:e4487. https://doi.org/10.1097/MD.0000000000004487.
9. Gaita F, Guerra PG, Battaglia A, Anselmino M. The dream of near-zero X-rays ablation comes true. Eur Heart J. 2016;37:2749–55. https://doi.org/10.1093/eurheartj/ehw223, pii: ehw223.

10. Yang L, et al. Meta-analysis of zero or near-zero fluoroscopy use during ablation of cardiac arrhythmias. Am J Cardiol. 2016;118:1511–8. https://doi.org/10.1016/j.amjcard.2016.08.014, pii: S0002-9149(16)31374-1.
11. Fernandez-Gomez JM, et al. Exclusion of fluoroscopy use in catheter ablation procedures: six years of experience at a single center. J Cardiovasc Electrophysiol. 2014;25:638–44. https://doi.org/10.1111/jce.12385.

第 6 章

零射线消融学习曲线

Amee M. Bigelow, John M. Clark

简介

《心律失常消融的零射线三维标测：工具还是玩具？》

这是 2000 年出版的一本著作的标题[1]。时间和经验已经证明，三维标测目前已成为电生理学领域探索研究的强大工具。本章将回顾三维标测应用于电生理领域后不断前行发展的曲折历程。

首先，让我们考虑一下为什么临床电生理医生会攻坚克难努力开展零射线消融。最主要的原因是要尽最大限度减少患者的辐射暴露。根据美国国家辐射防护和计量委员会（National Council on Radiation Protection and Measurement）统计，1981 年至 2006 年，美国的医疗辐射暴露剂量增加了 730%[2]。1980 年以前，医疗辐射仅占年平均辐射剂量的很小一部分，到 2006 年，医疗辐射已经成为美国患者的头号辐射源。正因如此，尽可能低且合理可实现（ALARA）的辐射剂量原则是临床医生积极追求的目标。辐射具有确定性和随机性风险。确定性风险是指在离散剂量辐射下可预测的副作用，如放射性皮炎。随机风险没有最小阈值，主要会导致远期患病和出生缺陷的风险增加。随机效应是 ALARA 原则旨在最小化的风险。其他努力开展零射线消融的原因包括：减少医务人员的辐射暴露，改进对怀孕女性进行消融的技术，以及完成消融手术的便捷性。

减少患者辐射暴露间接可以减少医务人员的辐射暴露。尽管临床医生尽量不去纠缠所选择的职业具有内在风险这一事实，但这些风险是真实存在的。忙碌的介入性心脏病专家一生中因职业诱发癌症的风险高达 4%[3]。2013 年发表的文献指出，主要从事放

A. M. Bigelow
Division of Cardiology, Department of Pediatrics, Heart Institute at Cincinnati Children's Hospital Medical Center, Cincinnati, OH, USA
e-mail: amee.bigelow@cchmc.org

J. M. Clark (✉)
Division of Cardiology, Department of Pediatrics, Heart Center at Akron Children's Hospital, Akron, OH, USA
e-mail: jclark@akronchildrens.org

射线检查和治疗的医务人员中85%的头颈部肿瘤发生于左侧[4]。无射线检查将避免这些职业风险，但无射线检查也会使医务人员对辐射防护设备（如铅围裙、甲状腺围巾和铅护目镜）的需求消失。多项研究已经证实长期使用此类防护设备容易出现的畸形问题[5-7]。一些电生理实验室（EP）已经在零射线手术方面取得相关经验，大多数的手术病例不需要穿铅围裙。零射线手术相关的医务人员工作舒适度增加，这也是电生理医生努力攻克零射线消融技术的原因之一。

接受射频消融手术的患者中，妊娠患者比较少见，但对其进行零射线下消融是一种非常行之有效的方法。虽然患有难治性心律失常的妊娠患者并不常见，但妊娠的医务人员是每个电生理实验室都会长期遇到的情况。零射线具备无可比拟的优势，妊娠的医务人员可以继续在电生理实验室进行她们的工作。

心动过速引起的心肌病是一种罕见情况。这些患者有时需要ECMO支持。在这种情况下，如果不需要X线透视，在ICU进行射频消融而不将患者转运到介入导管室是可行的。基于上述任何一种或所有原因，术者可能希望在电生理实验室采取更有力的措施减少辐射暴露。本章可能有助于为电生理术者在零射线消融学习过程中铺平道路，加快学习进程。

零射线技术历史

要了解三维标测技术的演变，我们首先需了解可用工具的历史。目前有四种三维导航系统可用，即：EnSite系统（Abbott）、CARTO系统（Biosense-Webster）、Mediguide系统（Abbott）和Rhythmia系统（Boston Scientific）。其中，只有CARTO系统和EnSite系统在塑造行业领域现状方面发挥了重要作用，因此将成为本章讨论的重点。

CARTO系统于1995年首次作为导航和消融工具发布，被大多数主要学术机构采用，并被发现在标测复杂心律失常基质方面发挥了重要作用。患者躺在一个装有若干磁铁的导航板上，专用导管头端内嵌的磁性探测器可以在三维空间中定位导管头端的位置。由于磁场在整个手术期间没有发生变化，因此导管头端位置的精准性和再现性很高[8]。

EnSite系统于1999年发布，它的功能基于电阻而不是磁场。该系统需要在患者躯干上放置6个电极贴片，设置3个正交电场。通过测量3个磁场内的阻抗，该系统可以将导管电极相对于参考电极在体内进行三维定位。EnSite系统具有体内导管视野更广的优势，但由于肺容积和体液溶解对阻抗的影响，系统更容易发生几何位移。

2002年，Drago等首次报道了在零射线下进行消融的系列患者[9]。该系列包括21例有症状的WPW综合征和右侧旁道的儿童患者。通过CARTO系统对21例儿童患者中的20例进行了成功消融，其中9名患者为零射线消融。迄今为止，这个首先报道的零射线研究成果仍然是电生理学发展的一个重要里程碑。

但在Drago等取得初步研究成果后的5年间，没有其他任何关于零射线消融的研究成果发表。仔细回顾Drago团队取得的研究成果，就可以理解长期零射线消融未受到关注的原因。

Drago团队的研究成果中采用的CARTO系统是第一代。唯一可以在该系统上定位的导管是 Biosense Webster 公司提供的消融导管,没有标测导管,也没有其他射频或冷冻消融导管。因此,作为完成零射线消融的工具，原始 CARTO 系统仅适用于右侧显性旁道。此外,该系统还受制于视野狭窄和烦琐的几何解剖模型构建。第一代 CARTO 系统中，磁场无法检测到患者胸腔外的导管,因此需要在没有任何显示数据的情况下将导管从股静脉推进至心脏。三维解剖重构需要点对点进行建模,这是一个非常缓慢的过程,而且产生的虚拟几何学解剖与实际解剖结构几乎没有关联。图 6.1 和图 6.2 做出了成像质量对比，图 6.1 显示的是第一代 CARTO 成像质量,图 6.2 显示的是最新一代 CARTO 成像质量。

自 2007 年起，陆续开始了其他相关研究的报道。Tuzcu 报道了 28 例右侧心动过速患者接受消融治疗的经验[10]:28 例患者中有 24 例接受了零射线消融，在接受 X 线透视的 4 例患者中,两例为婴儿,一例为典型和不典型房室结折返性心动过速(AVNRT),一例为希氏束旁旁道。零射线消融组中,15 例为 AVNRT,9 例为旁道。所有病例的即刻成功率为 92%,无并发症发生。同年,Clark 及其同事们报道了他们应用最小 X 线透视法进行消融的经验[11]。他们研究的系列患者中有 30 例患者因室上性心动过速(SVT)接受消融治疗，其中有 24 例消融手术在零射线情况下进行，在需要 X 线透视的 6 例患者中,5 例需要 X 线透视仅完成房间隔穿刺步骤。与年龄和节律匹配校正的对照组相比,最小 X 线透视消融组辐射暴露减少了 95%。

2007 年的两项研究共同点是使用 EnSite 系统进行导管电极导航。当时，作为零射线消融工具,EnSite 系统较 CARTO 系统有一些优势:EnSite 系统基于阻抗设计,不限于特殊专用导管,它能够定位任何标测或消融导管的各种电极;此外,心脏解剖模型

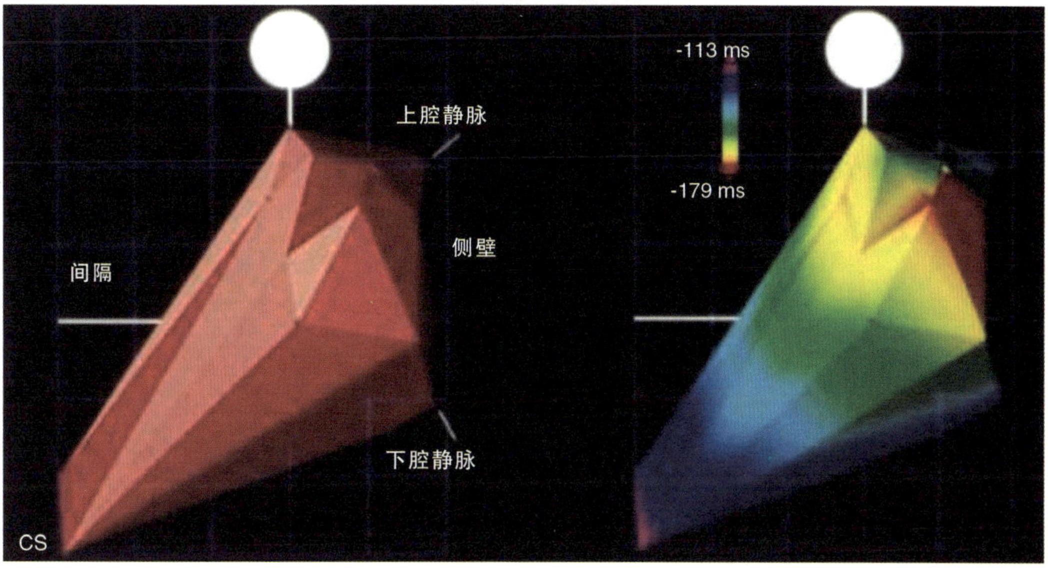

图 6.1　窦性心律期间右心房后-前(PA)位视图下的 CARTO 标测图。解剖重建(左侧)和彩色编码的生理性激动顺序(右侧)。窦性心律期间的窦房结和生理性激活灶以红色显示,清晰可见。CS,冠状窦。

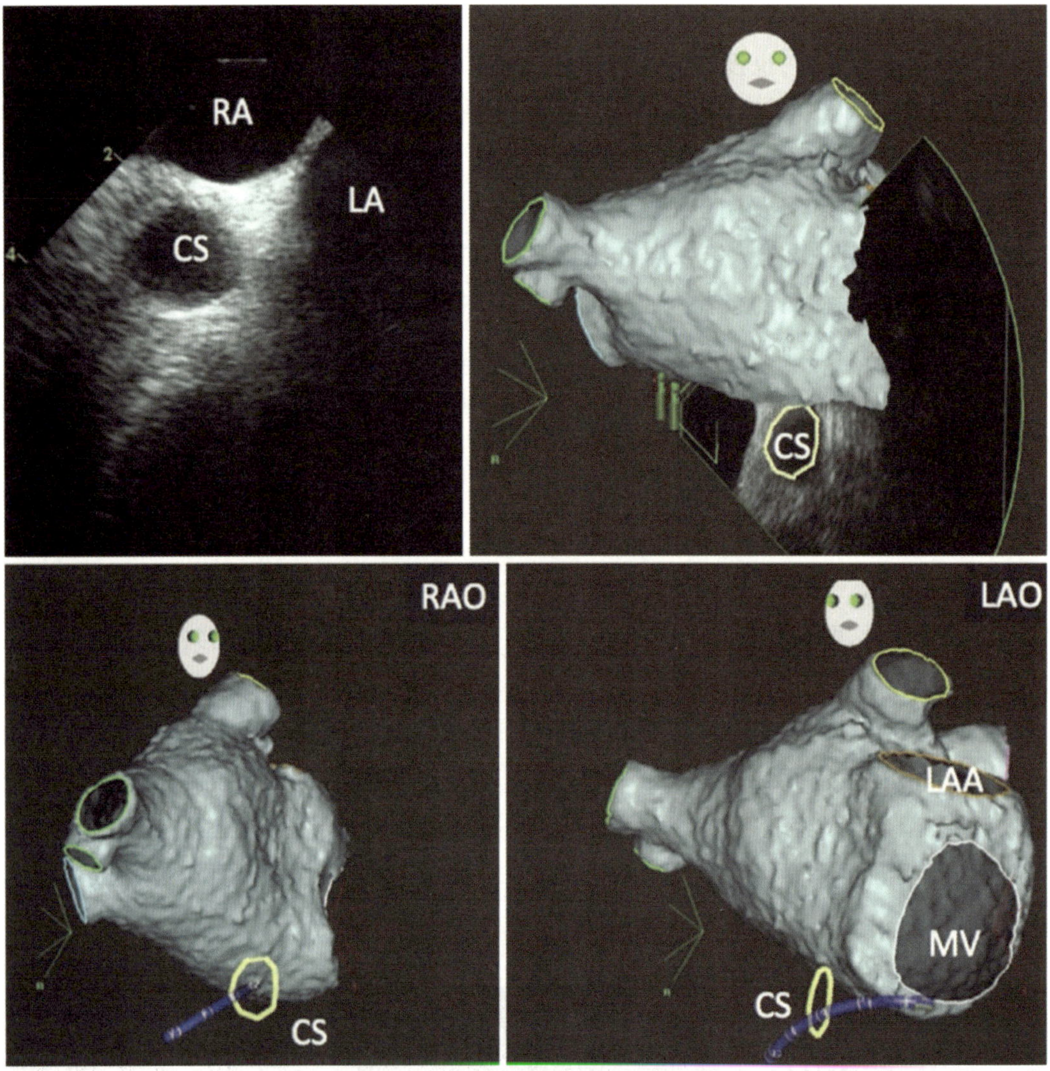

图 6.2 CARTO 3 系统提供的最新成像质量。RA，右心房；LA，左心房；CS，冠状窦；MV，二尖瓣；LAA，左心耳；RAO，右前斜位；LAO，左前斜位。

构建速度更快，能够在数分钟内获得消融所需的大量细节（图 6.3）；而且，从导管电极出鞘进入股静脉的那一刻开始，EnSite 系统即可对电极进行定位，因此直接通过视觉引导电极进入上腔静脉是可行的（图 6.4）。

从这两项研究结果看，电生理术者现在似乎有了一种工具，可以显著减少 X 线辐射暴露，而无须再进行其他额外的工作。

早期的经验揭示了这样一个事实，即在进行最低限度的 X 线透视时，房间隔穿刺是使用 X 线透视最常见的原因之一。Clark 等报道了经食管超声进行房间隔穿刺[12]，Ferguson 报道了他的团队使用心腔内超声来达到相同的目的（房间隔穿刺）[13]。无须 X 线透视即可穿过房间隔为所有心律失常的零射线消融治疗铺平了道路。从 2007 年至 2013 年，所有已发表的零射线消融系列研究均使用的是 EnSite 系统，包括 Pachon 等[14]关于

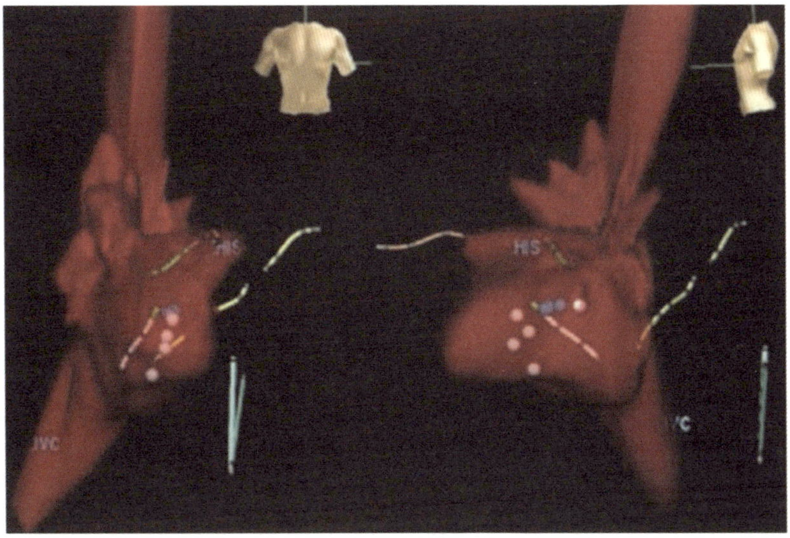

图 6.3　Tuzcu 首次报道的研究中使用 Ensite 系统进行零射线消融的图像细节。

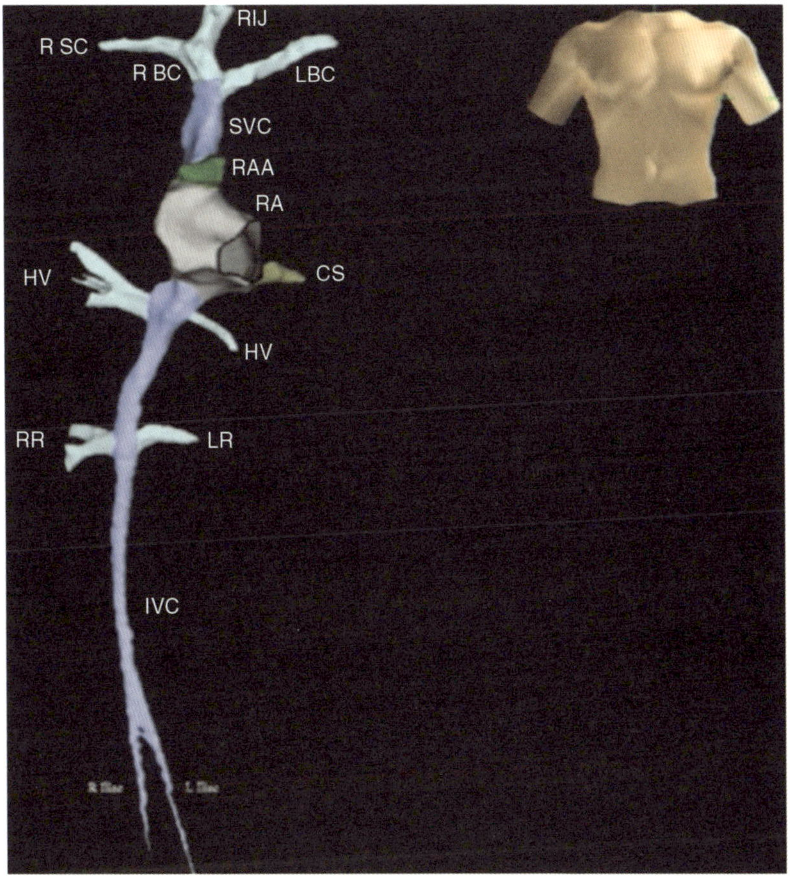

图 6.4　采用 EnSite 系统的成像视野技术。导管在运动轨迹成像指引下从静脉鞘前行直至心脏。IVC，下腔静脉；RR，右肾静脉；LR，左肾静脉；HV，肝静脉；CS，冠状窦；RA，右心房；RAA，右心耳；SVC，上腔静脉；RBC，右侧头臂静脉；LBC，左侧头臂静脉；RSC，右侧锁骨下静脉；RIJ，右侧颈内静脉。

房扑零射线消融的报道，Ferguson 等[13]和 Reddy 等[15]关于房颤零射线消融的报道，Miyamoto 等[16]和 Von Bergen 等[17]关于室性心动过速零射线消融的报道，以及 Casella 等[18]关于 SVT 零射线消融的报道。此外，还陆续发表了其他关于零射线消融的文章[11,19-25]。

使用 EnSite 系统进行零射线消融的经验迅速增加，而 CARTO 系统在零射线消融领域的应用效果较差，这是不争的事实。基于每个学术机构采用的标测系统，两大三维标测系统在零射线方法可用性方面的巨大差距是令人遗憾的。大多数大型学术中心均采用 CARTO 系统进行标测和消融，但这些大型学术中心作为行业内的旗手和革新者，发现 CARTO 系统本身存在很大的零射线消融技术壁垒，直至新一代具备零射线消融能力的 CARTO 3 系统横空出世，才认真开始了零射线消融的曲折学习进程。

尽管只有少数医院使用 EnSite 系统进行零射线消融，但更多的医院和患者从中受益。对采用 EnSite 系统进行零射线消融手术的关注吸引了术者对减少辐射暴露的新兴趣。那些不使用 EnSite 系统的机构开始寻找减少 X 线透视时间和通过其他方式减少辐射暴露的方法，如改变帧速率、辐射屏蔽、辐射过滤和改变透视角度。Pass 等通过调整 X 线透视帧率并有意识地关注透视踏板激活时间等方法，减少辐射暴露[26]。

2009 年 CARTO 3 系统发布。许多中心花费了几年时间才过渡到较新的系统并熟悉其功能。CARTO 3 系统的两个主要优点在于：系统能够追踪非专用导管电极，还能够快速创建更加真实的虚拟几何学解剖。Pass 研究组是首批接受并应用新系统的团队之一。在早期系统不允许常规进行零射线消融手术的年代里，Pass 团队在尽量减少辐射暴露和提高对辐射剂量认识等方面做了很多工作。2014 年，Pass 研究组发表了 CARTO 3 系统手术相关研究成果，目前在使用该系统的经验方面处于全球领先地位[27]。从 2014 年至 2017 年，应用 CARTO 3 系统进行的零射线消融手术量逐年稳步增加[28-44]。Drago 首次报道零射线消融的 15 年后，研究机构现在有了具备更多功能的三维标测工具，完全零射线消融手术的时代正在加速到来。

电生理医生零射线消融的学习曲线

正如三维标测技术的发展一样，电生理医生的技术水平也在发生变化。通过了解并学习其他电生理医生的经验技术可以加快我们精通这些最新手术技巧的进程。

如果一名初级电生理医生几乎没有或者根本不具备三维标测技术的经验，那么第一步就是需要熟悉数据的获取和呈现方式。X 线透视对成像控制要求很低：透视图像是黑白色的；通常具备几个档次的放大率；可以通过广泛但不是无限的角度去观察导管；而且只有最低限度的图像质量控制；成像不连续，仅需要在观察导管位置时激活 X 线透视踏板。对于三维标测系统，在数据呈现方面较 X 线透视具备更强大的灵活性。三维标测系统成像是彩色的，颜色模板丰富，可根据术者的个人喜好进行设定。

屏幕上显示的信息完全由术者进行选择，根据手术情况选择粗略标测或精细标测。极简情况下，一些电生理实验室仅置入 His 导管和 CS 导管进行标测，并完全将其作为解剖学参考用于指导 AVNRT 消融。尽管手术过程非常简约，但确实提供了足够的位置信息，并且仅花费数秒钟即可生成图像。极繁情况下，先导入三维 MRI 或 CT 图像，并将该图像与三维标测系统的数据进行“融合”,进而重建详细的解剖结构。大多数电生理实验室处于两个极端之间,笔者所在中心的经验是重建出上腔静脉、下腔静脉、右心房、三尖瓣环和冠状窦,这对于大多数病例来说已经足够了,但如果有特殊需要,还可以重建出更多的解剖细节。

解剖模型和导管可以从任意角度在任意缩放范围内观察。解剖重建的“壳”可以显示为透明、半透明或不透明。“壳”可以“剥”去,以便在腔体内部看到。可标记出特别感兴趣的区域,便于以后参考。可在解剖模型中标记出代表瘢痕组织的低电压区。所有的成像数据都是实时连续可见的,无须激活 X 线透视踏板。但仍存在一些局限性,如某些重要结构(如植入的起搏器或除颤器的导线、人工瓣膜)在三维标测图中不可见。此外,导管的杆部不可见,仅显示导管电极的位置。需要获取多少虚拟几何学解剖信息取决于术者,而解剖重建的时间则取决于术者的经验。目前要构建出上述典型的解剖学图形，从首次鞘置入到完成几何解剖学构建，平均仅需要 11 分钟。在笔者所在中心前 30 例采用零射线消融技术的患者中,构建模型花费时间平均需要 31 分钟,因此,目前对比过往减少了 20 分钟。在开始零射线消融手术前,笔者所在的中心有超过两年的三维标测消融经验,刚开始进行解剖模型的构建非常费时费力,但经过几个月不断探索和经验总结,解剖建模越来越熟练,从新手到老手无缝衔接,学习曲线很平滑。

一旦解剖重构得心应手,导管在重构心腔中操控如鱼得水,术者的手术舒适度水平大大增加,约 70%的室上性心动过速病例均可在零射线下进行消融。房扑、AVNRT 和右侧旁道都可以通过三维标测的大量解剖学细节来定位消融。通过 X 线透视可轻松消融典型房扑:首先从冠状窦跨过三尖瓣峡部放置一根多极导管用于标测、完成峡部线性消融损伤、在峡部损伤消融线两侧记录双向阻滞。当电生理医生逐渐适应了三维系统指导下进行标测和消融,术者就会更加倾向在零射线下完成同样的消融工作。Macias 等报道了 EnSite 系统和 CARTO 3 系统进行消融手术的对照研究[29]。在应用 CARTO 3 系统进行零射线消融前,该研究团队已经在 EnSite 系统指导零射线房扑消融方面积累了大量经验。该研究中,课题组比较了应用 EnSite 系统指导零射线房扑消融前 20 例和最近 20 例,然后比较了应用 CARTO 3 系统指导零射线房扑消融前 20 例。他们通过 EnSite 系统展示了零射线消融的学习曲线,从早期病例到近期病例,手术时间和 X 线透视时间均有所改善。此外,需要 X 线透视的手术量随着时间推移而逐渐减少：早期经验中只有 85%的患者可以在零射线下进行消融，近期经验中 95%的患者可以在零射线下进行消融。令人感兴趣的是，研究组使用 CARTO 3 系统完成的零射线 20 例消融的经验与近期使用 EnSite 系统完成的零射线 20 例消融经验非常相似,手术时间和 X 线透视时间均比早期应用 EnSite 系统进行零射线消融的经验要好。这表明,零射线消融手术的大部分学习曲线在不同的三维标测系统之间是可以相互转换的(表 6.1)。一旦某个电生理实验室在一个三维系统进行零射线消融方面取得

表 6.1 导管消融手术

	A 组 Carto®3	B 组早期 EnSite-NavX™	C 组晚期 EnSite-NavX™	*P* 值
早期房扑,例数(%)	9(45)	7(35)	10(50)	0.62
心房颤动,例数(%)	4(20)	9(45)	7(35)	0.24
2 个诊断导管,例数(%)	2(10)	8(40)	0(0)	0.002
三维右心房重建,例数(%)	18(90)	18(90)	0(0)	<0.001
激动图,例数(%)	10(50)	0(0)	0(0)	<0.001
成功率,例数(%)	19(95)	20(100)	20(100)	0.36
并发症,例数(%)	0(0)	1(5)	0	0.36
X 线透视,例数(%)	2(10)	3(15)	1(5)	0.57
手术时间(min)				
X 线透视	0.33±1.3	4.1±12.5	0.08±0.35	无明显统计学意义
射频消融	13.7±10	15.5±16	19.4±14.3	无明显统计学意义
总时间	158±54	147±46	123±37[a]	
诊断时间	89±35	82±31	50±23[b]	
消融时间	66±27	65±32	73±32	无明显统计学意义
复发率,例数(%)	1(5.2)	0(0)	1(5)	0.57

a:P=0.05,为 C 组与 A 组对比
b:P<0.01,为 C 组与 A 组、B 组对比

突破性进展,那另一个三维系统的学习曲线会明显缩短,学习进程会大大加快。

AVNRT 引起的室上性心动过速是另一种无须 X 线透视即可轻松消融的心律失常。Koch 三角在无透视情况下很容易确定,可以记录和标记 His 电图、置入冠状窦电极、确定三尖瓣环部。无论是使用射频(RF)能源还是冷冻能源,方法都很简单。由于专用导管专利问题,CARTO 系统仍然不允许常规使用冷冻能源,但仍有很多方法可以解决这个问题[28],Pass 团队定义了一种"欺骗"CARTO 系统的方法,进而使 CARTO 系统允许冷冻消融[38]。如果某电生理实验室对心房间隔部病灶主要进行冷冻消融时,推荐使用 EnSite 系统。这两种标测系统的优点之一是可以连续可视化导管,当导管靠近房室结或 His 束进行标测消融时,这项技术非常有价值。Solimene 等报道了他们团队 6 年来的 X 线透视使用情况。在此期间,总共完成了 433 例 AVNRT 消融。将这一时期分成三个阶段,每个阶段为期两年,对比了每个阶段的 X 线透视时间。该团队以 CARTO 系统作为主要消融工具,有时也会使用 EnSite 系统。早期 X 线透视时间平均 13±7min,晚期 X 线透视时间平均 1±2min(P<0.001)。该团队发现研究的所有心律失常消融 X 线透视时间都有类似的结果(表 6.2)[33]。

Clark 及其同事们发表了在儿科电生理实验室使用 EnSite 系统和冷冻系统进行 AVNRT 消融的结果[20]。早期组 27 例,晚期组 35 例,两组均为零射线消融。两组间成功率和并发症无明显差异。晚期组较早期组手术

表 6.2 三个时期内不同心律失常消融的手术和随访数据

	时期 1	时期 2	时期 3	*P* 值
房室结折返性心动过速				
透视时间(min)	13±7	3±4	1±2	<0.001
并发症	0%	0.5%	0%	无明显统计学意义
2 年复发率	3%	2%	2%	无明显统计学意义
预激综合征/房室折返性心动过速				
透视时间(min)	18±11	11±8	4±4	<0.001
并发症	1%	0%	0%	无明显统计学意义
2 年复发率	0%	1%	1%	无明显统计学意义
房性心动过速				
透视时间(min)	8±5	6±4	2±2	<0.001
并发症	1%	0%	1%	无明显统计学意义
2 年复发率	7%	12%	9%	无明显统计学意义
房扑				
透视时间(min)	9±6	8±6	1±2	<0.001
并发症	0%	0%	1%	无明显统计学意义
2 年复发率	12%	8%	11%	无明显统计学意义
房颤				
透视时间(min)	31±17	19±14	9±9	<0.001
并发症	7%	4%	3%	0.03
2 年复发率	42%	39%	37%	无明显统计学意义

时间减少了 20%(P<0.01)。这两项研究均证实了零射线消融需要一定的学习曲线。Solimene 总结道:“辐射暴露减少最重要的原因之一可能为术者的经验。在我们研究的系列病例中,无论术者的技术操作水平、经验、学习曲线长短和使用偏好如何,所有术者的辐射暴露时间都会显著减少。”

除了右侧相关心动过速机制明确外,卵圆孔未闭(PFO)的左侧旁道也可以在不重建心房解剖模型的情况下进行消融。但无卵圆孔未闭(PFO)的左侧旁道需要通过其他解剖学方法来解决。可选择穿刺动脉逆行主动脉途径,或直接穿刺房间隔。经主动脉逆行途径是一个相当直接的过程,基本上与在 X 线透视下行进相同。然而,房间隔穿刺则需要额外的工具来辅助完成,包括心腔内超声(ICE)或经食管超声(TEE)。Ferguson 等首次报道了通过 ICE 辅助进行房间隔穿刺,避免了 X 线透视[13]。他们利用旋转 ICE 通过可调弯鞘完成两次房间隔穿刺,21 例患者中,19 例患者在零射线下完成消融,没有与手术相关的并发症。Reddy 等报道了利用非旋转 ICE 进行单次房间隔穿刺的类似结果[15],20 例患者全部在零射线下完成了消融手术。图 6.5 显示了与该手术相关的成像细节,没有任何并发症发生。ICE 成像不需要助手帮忙,更加提高了效率。对于年龄较小的患者,血管路径的选择是一个值得关注的问题。因

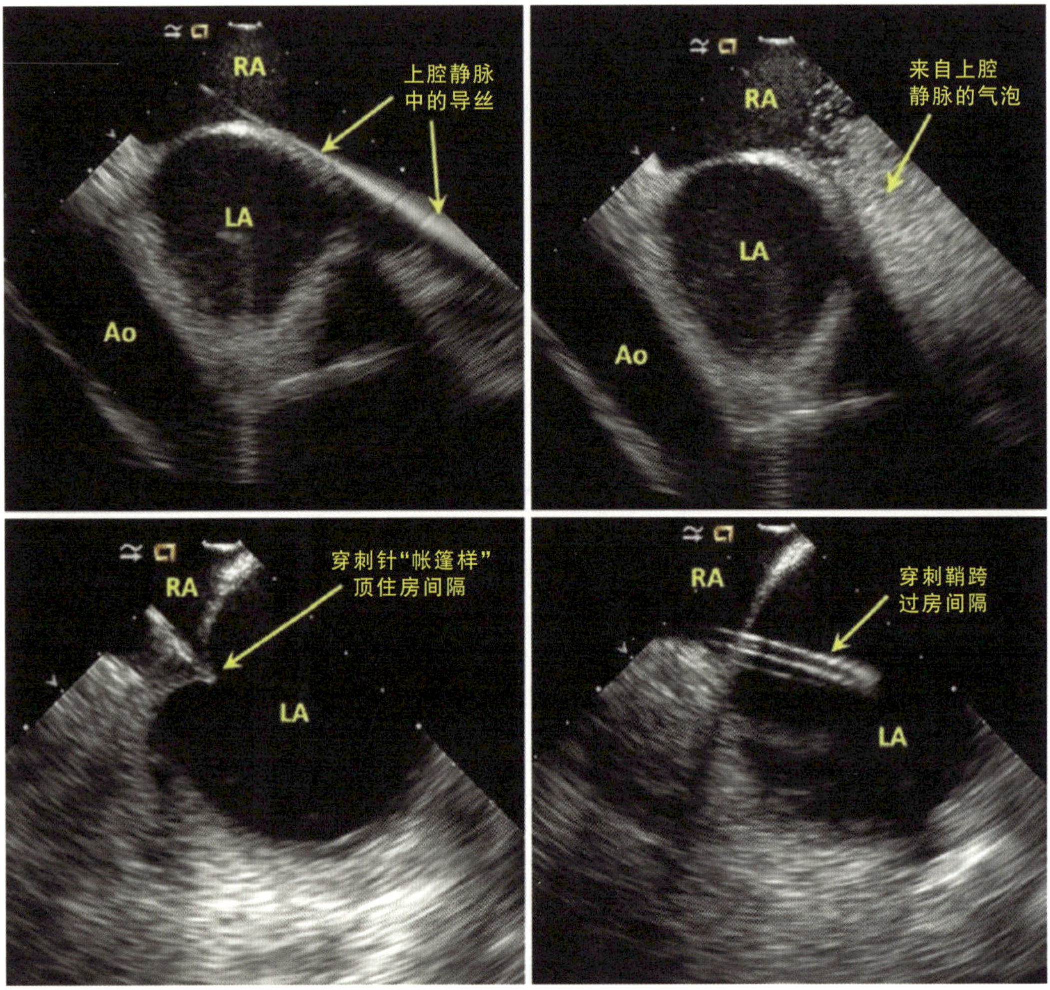

图 6.5 ICE 获取房间隔穿刺的心腔内图像。RA，右心房；LA，左心房；Ao，主动脉。

此，笔者所在的中心采用经食管超声辅助下进行房间隔穿刺的方法。这一穿刺过程在本书的儿科章节或原稿[12]中有更详细的描述。为了提高手术效率，笔者所在的中心在经食管超声技术中增加了可视化导引导丝（Biotronik，Inc.）的使用，在不经食管超声的情况下，通过可视化导丝将房间隔穿刺鞘和扩张器定位在卵圆窝内。

一旦术者可以熟练地进行解剖重建，并在零射线下进行房间隔穿刺，则大多数心律失常即可在零射线下完成消融手术治疗。但在零射线情况下，对房颤或室性心律失常消融时可能会有一些特殊的局限性。房颤需要穿刺房间隔，并且需要更加详细的左心房解剖重建。可以花费一些时间通过三维标测完成左心房解剖重建，但该三维系统也允许与其他成像方式进行整合。可以将三维 MRI 或 CT 图像导入系统，并在解剖重建过程中通过识别基准点进行链接，这种方法将在不花费大量时间的前提下构建出相当详细的左心房解剖结构。CARTOSound 模块还可以通过整合 ICE 图像帮助构建更加广泛、细致的解剖学结构(图 6.6)。

最后,室性心动过速进行零射线消融也存在一些顾虑:室速消融通常需要长鞘,而在三维标测图中无法看到长鞘。正如本书儿科章节中所讨论的,三维标测图下电极变形可以作为识别鞘管头端位置的替代物,该技术通常可以允许在零射线下完成消融手术。如果上述技术均被采用,无论是儿童[45]还是成人[46-48],都会极少需要 X 线透视。Razminia 发表了他的团队对所有心律失常采取完全零射线消融方法的经验[49]。在连续 500 例患者中,该研究组对 186 例房颤、188 例房扑、79 例 AVNRT、111 例局灶性房性心动过速、30 例室性早搏和 31 例旁道进行了消融治疗。尽管需要治疗的心律失常各种各样,但这 500 例患者均在消融手术过程中仅接受了一次 X 线透视。这项研究代表了当前三维技术所能达到的极限。然而,零射线消融技术目前处于起步阶段,仍可以进行诸多改进以优化该技术的应用。随着技术的不断进步革新,像 Razminia 团队这样的研究成果将会百家争鸣,而不仅仅是凤毛麟角。

专注的电生理学家和工作人员对零射线消融孜孜不倦的追求至关重要,忍受较长的学习曲线、最大限度地减少辐射暴露并持续改进零射线消融的相关技术。随着越来越多电生理实验室对零射线消融手术的认可,临床上将会开发出更多的工具用于简化该手术过程。最终,X 线透视将被淘汰。图 6.7 显示了笔者在过渡到零射线方法的 10 年期间辐射记录仪读数的变化趋势。

在过去的 15 年中,零射线消融在医生技能水平和技术进步方面都取得了巨大的成就。现有的工具在持续改进,电生理医生在不断积累手术经验,未来对 X 线透视的需求将会越来越少。预计到 2030 年,导管消融中 X 线透视技术将会湮灭于历史尘埃中,成为大家口中的“古老技术”,到那时,传统基于 X 线透视的电生理实验室将会遭到无情淘汰[50]。

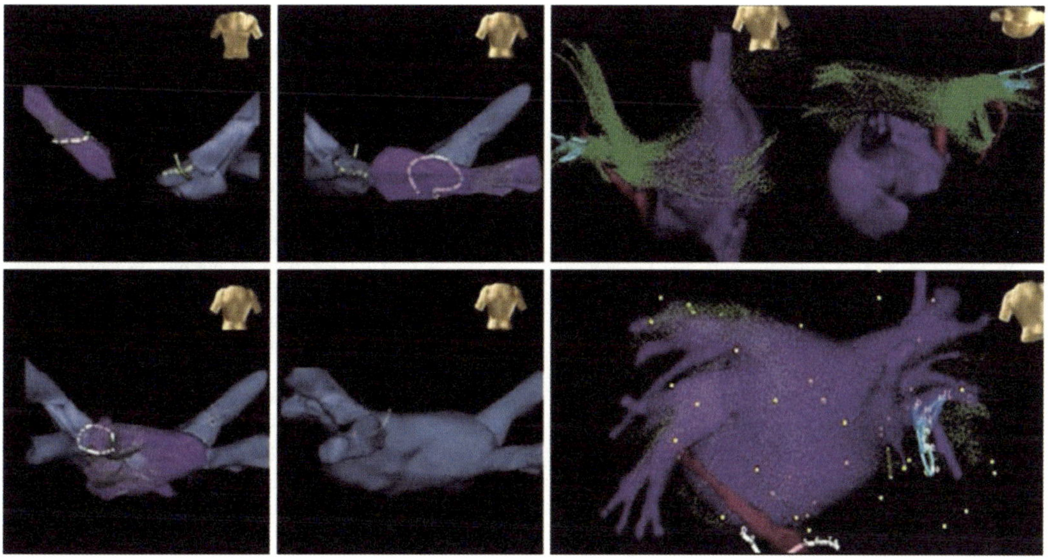

图 6.6 将三维 CT 图像与 EnSite 系统相融合重建左心房解剖结构。

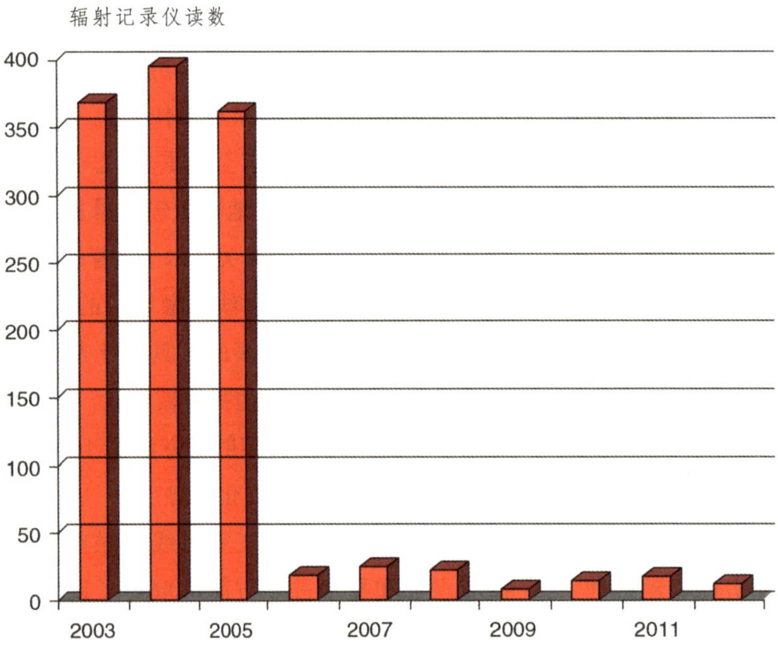

图 6.7　10 年期间(包括从 X 线透视到三维标测的过渡时间)笔者辐射记录仪读数的变化趋势。

参考文献

1. Khongphatthanayothin A, Kosar E, Nademanee K. Nonfluoroscopic three-dimensional mapping for arrhythmia ablation: tool or toy? J Cardiovasc Electrophysiol. 2000;11(3):239–43.
2. Schauer DA, Linton OW. NCRP report no. 160, ionizing radiation exposure of the population of the United States, medical exposure—are we doing less with more, and is there a role for health physicists? Health Phys. 2009;97(1):1–5.
3. Limacher MC, Douglas PS, Germano G, et al. ACC expert consensus document. Radiation safety in the practice of cardiology. American College of Cardiology. J Am Coll Cardiol. 1998;31(4):892–913.
4. Roguin A, Goldstein J, Bar O, Goldstein JA. Brain and neck tumors among physicians performing interventional procedures. Am J Cardiol. 2013;111(9):1368–72.
5. Goldstein JA, Balter S, Cowley M, Hodgson J, Klein LW. Interventional Committee of the Society of Cardiovascular Interventions. Occupational hazards of interventional cardiologists: prevalence of orthopedic health problems in contemporary practice. Catheter Cardiovasc Interv. 2004;63(4):407–11.
6. Smilowitz NR, Balter S, Weisz G. Occupational hazards of interventional cardiology. Cardiovasc Revasc Med. 2013;14(4):223–8.
7. Klein LW, Tra Y, Garratt KN, et al. Occupational health hazards of interventional cardiologists in the current decade: results of the 2014 SCAI membership survey. Catheter Cardiovasc Interv. 2015;86(5):913–24.
8. Worley SJ. Use of a real-time three-dimensional magnetic navigation system for radiofrequency ablation of accessory pathways. Pacing Clin Electrophysiol. 1998;21(8):1636–45.
9. Drago F, Silvetti MS, Di Pino A, Grutter G, Bevilacqua M, Leibovich S. Exclusion of fluoroscopy during ablation treatment of right accessory pathway in children. J Cardiovasc Electrophysiol. 2002;13(8):778–82.
10. Tuzcu V. A nonfluoroscopic approach for electrophysiology and catheter ablation procedures using a three-dimensional navigation system. Pacing Clin Electrophysiol. 2007;30(4):519–25.
11. Smith G, Clark JM. Elimination of fluoroscopy use in a pediatric electrophysiology laboratory utilizing three-dimensional mapping. Pacing Clin Electrophysiol. 2007;30(4):510–8.
12. Clark J, Bockoven JR, Lane J, Patel CR, Smith G. Use of three-dimensional catheter guidance and trans-esophageal echocardiography to eliminate fluoroscopy in catheter ablation of left-sided accessory pathways. Pacing Clin Electrophysiol. 2008;31(3):283–9.
13. Ferguson JD, Helms A, Mangrum JM, et al. Catheter ablation of atrial fibrillation without fluoroscopy using intracardiac echocardiography and electro-anatomic mapping. Circ Arrhythm Electrophysiol. 2009;2(6):611–9.
14. Pachon M, Arias MA, Castellanos E, Puchol A. No fluoroscopy for cavotricuspid isthmus-dependent right atrial flutter ablation. Heart Rhythm. 2009;6(3):433–4.
15. Reddy VY, Morales G, Ahmed H, et al. Catheter ablation of atrial fibrillation without the use of fluoroscopy. Heart Rhythm. 2010;7(11):1644–53.
16. Miyamoto K, Tsuchiya T, Narita S, et al. Radiofrequency catheter ablation of ventricular

tachyarrhythmia under navigation using EnSite array. Circ J. 2010;74(7):1322–31.
17. Von Bergen NH, Bansal S, Gingerich J, Law IH. Nonfluoroscopic and radiation-limited ablation of ventricular arrhythmias in children and young adults: a case series. Pediatr Cardiol. 2011;32(6):743–7.
18. Casella M, Pelargonio G, Dello Russo A, et al. "Near-zero" fluoroscopic exposure in supraventricular arrhythmia ablation using the EnSite NavX mapping system: personal experience and review of the literature. J Interv Card Electrophysiol. 2011;31(2):109–18.
19. Alvarez M, Tercedor L, Almansa I, et al. Safety and feasibility of catheter ablation for atrioventricular nodal re-entrant tachycardia without fluoroscopic guidance. Heart Rhythm. 2009;6(12):1714–20.
20. Gist K, Tigges C, Smith G, Clark J. Learning curve for zero-fluoroscopy catheter ablation of AVNRT: early versus late experience. Pacing Clin Electrophysiol. 2011;34(3):264–8.
21. Giaccardi M, Chiodi L, Del Rosso A, Colella A. 'Zero' fluoroscopic exposure for ventricular tachycardia ablation in a patient with situs viscerum inversus totalis. Europace. 2012;14(3):449–50.
22. Wan G, Shannon KM, Moore JP. Factors associated with fluoroscopy exposure during pediatric catheter ablation utilizing electroanatomical mapping. J Interv Card Electrophysiol. 2012;35(2):235–42.
23. Tuzcu V. Significant reduction of fluoroscopy in pediatric catheter ablation procedures: long-term experience from a single center. Pacing Clin Electrophysiol. 2012;35(9):1067–73.
24. Razminia M, Manankil MF, Eryazici PL, et al. Nonfluoroscopic catheter ablation of cardiac arrhythmias in adults: feasibility, safety, and efficacy. J Cardiovasc Electrophysiol. 2012;23(10):1078–86.
25. Ergul Y, Tola HT, Kiplapinar N, Akdeniz C, Saygi M, Tuzcu V. Cryoablation of anteroseptal accessory pathways in children with limited fluoroscopy exposure. Pediatr Cardiol. 2013;34(4):802–8.
26. Gellis LA, Ceresnak SR, Gates GJ, Nappo L, Pass RH. Reducing patient radiation dosage during pediatric SVT ablations using an "ALARA" radiation reduction protocol in the modern fluoroscopic era. Pacing Clin Electrophysiol. 2013;36(6):688–94.
27. Pass RH, Gates GG, Gellis LA, Nappo L, Ceresnak SR. Reducing patient radiation exposure during paediatric SVT ablations: use of CARTO(R) 3 in concert with "ALARA" principles profoundly lowers total dose. Cardiol Young. 2015;25(5):963–8.
28. Scaglione M, Ebrille E, Caponi D, et al. Single center experience of fluoroless AVNRT ablation guided by electroanatomic reconstruction in children and adolescents. Pacing Clin Electrophysiol. 2013;36(12):1460–7.
29. Macias R, Uribe I, Tercedor L, Jimenez-Jaimez J, Barrio T, Alvarez M. A zero-fluoroscopy approach to cavotricuspid isthmus catheter ablation: comparative analysis of two electroanatomical mapping systems. Pacing Clin Electrophysiol. 2014;37(8):1029–37.
30. Christoph M, Wunderlich C, Moebius S, et al. Fluoroscopy integrated 3D mapping significantly reduces radiation exposure during ablation for a wide spectrum of cardiac arrhythmias. Europace. 2015;17(6):928–37.
31. Scaglione M, Ebrille E, Caponi D, et al. Zero-fluoroscopy ablation of accessory pathways in children and adolescents: CARTO3 electroanatomic mapping combined with RF and cryoenergy. Pacing Clin Electrophysiol. 2015;38(6):675–81.
32. Bulava A, Hanis J, Eisenberger M. Catheter ablation of atrial fibrillation using zero-fluoroscopy technique: a randomized trial. Pacing Clin Electrophysiol. 2015;38(7):797–806.
33. Solimene F, Donnici G, Shopova G, et al. Trends in fluoroscopy time during radiofrequency catheter ablation of supraventricular tachycardias. Int J Cardiol. 2016;202:124–5.
34. Huo Y, Christoph M, Forkmann M, et al. Reduction of radiation exposure during atrial fibrillation ablation using a novel fluoroscopy image integrated 3-dimensional electroanatomic mapping system: a prospective, randomized, single-blind, and controlled study. Heart Rhythm. 2015;12(9):1945–55.
35. Montgomery JAEC. Zero-fluoroscopy intracardiac echocardiography-guided ablation of atrial fibrillation using a single-catheter technique. J Innov Card Rhythm Manag. 2015;6:2209–15.
36. Ceresnak SR, Nappo L, Janson CM, Pass RH. Tricking CARTO: cryoablation of supraventricular tachycardia in children with minimal radiation exposure using the CARTO3 system. Pacing Clin Electrophysiol. 2016;39(1):36–41.
37. Raju H, Whitaker J, Taylor C, Wright M. Electroanatomic mapping and transoesophageal echocardiography for near zero fluoroscopy during complex left atrial ablation. Heart Lung Circ. 2016;25(7):652–60.
38. Clark BC, Sumihara K, McCarter R, Berul CI, Moak JP. Getting to zero: impact of electroanatomical mapping on fluoroscopy use in pediatric catheter ablation. J Interv Card Electrophysiol. 2016;46(2):183–9.
39. Kuhne M, Knecht S, Muhl A, et al. Fluoroscopy-free pulmonary vein isolation in patients with atrial fibrillation and a patent foramen ovale using solely an electroanatomic mapping system. PLoS One. 2016;11(1):e0148059.
40. Nagaraju L, Menon D, Aziz PF. Use of 3D electroanatomical navigation (CARTO-3) to minimize or eliminate fluoroscopy use in the ablation of pediatric supraventricular tachyarrhythmias. Pacing Clin Electrophysiol. 2016;39(6):574–80.
41. Cano O, Andres A, Osca J, et al. Safety and feasibility of a minimally fluoroscopic approach for ventricular tachycardia ablation in patients with structural heart disease: Influence of the ventricular tachycardia substrate. Circ Arrhythm Electrophysiol. 2016;9(2):e003706.
42. Lerman BB, Markowitz SM, Liu CF, Thomas G, Ip JE, Cheung JW. Fluoroless catheter ablation of atrial fibrillation. Heart Rhythm. 2017;14(6):928–34.
43. McCauley MD, Patel N, Greenberg SJ, Molina-Razavi JE, Safavi-Naeini P, Razavi M. Fluoroscopy-

free atrial transseptal puncture. Eur J Arrhthymia Electrophysiol. 2016;2(2):57–61.
44. Clark BC, Sumihara K, Berul CI, Moak JP. Off the pedal: fluoroless transseptal puncture in pediatric supraventricular tachycardia ablation. Pacing Clin Electrophysiol. 2017;40(11):1254–9.
45. Jan M, Zizek D, Rupar K, et al. Fluoroless catheter ablation of various right and left sided supraventricular tachycardias in children and adolescents. Int J Cardiovasc Imaging. 2016;32(11):1609–16.
46. Fernandez-Gomez JM, Morina-Vazquez P, Morales Edel R, Venegas-Gamero J, Barba-Pichardo R, Carranza MH. Exclusion of fluoroscopy use in catheter ablation procedures: six years of experience at a single center. J Cardiovasc Electrophysiol. 2014;25(6):638–44.
47. Seizer P, Bucher V, Frische C, et al. Efficacy and safety of zero-fluoroscopy ablation for supraventricular tachycardias. use of optional contact force measurement for zero-fluoroscopy ablation in a clinical routine setting. Herz. 2016;41(3):241–5.
48. Sanchez JM, Yanics MA, Wilson P, Doshi A, Kurian T, Pieper S. Fluoroless catheter ablation in adults: a single center experience. J Interv Card Electrophysiol. 2016;45(2):199–207.
49. Razminia M, Willoughby MC, Demo H, et al. Fluoroless catheter ablation of cardiac arrhythmias: a 5-year experience. Pacing Clin Electrophysiol. 2017;40(4):425–33.
50. Bigelow AM, Smith PC, Timberlake DT, et al. Procedural outcomes of fluoroless catheter ablation outside the traditional catheterization lab. Europace. 2017;19(8):1378–84.

第 7 章

房室结折返性心动过速的零射线消融

Miguel Alvarez Lopez, María Emilce Trucco, Félix Ayala-Paredes

简介

房室结是一种复杂的结构，在正常房室结生理学中，来自窦房结的每个电冲动以递减特性进行传导，通常经房室结的前部（或上部）传导，即所谓的快径路（fast pathway, FP），在体表心电图表现为 PR 间期为 120~200ms。但典型 AVNRT 期间，需要另一传导径路完成折返，即所谓的慢径路（slow pathway, SP）。对于大多数患者而言，慢径路位于房室结的后部（或下部），靠近冠状窦口。典型 AVNRT 发作时，正常传导顺序倒置，前向传导由 SP（体表心电图表现为长 RP 间期）进行，因 FP 通常被房性早搏（较 FP 有效不应期更早）所阻断，如果 SP 前向传导足够缓慢，允许 FP 从不应期中恢复，则电传导可同时继续前传至心室，并且同时从不应期中恢复的 FP 逆传再重新开始新的折返。

AVNRT 是最常见的阵发性室上性心动过速，好发于 20~40 岁，女性更为常见。为了彻底阻断 AVNRT，必须要阻断或改良折返环中一个环路，通常靶点是慢径路（SP）。

M. A. Lopez
Cardiology Service, Arrhythmia Unit, Hospital Universitario Virgen de las Nieves, Granada, Spain
e-mail: Miguel.alvarez.sspa@juntadeadalucia.es

M. E. Trucco
Department of Cardiology, Arrhythmia Unit, Hospital Universitari Dr. Josep Trueta, Girona, Spain
e-mail: metrucco.girona.ics@gencat.cat

F. Ayala-Paredes (✉)
Division of Cardiology, Centre Hospitalier Universitaire de Sherbrooke, Sherbrooke, Canada
e-mail: felix.ayala-paredes@usherbrooke.ca

解剖、正常和异常生理学

房室结是一种心内膜结构，位于 Koch 三角前上方的右侧房间隔内。在大多数情况下，右冠状动脉负责供应房室结。术者可以将记录的 His 电位等同于 FP 电位，通过 His 电位标记出 His 导管的位置作为重要参考，以防在后续的消融过程中 His 束(以及房室结附近向后和向下的结构)受到损伤。在典型的 AVNRT 中,第一次激动逆传并不是发生在 His 水平,而是发生在 His 束和冠状窦顶部的中间:RAO 视图下位于 Todaro 腱(电屏障)之后;LAO 视图下更靠近间隔左侧。SP 电位(大多数导管的标准双极间距为 5mm)很少显示为像 His 束(几乎总是很容易找到)一样清晰的信号,这就是为什么经常仅通过解剖定位方法来消融 SP 的原因。如果只有一个 FP,则可能会有多个 SP 位点,当决定对 SP 进行消融时,在许多情况下,最好是在任何时候都能最大限度地安全显示导管。

本章不打算去阐述房室结的电学特性,也不打算列出实现 AVNRT 诊断的所有操作方法,相关的细节,请参阅其他优秀的电生理书籍或相关文献。笔者只想阐述如何在零射线下进行标测和消融。但进入零射线消融话题之前,需要考虑一些问题。

很多年前人们就发现房室结对额外刺激会产生反应:通过在一系列固定刺激(不应期均质化)后应用递减刺激证明房室结存在双径路现象。正常反应是随着刺激频率加快,房室结呈现出递减传导特性。当刺激的偶联间期减少,房室结突然出现跳跃传导(增加超过 50ms)时,FP 进入不应期,激动经 SP 前传使心室去极化[1]。

房室结双径路现象在多达一半的人群中很常见,但启动 AVNRT 还需要另外两个条件。首先,两条径路的不应期差异应足够大,以至于折返能够发生(在房室结水平,两条径路都会随着年龄的增长而“变慢变老”)。SP 在 40 岁之前很少“变老”,但在一些患者,SP 提前发生退行性变,衰老速度超过 FP,使得两条径路不应期存在显著差异,一旦 FP 阻滞,激动返回改经 SP 前向传导(不应期也会受到自主神经功能影响发生很大变化,但 FP 和 SP 之间不应期的“窗口”越长,越容易启动折返)。第二,一个适时的早搏,早搏阻滞 FP,通过 SP 前向传导启动折返,并通过从不应期中恢复的 FP 逆传至心房。恢复的 FP 传导速度比 SP 快,因此逆传速度大于前传速度,心室和心房几乎同时被激动(当逆行 P 波非常接近 QRS 波时,这种折返的第一次搏动称之为心房回搏);第一次回波激动逆传后,激动再次到达 SP,并在房室结的后部(下部)前传,折返由此建立,AVNRT 开始。

上述解剖和生理学关系符合典型慢-快型 AVNRT(FP 处于有效不应期,激动通过 SP 前传,然后通过从不应期中恢复的 FP 逆传,完成折返)的特点,占临床实践中遇到所有 AVNRT 的 90%。但在某些情况下,前传和逆传方向是相反的:“快-慢”型 AVNRT,第一次逆传激动在到达心房之前先到达冠状窦的不同解剖水平。还有一些更为罕见的表现形式,两个径路具有相似的 ERP(慢-慢型 AVNRT),前传逆传时间也相似。

在一些患者中,可以通过使用改变不应期的药物(通常是异丙肾上腺素加快传导,β受体阻滞剂[2]或钙通道阻滞剂减慢传导,在某一点可触发折返)进行诱发;对 SP 首次尝试消融损伤后进行诱发;或者在无明显“跳跃”现象的情况下逐渐增加的 AV 传导时间(逐渐缩短 S1S1 短阵刺激测量文氏点期间,或出现小“跳跃”,但未达到 50ms 的“跳跃”截断值);但即便在上述情况下,“慢”径路区域的消融也终止了 AVNRT,证实了有时双径路之间较小的不应期差异也足以维持

AVNRT 发作。

在 AVNRT 中，唯一必要的核心是房室结(包括结周组织)；心房心室可不参与，不需要心房心室来维持心律失常。心动过速时的传导是向心性的(最早激动的位点在中央 His 束区，冠状窦通常从近端到远端激活)。

即便不需要，也会对一些到急诊室就诊的 AVNRT 患者进行肌钙蛋白测量，有时测量值会异常；由于年轻患者很少发生冠状动脉疾病，AVNRT 患者肌钙蛋白值升高，主要是因为非常快的心室率会引起心肌的过度延展，超过 190bpm 的室上性心动过速与肌钙蛋白异常升高相关[3]。

AVNRT 的侵入性治疗

针对 AVNRT 的急性发作处理，颈动脉窦按摩或 Valsalva 动作[4,5]是有效方法。如果没有效果，在医院内静脉注射腺苷是终止 AVNRT 的首选方法[6]。

在笔者所在的中心，大多数医生都认为对 AVNRT 唯一有效的治疗方法是射频消融，通常以 SP 为消融靶点，即刻成功率超过 95%，复发率低于 10%，完全性房室传导阻滞的并发症发生率低，为 0~1%，主要取决于消融所选取的能量类型。

如果仍用药物(β-或钙通道阻滞剂)预防 AVNRT 复发，效果仅仅是治标而不治本。大多数年轻患者很少终身接受药物治疗；而老年患者一旦开始药物治疗，有时可能会出现自相矛盾的反应，发作次数更频繁(如果 SP 传导速度过慢，任何早搏启动心律失常的“窗口”就会变宽[2])。

消融现在是一门简单的技术，它在短短几年间迎来跨越式发展，从外科消融[7-9]发展到直接直流电同时毁损 SP 和 FP [10-14]、射频消融[15]、选择性 SP 消融[16-19]和冷冻消融[20,21]。

AVNRT 患者的电生理检查

即便并发症发生率很低，同样也需要做好术前准备工作：包括医生之间的术前讨论和医患之间的术前谈话，以及在术前至少 2~3 天停用所有房室结阻滞剂(或停用至少 5 个半衰期，以较长者为准)。

正如在任何医疗活动中一样，有多种方法可以进行这种类型的消融。通常放置的诊断导管越多，获得的相关信息就越多，有助于初学者进行有效的鉴别诊断。当医生具备更多的消融手术经验时，仅需放置较少的导管即可获得相同的信息，但仍然不建议有经验的术者对所有的电生理检查和 AVNRT 消融都仅用一根导管完成。

体表心电图有助于确定需要放置几根导管，在诊断非常明确的情况下，需要电生理检查获取的信息就相对较少。最完整的电生理检查需要放置四根诊断导管，包括高位右房电极、His 束电极、右心室电极和冠状窦电极各一根；所有导管均可通过双侧股静脉分别置入，如果冠状窦电极难以通过股静脉置入，则可以通过上肢颈静脉、锁骨下静脉或肱静脉入路放置冠状窦电极。通常，从股静脉置入的冠状窦电极可以标测 CS 的顶部，而从上肢静脉置入的冠状窦电极可以标测 CS 的底部。术中通常会用到轻度镇静处理，但对于 AVNRT，尽量减少使用，因过多镇静药会使心律失常难以诱发。

零射线下导管放置

整个手术过程中最困难的部分就是导

管放置，不是因为导管本身置入困难，而是因为在零射线下放置导管需要一种新的方法和模式：使用新的三维系统进行导航，最开始时要注意对腔内电图(EGM)的使用，然后通过导管拖拽对感兴趣的腔室进行解剖学重建，有经验的术者仅需通过腔内电图和导管可视化即可完成消融手术。关于导管放置的细节操作请参考本书的相关章节。简而言之，第一根导管从腹股沟经下腔静脉(IVC)缓慢推进，直至检测到心房腔内电图，如果推进速度过快，则导管可能会通过上腔静脉(SVC)；在一开始经验较少时，在体外用导管测量腹股沟到胸部的距离有助于了解导管需要推进的距离，直至抵达心房腔；如果IVC瓣膜阻止导管进入心房腔，则可以选择使用更软更小的四极导管，直至看到心房电信号，然后随着瓣膜打开，更硬的导管推进将变得更容易；最开始没有任何经验时，可在第一根导管推进时留下一些“标记”，以显示抵达心房的路径(图 7.1)。一旦移动导管位于心房，通过轻柔地拖拽和旋转导管将IVC和SVC“画”出来，然后重建出右心房；最开始阶段，通过RAO和LAO同时视图有助于确定移动导管的运动轨迹和方向。三尖瓣环在同时存在心房和心室电信号的部位很容易被标记出来，His束位于(并标记)其常规

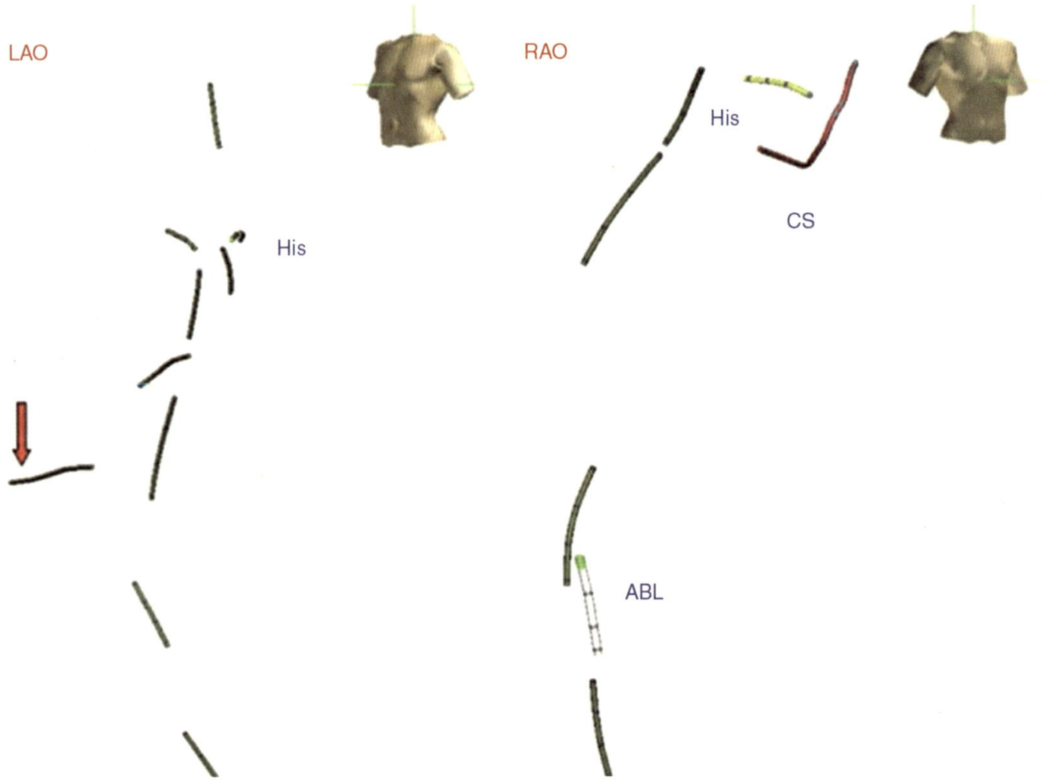

图 7.1 NavX系统。在LAO和RAO视图上，在引入第一根导管的行进路径上留下一些“标记”，允许其他导管按照标记的“路径”行进；LAO视图下，右肝下静脉标有红色箭头，以避免消融(ABL)导管误入该静脉。冠状窦电极远端进入冠状窦左上分支静脉中。LAO，左前斜位；RAO，右前斜位；His，希氏束导管；CS，冠状窦导管；ABL，消融导管。

位置，也是通过心腔内电图上的 His 电位确认；然后将导管向后弯曲并向前推送，获得更大的心室电信号；然后轻轻回拉、顺时针旋转、同时松弯，即可进入冠状窦口，导管推进至冠状窦尽量远端处，建立冠状窦解剖模型。所需的其他导管的置入方式与之前描述类似；基于三维系统，如果需要，可将参考电极切换为冠状窦内的十极导管电极。开始准备进行电生理检查：以标准刺激模式证明存在房室结双径路现象、没有其他相关的机制和基质、进行 SVT 诱发（图 7.2）。

电生理检查

一旦导管放置成功并完成基础测量后，首先进行心房递减刺激，然后进行心室递减刺激（以寻找房室和室房文氏点）。当 S1S1 递减刺激诱发的 AH（PR）间期逐渐延长，直至出现 P 波内嵌于前一 QRS 波中，这种简单的方法有时会证明存在房室结双径路现象；这种现象也往往发生在找到文氏点之前，在某些情况下，S1S1 递减刺激即可诱发 AVNRT。

采用心室程序刺激将有助于排除旁道，比如观察到 VA 分离，或者当逆向传导为向心性时（His 电极出现最早心房激动，心房最晚激动发生在冠状窦远端电极），至少排除左侧旁道的存在。旁道很少存在递减特性，因此递减型逆向传导（P 波出现得越来越晚）使得鉴别诊断中旁道的可能性大大降低。

可行心房（或心室）程序性刺激（固定频率 S1 和偶联间期 S2 进行性递减 10ms），当发现至少 50ms 的“跳跃”时，则证明存在房室结双径路现象。常规行 S1S1 周长 600ms 和 400ms 刺激，但需根据不同情况进行选择：如果预估在 400ms 之前发现文氏点，则 S1S1 刺激频率需要慢一些（比如 600ms）；如果应用了异丙肾上腺素，则 S1S1 刺激频率需要快一些（比如 400ms）。

如果尚未发现心律失常，可以采取以下方法。

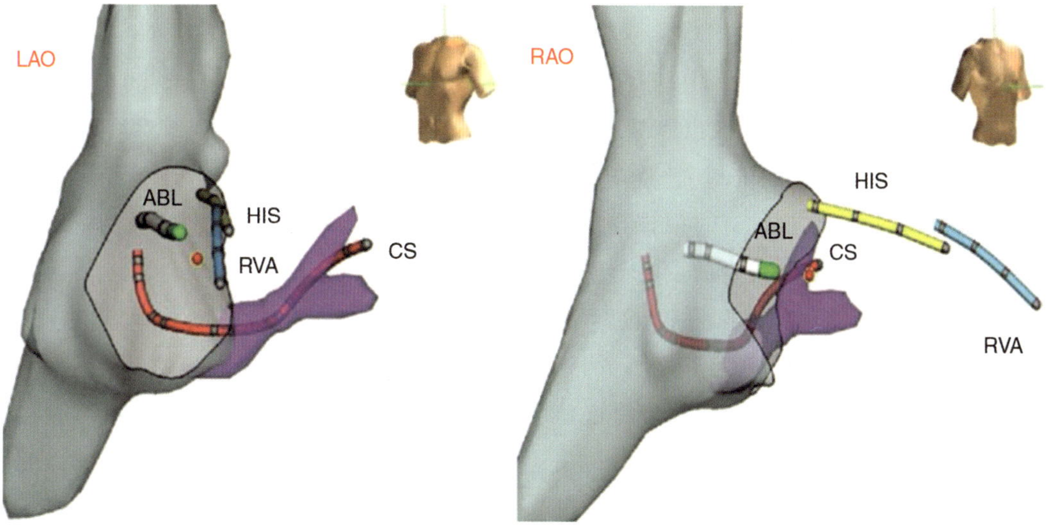

图 7.2　NavX 系统上标准的 LAO 位和 RAO 位视图，显示 4 个导管：冠状窦导管（CS，来自冠状窦左上分支静脉）、希氏束（His）导管、右室心尖部（RVA）导管和消融（ABL）导管（在三尖瓣环附近导航）。

(1)使患者从镇静中恢复。

(2)增加额外刺激(S1-S2-S3 等)的数量,房室结不应期之前先达到心房有效不应期。

(3)静脉注射异丙肾上腺素(使心率至少增加 10%),然后重复之前所有心房和心室的程序刺激方案。

(4)停止静脉注射异丙肾上腺素,并在药物“洗脱期”内继续重复电生理刺激诱发。

(5)改变刺激位点(冠状窦、低位右房)。

(6)使用半衰期短的 β 受体阻滞剂(改变一条径路的不应期和传导特性,使其与另一条径路显著不同)。

(7)如果是绝经前女性,尝试在下一次月经期两周后重复进行电生理检查。

理想情况下,应该能够以可重复的方式诱发 AVNRT,阻断容易诱发的心律失常才是最好的消融目标。

鉴别诊断

很少有心律失常的机制仅通过一种方法即可得到证实;在大多数情况下,不同的信息片段会增加鉴别诊断的困难,很难直接确认或排除假设的某个机制;即便事实很清楚,也不能仅依赖一个证据做出判断,因为人往往只看到期望发现的机制,已经先入为主地排除了一些机制,因此有时很难看到一个明确的证据,证明心律失常的发生与期望不同。房室结双径路现象和程序刺激过程中出现的“跳跃”现象与 AVNRT 高度相关,但有时还需要旁道参与逆向传导并维持心律失常的发生。AVNRT 的诊断是排除心律失常其他可能机制的总和。

有一些简单的方法可以排除其他机制[22]。

(1)如果心律失常期间,心房和心室无一对一关系,则排除旁道。

(2)典型的 AVNRT 以向心性方式传导,HA 间期短(VA 小于 70ms),而其他心律失常的 VA 则大于 100ms。

(3)如果短暂而更加快速的心房或心室起搏刺激(无拖带)与心律失常分离,则也可以排除旁道相关机制参与。

(4)心室刺激下,以短暂而更加快速的起搏成功拖带后将出现两种不同的传导模式:AAV 型或 AV 型,前者提示为房性心动过速,而后者提示为折返性心律失常(AVNRT 或 AVRT)。

(5)在窦性心律期间,以偶联间期逐渐缩短的心室额外刺激引起 VA 递减性传导,则排除旁道。

(6)希氏束旁起搏时,无 His 夺获时 VA 间期延长。

(7)心室刺激时 VA 间期与心动过速时 VA 间期之间的差值>85ms。

(8)心室起搏后间期>115ms。

(9)心动过速时 HA 间期<心室起搏时 HA 间期。

(10)在心律失常发作时,如果在 His 不应期给予心室额外刺激,能够使 A 波提前,则证明存在旁道;如果没有 A 波出现但心律失常突然被终止,则证明旁道参与了心律失常的发生。

一旦排除了其他机制,则可以确诊为 AVNRT,就可以安全地开始消融。当使用有限数量导管时,可能需要在心律失常发作时改变导管的位置,确认激动顺序始终以间隔部最早(比如,如果仅有 His 电极和冠状窦电极,如果心律失常发作时没将导管移至右心房,将会漏诊右房房性心动过速,因为右房房性心动过速时右房激动始终早于 His 电极上心房电信号)。“奇怪的”电生理特点在大部分病例中意味着房室结(AVNRT)可能仅仅是心律失常的机制之一,而不是全部。

AVNRT 的零射线射频消融

三维标测系统的优势之一是 RAO 和 LAO 视图可以同时显示;此外,多角度甚至无限角度都可满足;导管随时可视化,提高了安全性。

在 RAO 视图中，推送消融导管进入心室获取较大的 V 波和较小的 A 波，向下逐渐靠近冠状窦口区域。尽管 His 束导管通常位于 FP 区(尽量避免),仍推荐在开始消融前，仔细寻找消融导管头端电极是否有 His 电位,进而避免损伤 FP 造成房室传导阻滞。消融导管随着心跳和呼吸位移较大,因此应在尽量远离 FP 区的位置进行消融（射频能量的传播范围远远大于导管头端接触区)。

一旦确定靶点区,轻轻小幅度顺时针旋转导管使其尽可能靠近间隔区（在 LAO 视图下确认)，开始在尽可能偏下的位置进行消融（在解剖平面上靠后或尾部/背部),寻找较大的心室波和一个较小(尽可能为碎裂波,心房波与心室波的幅度比例大概为 1:4)的心房波(如果心房波信号太大,则将消融导管向冠状窦口移动，同时在 LAO 视图下再次确认;然后开始以功率 20~40W,使用非灌注 4mm 导管进行消融,每次消融 15~20s,等待出现交界区心律,即证实消融靶点在慢径路;如果出现交界区心律,可以继续巩固消融 30~60s;如果没出现交界区心律,可以小幅度推进或后撤消融导管寻找更佳的电图靶点；如果一直没有交界区心律出现,将消融导管向上靠近 FP 区缓慢移动，直到非常接近(距 His 区小于 1cm 处)时停止移动,严密观察下继续消融)。出现交界区心律后,需要持续严密观察，通常 1~2min 后自主节律会完全消失,恢复窦性心律;在消融导管到位后和放电前,应确认导管未移位至冠状窦内。通过旋转虚拟解剖模型,可以很容易地实现 X 线透视下难以想象的消融成功率(图 7.3)。

使用三维标测系统进行零射线 SP 消融有很多好处:导管随时可见,His 导管在虚拟解剖中被标记出，避免消融导管过度靠近(如果吸气动作过大会导致消融导管移位,需要及时安全停止消融)；冠状窦在虚拟解剖图中用不同颜色进行标记,以帮助更好地确定消融导管在消融时于三尖瓣环和冠状窦口之间的弹跳动作。通过使 LAO 位略向尾侧倾斜，可以使 SP 区域的消融导管显示更加清楚,方便指导消融。当对冠状窦口的顶部进行消融时,使 LAO 位略向头侧倾斜,以便能清晰地看到消融导管，防止其接近 His 区的后侧（该视图对冷冻消融也很有价值,因为这通常是冷冻消融成功的区域)[23]。

在消融过程中，必须确认存在稳定的 AV 关系(即一个 P 波紧接着一个 QRS 波);出现任何单个的 P 波或 QRS 波均应立即停止放电。当交界区心律出现时,开始心房起搏,监测心室是否为 1:1 传导,特别当消融导管靠近 His 束(FP)区进行消融时。

当消融靶点出现良好的交界区心律时,应再次诱发心律失常。如果心律失常不可诱发,则消融手术即可停止;手术的最低目标为防止心律失常的复发;如果 SP 生理学“跳跃”仍持续存在,但程序刺激没有或只有一个“回波”,则认为消融手术是成功的;如果 SP 被完全阻断,并且不再出现“跳跃”现象,

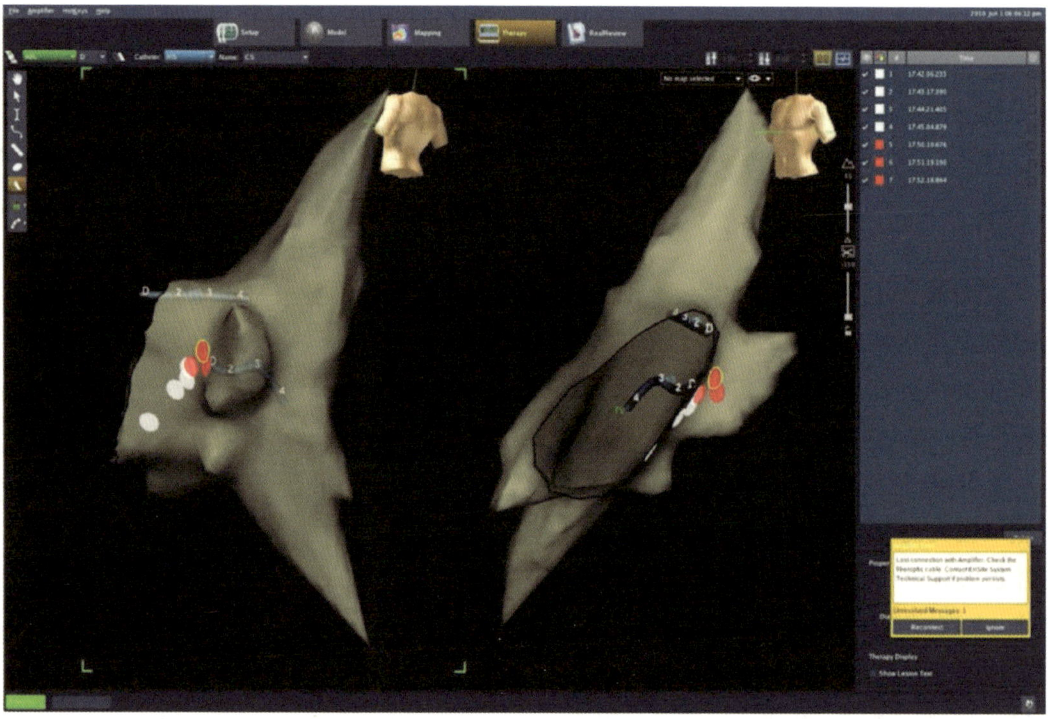

图 7.3 NavX 系统。偏后的 LAO 视图(左图)和标准的 LAO 视图(右图)用于确认消融导管朝后的方向(左图，靠近冠状窦口前部),确认消融导管与间隔部的接触(右图),同时确认仍远离 His 导管(上方导管)。

则可以认为手术获得最佳效果。局部损毁是首选,但随着时间和经验积累,可以在不停止放电的情况下,小幅度移动消融导管以寻找最佳的交界区心律。

在有效消融后,通常可以等待 30~60min(未有任何证据支持),以观察 SP 是否“恢复”。

有些患者冠状窦口巨大,消融导管总是向冠状窦内移位;老年患者的 Todaro 腱随着年龄增加逐渐萎缩,使房室结-His 束区更靠近冠状窦口,进而减少了可供消融的面积。在这些情况下,通常在冠状窦口 2cm 范围内寻找 SP 区进行消融(设定较低消融能量为 20~30W)。

不幸的是,如何把握好消融靶点到 His 区的距离进行射频消融并不是一门精确的科学;这取决于消融时患者的年龄、症状严重程度及何种消融能量,所有这些都可以总结为经验,但经验更多是来自消融靶点距离 His 区过近导致房室传导阻滞这样的惨痛教训。为了避免房室传导阻滞,应该首先对冠状窦内假定慢径路进行尝试消融,而不是越来越靠近致密房室结和 His 区进行消融。很少仅在左侧发现 SP,但需要行房间隔穿刺进行确认(相同的考虑:二尖瓣环靠后区域的大“V”、小而碎裂的“A”)(图 7.4)。

当消融到冠状窦口后部或非常接近冠状窦口后部时(远离 His 区域且无 His 电位),出现完全性房室传导阻滞的情况非常罕见;相关机制可能会对房室结动脉造成机械性损伤,出现缺血性房室传导阻滞;无论房室结动脉起源于何处,房室结均无双重供应,如果该终末动脉闭塞,则可能出现房室传导阻滞;另一种可能是老年患者经常会出现致密房室结向下移位。

为了实现零射线消融,笔者所在的中心应用 Biosense Carto-3 系统进行一项小型研究,纳入 39 例患者,在所有患者构建的虚拟解剖模型中标记了 His 电位所在的位置;所有患者的 His 电位均记录在多个部位,平均 His 电位区域面积为 1.44cm²;从距离 His 区较近的有效消融靶点到 His 区尾部和头部的平均距离分别为 15.9mm 和 25.5mm(His 区尾部到消融靶点的距离范围为 4.7~31.5mm,His 区头部到消融靶点的范围为 10.9~39.9mm)。笔者所在的中心有一例术中发生完全性房室传导阻滞的 AVNRT 患者:患者为无休止性 AVNRT (首次射频消融后),当继续向距离 His 区更近的部位进行消融时,没有意识到最高处的消融靶点仅距离 His 区的尾部 6mm,但距离 His 区的头部 26.9mm(通常为单根四极导管的位置)。该病例告诫所有术者 FP 有时与 X 线透视判定“安全”位置的距离是如此之近。迄今为止,在 200 多例患者中,如果消融靶点距离 His 区尾部至少 10mm 以上,尚未发现短暂或完全性房室传导阻滞;因此,笔者所在中心认为距离 His 区最低点(尾部)10mm 以上的位置可能是射频消融的安全窗口,但在 X 线透视下无法标记出 His 区的最低点或尾部,这是三维标测系统的另一个优势所在 (图 7.5a,b)[24]。

通常,消融导管向上行进(接近 His 导管)是很诱人的策略(尤其是向上行进消融过程中获得良好的交界区心律时,这很容易理解,导管向上移动的范围内都存在慢径路)。如果在距离 His 区较低的位置消融获得了良好的交界区心律时,说明该 SP 已经被损毁;如果 AVNRT 仍可诱发,则可能有其他 SP 参与其中,需要进入冠状窦内或左侧,

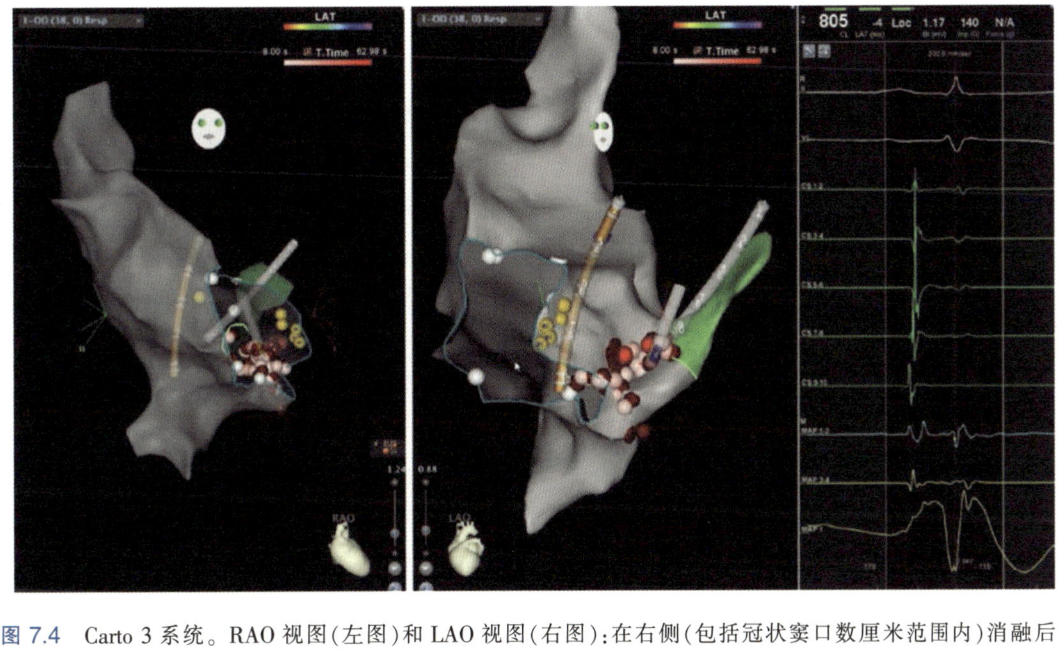

图 7.4 Carto 3 系统。RAO 视图(左图)和 LAO 视图(右图):在右侧(包括冠状窦口数厘米范围内)消融后,AVNRT 仍可诱发,消融导管经未闭的卵圆孔(PFO)进入左心房,在二尖瓣环后间隔处消融成功。

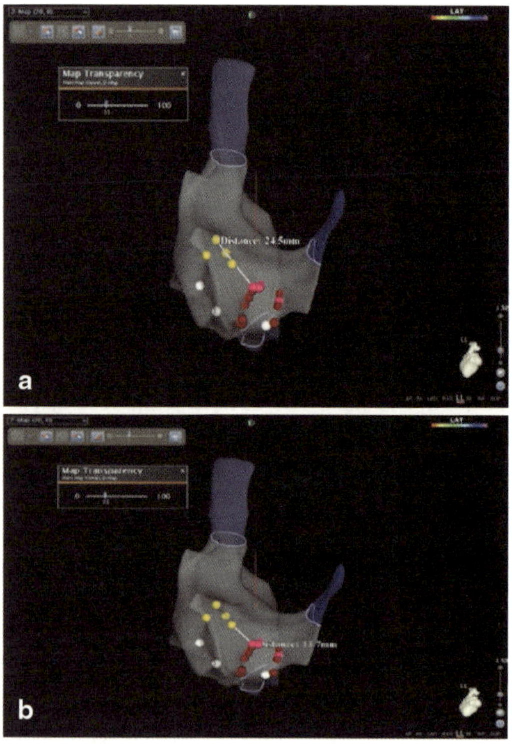

图 7.5 Carto 3 系统。a 图和 b 图均为 LAO 位视图。(a) 显示成功消融靶点与记录 His 电位最高点之间的距离(通常是 His 导管所在的位置,安全而舒适的距离 24.5mm)。(b)His 电位可以在较远的部位被记录到,成功消融靶点与记录 His 电位最低点的实际距离为 13.7mm。

尝试安全地消融所有引起 AVNRT 的 SP 是有益的。术者可以陆续摧毁间隔部所有兴奋的 SP,关闭所有折返环,但消融靶点会越来越邻近致密房室结,代价就是有时会出现房室传导阻滞;向左侧进行消融很费时,但很安全(图 7.4)。

对于有经验的术者,是否对右心房和冠状窦进行三维重建存在一定争议。很多术者已经习惯于在没有任何清晰图像只有相关解剖结构模糊影像(X 线透视)的情况下工作,而且目前尚没有任何随机临床试验证明三维重建可以提高消融的安全性或成功率。在 Granada 进行的一项病例对照研究表明,三维重建只是增加了手术时间,没有任何其他优势。然而,在手术开始时进行三维重建有助于更好地理解相关的解剖学结构,增加零射线下导管定位和导航标测消融的信心。在 Granada,术者已经停止了三维重建,基于心电信号和导管可视化进行消融(图 7.6)。

当消融靶点太靠近 His 区无法安全地进行射频消融时,也可以选择其他能量源进行消融(如冷冻消融),或者接受对 SP 的改良而不是完全损毁,以后观察长期的后效应。

既往病例记载有心律失常发作,但手术中没有诱发心律失常的情况下(有时甚至没有明确的 50ms“跳跃”来证明存在房室结双径路现象),可以在没有发现其他心律失常机制的情况下尝试消融 SP,方法与之前相同。三维标测系统在这种情况下也能提供一些帮助;最近一项研究显示,在窦性心律下应用电压标测和激动标测 (NavX 系统和 Carto 系统),成功的消融靶点(Koch 三角区内)位于电压标测移行区附近(3~5mm),当在最早激动的部位进行消融时,95%的患者出现了交界区心律[25]。笔者所在的中心应用 Rhythmia 系统的高精密度标测成功复制了上述经验方法,在大多数患者的电压标测移行区邻近区域记录到了 SP 电信号,窦性心律下对最早激动部位消融后,AVNRT 终止(图 7.7)。

AVNRT 的零射线冷冻消融

多数情况下,射频消融是一种安全、成功的手术方法;即便对房室传导造成永久性损伤的风险仅有 1%,但对于某些患者来说风险仍然过高;或者射频消融术后心律失常仍可诱发,且在 FP 附近应用射频消融风险

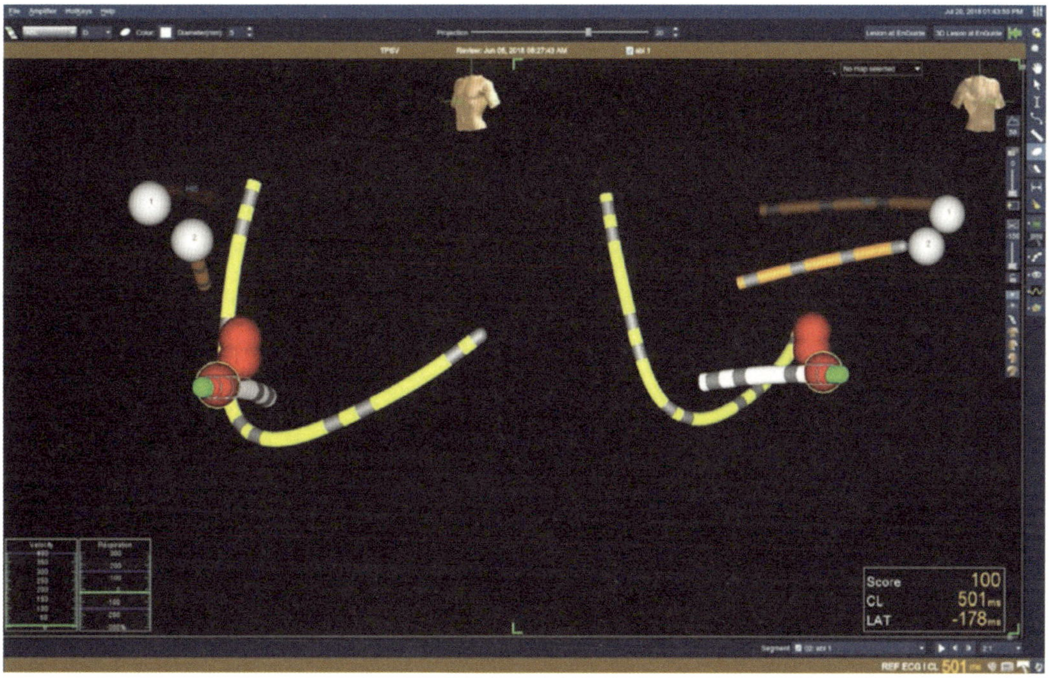

图 7.6　使用三维系统进行 AVNRT 消融，仅显示导管，无任何解剖重建；导管可视化和腔内电图为成功消融提供了保证。

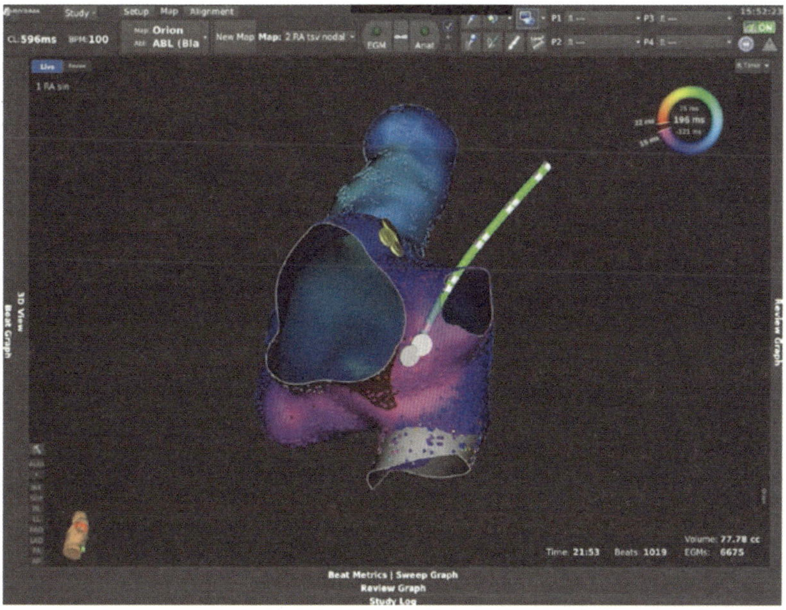

图 7.7　Rhythmia 系统在窦性节律下的高精密度激动标测图。深红色显示为最早激动部位(在三尖瓣环 5 点钟位置)；His 区显示为黄色点，SP 信号显示为灰色点。当冷冻球囊在其他部位消融失败时，可于该最早激动部位成功进行冷冻消融。

过高的情况下，可以选择20世纪末在蒙特利尔开发的这项新技术——冷冻消融。

任何冷冻导管均可与雅培公司NavX系统和波士顿科学Rhythmia系统兼容使用。冷冻消融不受年龄限制，当患者偏年轻无法接受房室传导阻滞并发症时，由术者决定可以选择冷冻消融(2017年，笔者所在的中心认为房室结附近需要消融时，年龄小于50岁的患者应选择冷冻消融)。

Carto系统需要一些“技巧欺骗”来避免成本上升。首先安排一天中需要确定消融的患者(如房扑或旁道-房室折返性心动过速的病例)，然后安排下一个心律失常诊断不明确的病例(需要电生理检查)或使用冷冻导管进行消融；将先前患者的消融导管放置在新病例胸部区域(通常在床垫下)下方的袋子中，标测导管应位于“矩阵”区域以便能创建虚拟解剖结构图；然后使用磁电双定位可调弯标测导管重建虚拟解剖结构，而后冷冻导管就可以和其他导管一样进行可视化操控，并用于消融(注意不能自动获取消融点)。

所有的解剖学和生理学评估目的都是一样，即寻找准确合适的SP消融靶点。冷冻消融可将意外发生完全性房室传导阻滞的风险降低至0，这是由多种因素决定的：低温黏附(一旦冷冻开始，冷冻导管黏附于组织上)；消融病灶范围更小、更浅、边界更锐利。笔者总结了冷冻消融相关的主要概念。

(1)更安全的技术并不意味着完全性房室传导阻滞不会发生；如果靶点非常接近FP区，可以应用冷冻消融技术，因为所有周围组织的温度都较高，冷冻只应用于导管和组织之间的接触面；更重要的是，可使用低温标测技术(在-30℃测试安全性)，如果低温标测停止，即便发生完全性房室传导阻滞，在-30℃时也是可逆的；或继续冷冻到-70℃至-80℃以获得永久性损伤(冷冻30s后应检测SP是否受损，避免长时间无效冷冻)。

(2)一次彻底冷冻需要4~5min，术中应监测AH间期，AH间期出现延长需要停止冷冻，避免继发房室结损伤。

(3)与射频消融相比，冷冻过程中很少或从未出现交界区心律。

(4)由于冷冻病灶体积小，可在His区附近反复应用以减少复发；一旦SP损毁，在有效消融靶点部位冷冻4min后即开始复温，当复温到0℃(导管不再黏附于组织上)时，建议可以开始新的“安全”冷冻。

没有相关指南明确冷冻消融的具体适应证，但不同能量源的消融方法可以优势互补，当心律失常射频消融因暂时性房室传导阻滞而变得复杂，或心律失常在射频消融后仍可诱发，或1%的完全性房室传导阻滞风险被认为过高时，均可使用冷冻消融，较新的冷冻导管具有相似的疗效，且风险较小[26]。

结果

AVNRT的零射线消融与常规X线透视消融效果相当，安全性和成功率均无明显不同。目前，大多数研究结果来自单中心试验(大多数情况下是由这些中心的单个术者完成)。关于室上性心动过速消融的多中心临床试验已逐渐展开：西班牙团队应用EnSite NavX系统[27]注册病例，意大利团队应用Carto系统[28]注册病例。手术即刻成功率分别96.4%和100%，并发症发生率也很低，分别仅为0.8%和0.3%。西班牙团队登记注册的86.7%病例为零射线消融（大部分为右侧心律失常手术)，意大利团队登记注册的67.2%

病例为零射线消融,术者经验和患者年龄是完全实现零射线消融手术的预测因素。即便不是所有患者都在完全零射线环境中接受治疗,辐射暴露剂量也会大大减少,预测未来预期的癌症发病率也会显著降低[29]。

零射线情况下,究竟需要多少步骤可以完成大部分手术操作?这个问题没有绝对的答案,这取决于很多不同的因素,主要与术者个人偏好和习惯相关;而且,通常电生理医生年龄越大,越不愿意接受改变,而在培训期间接触零射线消融技术的初级电生理医生和女性电生理医生在临床实践中更容易快速地接受零射线消融。在意大利注册中心,所有室上性心律失常和其他心律失常均可采用零射线消融,在 30 例零射线消融病例后,大多数术者具备足够的信心完全在零射线下进行消融,其他研究报道认为,17 例零射线消融病例后,术者将会基本成熟[30]。笔者认为,如果术者坚信所用的三维标测系统能够很好地反映导管的位置,则男/女性电生理医生一开始就会不穿铅围裙开始手术,如果术中出现一些困难,则可以尝试应用其他方法来解决问题。如果一开始就穿铅围裙进行手术,则很容易就回到了常规的手术状态,很难主动去想解决问题的方法。通常情况下,术者经验越丰富,需要重新穿回铅围裙的情况就越少。但是,在任何情况下,患者的安全永远是第一位的,如果有必要,仍需在 X 线透视下完成复杂情况的手术。

总结

AVNRT 的零射线消融是一种安全可行的方法,能够作为 X 线透视法的替代。零射线消融手术并发症发生率低、即刻手术成功率高,且远期预后与传统消融相当。当明确 AVNRT 以消融作为治疗目标时,需要解剖学和生理学角度的综合分析评估;通常可以区分快径路和慢径路,以便安全地消融慢径路;但房室结及其周围是一个非常复杂的网状结构,需要术者对房室结的三维空间结构有明确的认识,同时也必须时刻关注房室结区的空间复杂性,充分的认知加上尊重的态度才能有效地治愈 AVNRT。零射线(或至少符合 ALARA 原则的)理念应在未来作为 AVNRT 和其他心律失常基质消融手术的重要培训加以推广。

参考文献

1. Moe GK, Preston JB, Burlington H. Physiologic evidence for dual A-V transmission system. Circ Res. 1956;4:357–75.
2. Wu D, Denes P, Dhingra R, Khan A, Rosen KM. The effects of propranolol on induction of AV nodal reentrant paroxysmal tachycardia. Circulation. 1974;50:665–77.
3. Ben Yedder N, Roux JF, Ayala Paredes F. Troponin elevation in supraventricular tachycardia: primary dependence on heart rate. Can J Cardiol. 2011;27:105–9.
4. Lim SH, Anantharaman V, Teo WS, Goh PP, Tan AT. Comparison of treatment of supraventricular tachycardia by Valsalva manoeuvre and carotid sinus massage. Ann Emerg Med. 1998;31:30–5.
5. Walker S, Cutting P. Impact of a modified Valsalva manoeuvre in the termination of paroxysmal supraventricular tachycardia. Emerg Med J. 2010;27:287–91.
6. DiMarco JP, Sellers TD, Berne RM, West GA, Belardinelli L. Adenosine: electrophysiologic effects and therapeutic use for terminating paroxysmal supraventricular tachycardia. Circulation. 1983;68:1254–63.
7. Pritchett LC, Anderson RR, Benditt DG, Kasell J, Harrison L, Wallace AG, Sealy WC, Gallagher JJ. Reentry within the atrioventricular node: surgical cure with preservation of atrioventricular conduction. Circulation. 1979;60:440–6.
8. Ross DL, Johnson DC, Denniss AR, Cooper MJ, Richards DA, Uther JB. Curative surgery for atrioventricular junctional ("AV nodal") reentrant tachycardia. J Am Coll Cardiol. 1985;6:1383–92.
9. Cox JL, Holman WL, Cain ME. Cryosurgical treatment of atrioventricular node reentrant tachycardia. Circulation. 1987;76:1329–36.

10. Scheinman M, Morady F, Hess DS, Gonzalez R. Catheter-induced ablation of the atrioventricular junction to control refractory supraventricular arrhythmias. JAMA. 1982;248:851–5.
11. Gallagher JJ, Svenson RH, Kasell JH, et al. Catheter technique for closed-chest ablation of the atrioventricular conduction system: a therapeutic alternative for the treatment of refractory supraventricular tachycardia. N Engl J Med. 1982;306:194–200.
12. Haissaguerre M, Warin JF, Lemetayer P, Saoudi N, Guillem JP, Blanchot P. Closed-chest ablation of retrograde conduction in patients with atrioventricular nodal reentrant tachycardia. N Engl J Med. 1989;320:426–33.
13. Epstein L, Scheinman M, Langberg J, Chilson D, Goldberg HR, Griffin JC. Percutaneous catheter modification of the atrioventricular node. Circulation. 1989;80:757–68.
14. Goy JJ, Fromer M, Schlaepfer J, et al. Clinical efficacy of radiofrequency current in the treatment of patients with atrioventricular node reentrant tachycardia. J Am Coll Cardiol. 1990;6:418–23.
15. Lee MA, Morady F, Kadish A, Schamp DJ, Chin MC, Scheinman MM, Griffin JC, Lesh MD, Pederson D, Goldberfer J, Calkins H, deBuitleir M, Kou WH, Rosenheck S, Sousa J, Langberg JJ. Catheter modification of the atrioventricular junction with radiofrequency energy for control of atrioventricular nodal reentry tachycardia. Circulation. 1991;83: 827–35.
16. Haissaguerre M, Gaita F, Fischer B, Commenges D, Montserrat P, d'Ivernois C, Le Metayer P, Warin JF. Elimination of atrioventricular nodal reentrant tachycardia using discrete slow potentials to guide application of radiofrequency energy. Circulation. 1992;85:2162–75.
17. Jackman WM, Beckman KJ, McClelland JH, Wang X, Friday KJ, Roman CA, Moulton KP, Twidale N, Hazlitt A, Prior MI, Oren J, Overholt ED, Lazzara R. Treatment of supraventricular tachycardia due to atrioventricular nodal reentry by radiofrequency catheter ablation of slow-pathway conduction. N Engl J Med. 1992;327:313–8.
18. Jazayeri MR, Hempe SL, Sra JS, Hempe SL, Dhala AA, Blanck Z, Deshpande SS, Avitall B, Krum DP, Gilbert CI, Akhtar M. Selective transcatheter ablation of the fast and slow pathways using radiofrequency energy in patients with atrioventricular nodal reentrant tachycardia. Circulation. 1992;85:1318–28.
19. Akhtar M, Jazayeri MR, Sra J, Blanck Z, Desphande S, Dhala A. Atrioventricular nodal re-entry: clinical, electrophysiological, and therapeutic considerations. Circulation. 1993;88:282–95.
20. Friedman PL, Dubuc M, Green MS, Jackman WM, Keane DT, Marinchak RA, Nazari J, Packer DL, Skanes A, Steiberg JS, Stevenson WG, Tchou PJ, Wilber DJ, Worley SJ. Catheter cryoablation of supraventricular tachycardia: results of the multicenter prospective "frosty" trial. Heart Rhythm. 2004;1:129–38.
21. Rivard L, Dubuc GP, Novak P, Roy D, Macle L, Thibault B, Talajic M, Khairy P. Cryoablation outcomes for AV nodal re-entrant tachycardia comparing 4-mm versus 6-mm electrode-tip catheters. Heart Rhythm. 2008;5(2):230–4.
22. Knight BP, Ebinger M, Oral H, Kim MH, Sticherling C, Pelosi F, Michaud GF, Strickberger SA, Morady F. Diagnostic value of tachycardia features and pacing maneuvers during paroxysmal supraventricular tachycardia. J Am Coll Cardiol. 2000;36:574–82.
23. Alvarez M, Tercedor L, Almansa I, Ros N, Galdeano RS, Burillo F, Santiago P, Penas R. Safety and feasibility of catheter ablation of atrioventricular nodal re-entrant tachycardia without fluoroscopic guidance. Heart Rhythm. 2009;6(12):1714–20.
24. Chaumont J, Al Baridi E, Roux J-F, Badra M, Arseneau F, Ayala-Paredes F. His area is closer than expected to RF ablation lesions in AVNR Tachycardia. Abstract 612. CCS Congress. October 30, 2012. Toronto. Canada. Can J Cardiol. 2012;28(5):S327.
25. Kurian T, Abney LE, Gonogunta A, et al. Ablation of latest site(s) of activation within voltages bridges, voltage transition zones, and adjacent low voltage areas in the triangle of Koch to guide ablation for AVNRT. HRS May 11, 2018. Boston USA. Heart Rhythm. 2018;(5 Suppl) B-PO05-065 S515.
26. Wells P, Dubuc M, Klein GJ, Dan D, Roux JF, et al. Intracardiac ablation for atrioventricular nodal reentry tachycardia using a 6 mm distal electrode cryoablation catheter: prospective, multicenter, North American study (ICY-AVNRT). J Cardiovasc Electrophysiol. 2018;29(1):167–76.
27. Álvarez M, Bertomeu-González V, Arcocha MF, Moriña P, Tercedor L, Ferrero de Loma Á, Pachón M, García A, Pardo M, Datino T, Alonso C, Osca J, Investigators of the Spanish Multicenter Registry of Fluoroscopy-free Ablation. Nonfluoroscopic catheter ablation. Results from a prospective multicenter registry. Rev Esp Cardiol. 2017;70:699–705.
28. Pani A, Giuseppina B, Bonanno C, Bongiorni MG, et al. Predictors of zero X-ray ablation for supraventricular tachycardias in a nationwide multicenter experience. Circ Arrhythm Electrophysiol. 2018;11(3):e005529.
29. Casella M, Dello Russo A, Pelargonio G, et al. Near zerO fluoroscopic exPosure during catheter ablAtion of supRavenTricular arrhYthmias: the NO-PARTY multi-center randomized trial. Europace. 2016;18:1565–72.
30. Raziminia M, Willoughby MC, Demo H, et al. Fluoroless catheter ablation of cardiac arrhythmias: a 5-year experience. Pacing Clin Electrophysiol. 2017;40(4):425–33.

第 8 章

旁道的零射线导管消融

Santiago Horacio Rivera, José Luis Merino Llorens

简介

导管消融旁道（accessory pathway, AP）介导的心动过速是许多临床室上性心动过速(SVT)患者首选的治疗方法，常规是在X线透视指导下进行[1]。X线透视无疑是指导导管定位和消融的一种非常有效的方法。然而，X线透视需要电离辐射，患者暴露于辐射之中有潜在的有害影响，包括增加致癌的风险[2]。长期辐射暴露与皮炎、白内障、恶性肿瘤和先天性缺陷的发病率较高有关[3]。没有较低的辐射阈值来避免放射性肿瘤的出现[4]。即便是低剂量辐射也可能有害，而且任何剂量均不安全。儿童因其较高的辐射敏感性和较长的预期寿命而有较高的恶性肿瘤风险。零射线下心律失常侵入性治疗对孕妇和儿童极为重要，因为他们是辐射最易感的人群。更重要的是，更少的辐射暴露不仅对患者有益，而且在长期的介入生涯中对术者和电生理团队的健康也有益[5]。

S. H. Rivera (✉)
Cardiac Electrophisiology Department, Buenos Aires Cardiovascular Institute (ICBA), Buenos Aires, Argentina

J. L. M. Llorens
Cardiology Service, La Paz University Hospital, Madrid, Spain
e-mail: jlmerino@arritmias.net

传统的X线透视下导管标测具有有限的空间分辨率，而且使患者和医务人员身处X线透视和辐射暴露之中。电解剖标测系统(electroanatomic mapping systems, EAMS)的引入为完成简单和复杂的电生理手术提供了保证，避免和限制了辐射暴露[6]。与常规射频消融手术相比，零射线消融显著减少了X线透视时间、消融时间和辐射剂量，在手术时间、即刻成功率、长期成功率、并发症发生率和复发率方面没有显著差异[5]。在不影响疗效和安全性的前提下，零射线消融可显著减少辐射暴露。因此，患者和医生都应意识到辐射暴露的风险与所需的成像/手术之间辐射暴露平衡的益处。因此，完成零射线(或接近零射线)导管消融手术应是所有电生理实验室的终极目标。

在本章中，笔者简要更新了旁道的一些概念，然后对旁道零射线导管消融的现状进行了深入解读。

相关解剖

左侧游离壁(left free wall，FW)旁道通常在二尖瓣环附近表现出不规则的心房插入，然后绕过心外膜，并可能在不同深度穿过二尖瓣环[7]。心室插入通常向心尖分散成多个连接。典型的旁道长度为 5~10mm，最大直径为 0.1~2mm[8]。左心外膜房室沟包含左回旋支和冠状窦(CS)，在二尖瓣环的心房侧平均延伸 10~14mm[9]。左房游离壁的前界由主动脉-二尖瓣连接处很好地划分，该连接处很少存在旁道连接。三尖瓣环不太完整且不连续[10]，当右心房和右心室插入三尖瓣环时，往往相互重叠或折叠[11]。右房游离壁旁道可跨过三尖瓣环不连续处或绕过三尖瓣环心外膜侧，这些解剖学特征使消融期间导管相对不稳定[12]。

后间隔或下间隔区的解剖结构复杂，因为该区域包括一个椎体空间(图 8.1)，它代表四个心腔和冠状窦的汇合处，中央纤维体是该空间的上边界[13]。前部为室间隔，后壁由两个心房会聚形成。三尖瓣环相对于二尖瓣环向前、向下移位 5~10mm[14]。该椎体空间显示了右心房-左心室沟之间的间隙，右心房-左心室沟是右心房下内侧和左心室后上突之间的连接处，该区域的大多数旁道连接被认为是从右心房到右心室、从左心房间隔旁到左心室、从右心房间隔旁到右心室。在多达 20%的后间隔旁道中，房室环路由左心

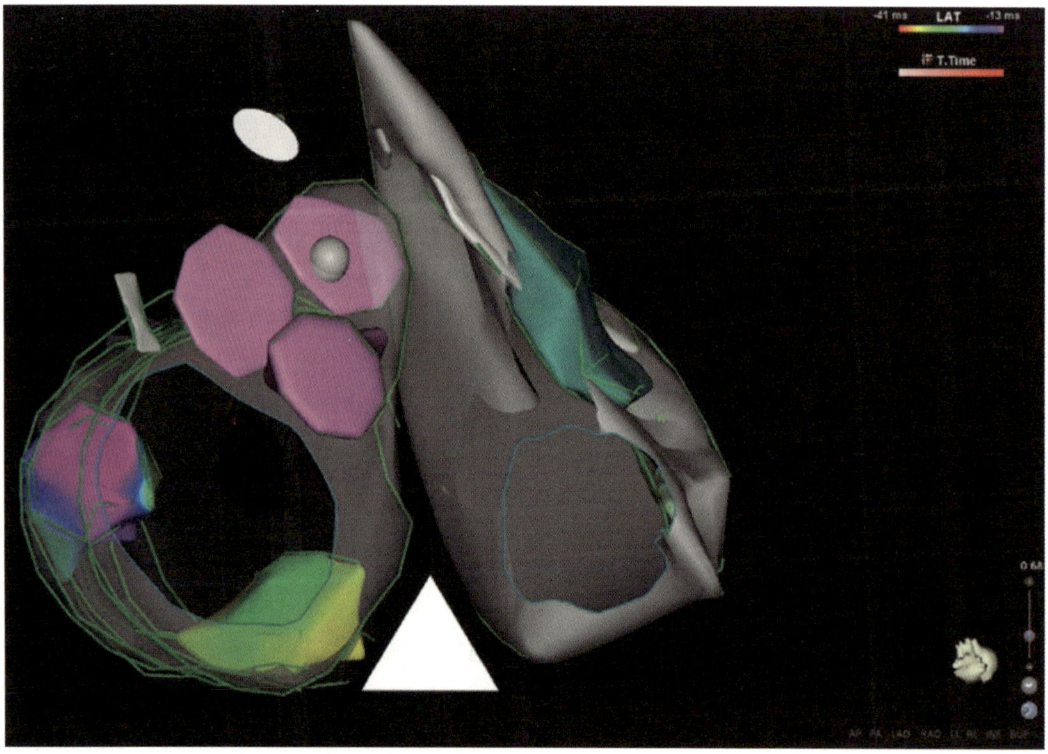

图 8.1 心脏底部的后视图。椎体空间由一个白色三角形进行标记。

房和心室之间的冠状窦肌袖组织连接形成，其中 21%的连接与 CS 憩室相关[15]。

前间隔旁道位于 Koch 三角的顶部。因此处心房壁被主动脉根部隔开，在 His 电位记录位置前方没有房间隔，因此该区域也称为上间隔旁区域。另一方面，因 CS 本身位于真正房间隔（围绕卵圆窝的薄心房组织边缘）的后方（下方），所以后间隔旁道也被称为后间隔旁旁道。因前间隔区和后间隔区都没有真正的房间隔，前间隔和后间隔旁道都可以被视为游离壁旁道。真正的间隔或中间隔旁道位于 Koch 三角的底部，在希氏束和 CS 窦口前部区域之间[16]。

旁道特性与房室折返性心动过速

房室折返性心动过速（AVRT）主要由旁道（AP）维持[17,18]。旁道最常见的位置是游离壁（FW）[19]，左侧游离壁旁道和右侧游离壁旁道分别占 50%~60%和 10%~20%[19]。第二常见的旁道位置是后间隔（posteroseptal，PS），占所有旁道的 25%~30%[19,20]；与其他位置旁道相比，后间隔旁道手术时间更长、辐射暴露更多、射频消融能量更大[21]。中间隔旁道占所有旁道的 5%以下，其中 85%主要表现为前传，15%仅表现为逆传，4%仅表现为前传[22]。与间隔和左侧游离壁旁道相比，右侧游离壁旁道很少表现为逆向传导，折返性心动过速很难出现，也不容易诱发心房颤动[23]。右侧游离壁旁道多表现为递减性前向传导，而左侧游离壁旁道多表现为递减性逆向传导，并且具有更长的逆向不应期[24]。室上性心动过速发作期间，间隔旁道的逆向心房激动顺序大多数表现为向心性，而游离壁旁道的心房激动顺序多表现为偏心性[25]。

关于 ECG 特征，所有左侧游离壁旁道应在 V_1 或 V_2 导联中显示正向 δ 波，在 I、aVL 或 V_6 导联中显示负向 δ 波，通常以此来确定旁道位置。当旁道位置从后到侧再到前移动时，下壁导联（特别是 aVF 和 III 导联）中的 δ 波极性由负向变为等电位线再变为正向[26]。V_1 导联正向 δ 波可能支持左侧游离壁旁道的诊断，但这样的解释可能会出现混淆；仅当 R>S 时，V_1 导联正向 δ 波才能真正诊断为左侧游离壁旁道。V_1 导联正向 δ 波，但 R<S 时，考虑诊断为右侧游离壁旁道或先前存在很小的左侧游离壁旁道。V_1 导联负向 δ 波支持间隔旁道。当旁道位置从右上到右中再到右下游离壁移动时，下壁 aVF 和 Ⅱ 导联中的 δ 波极性由正向变为等电位线再变为负向[27]。

顺向折返性心动过速（orthodromic reciprocating tachycardia，ORT）发作期间，I 导联出现的负向 P 波高度提示存在左侧游离壁旁道，而 V_1 导联出现负向 P 波高度提示右侧旁道。在 ORT 期间，I 导联出现正向 P 波高度提示存在右侧游离壁旁道。下壁导联在 ORT 期间出现正向和负向 P 波分别代表旁道位于下方和上方。任何下壁导联中出现等电位线或双相 P 波都表明旁道位于中间游离壁[28]。

与永久性交界区折返性心动过速（permanent junctional reciprocating tachycardia，PJRT）相关的旁道最常见于后间隔部位。该旁道通常为隐匿性，表现为缓慢递减的逆向传导特性，导致无休止的持续性心动过速。对于那些考虑为右侧来源的旁道，V_1 导联的 δ 波极性为负向或等电位线，突然的 R>S 移行发生在 V_2 导联（75%的病例）[25-28]。

希氏束旁起搏可以区分逆向传导是经

旁道还是经房室结。在低起搏输出时夺获心室，而在高起搏输出时同时夺获希氏束，导致形成较窄的起搏 QRS 波形。如果存在旁道，旁道的传导速度通常比房室结更快，则在不同起搏输出下由刺激到心房的间期是一致的。如果不存在旁道，起搏仅夺获心室时，刺激到心房的间期会更长[29]。希氏束旁起搏技术一致显示右侧游离壁旁道存在逆向传导，而在 25%左侧游离壁旁道病例中，希氏束旁起搏可能与房室结逆向传导一致，或者由于左侧游离壁旁道通过希氏束-浦肯野纤维系统更快速地激活，V 到 A 间期矛盾性缩短[29]。右室心尖部和基底部起搏观察刺激到心房的间期比较也可以证明旁道的存在。与基底部相比，右室心尖部更靠近希氏束-浦肯野纤维系统，心尖部起搏时刺激到心房的间期更短。

顺向和逆向折返性心动过速的诊断

房室 1:1 传导是必须的。ORT 的电生理诊断标准为 QRS 波到心房的时间≥60ms；尽管心动过速周长(tachycardia cycle length，TCL)发生变化，但心室至心房的间期不变；在希氏束不应期给予一个室性早搏，可以使心房激动提前(提示存在旁道，但不能证明该旁道参与折返)和重整心动过速(证明该旁道参与折返)[24]。预激指数(preexcitation index)(右室心尖部早搏刺激使心房激动提前的最长偶联间期与心动过速周长的差值)>70ms 则高度提示存在左侧旁道[30]。ORT 合并同侧束支传导阻滞期间，His/QRS 到心房的间期>35~40ms 即可诊断为游离壁旁道[31]。如果 VA 间期延长<10ms，则旁道很可能位于真正的间隔部。如果右束支阻滞或左束支阻滞使 VA 间期延长 10~30ms，则认为该旁道分别具有右心室或左心室插入端[31]。另一个诊断标准是，在希氏束不应期时给予室性早搏刺激可反复终止心动过速，但无逆向传导至心房。

ORT 必须与房性心动过速(atrial tachycardia，AT)进行鉴别诊断，诊断 AT 的最佳标准为心动过速期间心室与心房分离，无对应关系。心室起搏拖带心房，起搏终止后出现 V-A-A-V 反应则排除 ORT。如果存在 AVNRT，心室起搏刺激到心房的间期-QRS 波到心房的间期>85ms，心室起搏后间期-TCL>115ms[32]。

预激折返性心动过速可使用房室结或第二条旁道作为前传支。存在固定 1:1 房室关系，当心动过速期间的 QRS 波与最大预激期间的 QRS 波具有相同形态时，或在旁道心房插入端附近起搏能够复制心动过速的 QRS 波时，或旁道心房插入端附近的房性早搏可提前心室激动，且同时提前随后的 His 电位和心房激动(重整)时[24]，应怀疑存在逆向型心动过速(Antidromic tachycardia，ART)。必须排除室性心动过速和旁观者旁道参与，特别是 AVNRT(心动过速期间 His 到 A 间期<70ms，考虑为 AVNRT)。

Mahaim 纤维

术语“Mahaim 纤维电生理”用于描述具有缓慢、递减和完全前向传导的旁道[22]。Mahaim 及其同事在 1938 年的最初定义包括结束旁道、结室旁道及房束/房室旁道[33,34]。后来发现 Mahaim 旁道主要位于心脏右侧，近端插入游离壁三尖瓣环的心房边缘，远端既可以插入右束支(房束旁道)，也可以直接插入心尖心室肌(房室旁道)[35]。旁道的心房成分具有房室结样特性，表现为递减性传导[36]。

房束旁道在窦性心律下仅表现为最小预激，前向递减传导（固定旁道到 V 的间期）和较长的基础传导间期，对腺苷有短暂阻滞反应[37]。心房起搏可观察到 PR 间期和 AH 间期的延长与 HV 间期的缩短相关。这些旁道通常是右侧的，很少有例外，它们直接参与逆向折返性心动过速，激动沿旁道前传至右束支，然后逆行传导至希氏束、房室结，最后至心房[38,39]。心动过速期间，在房室结不应期给予室性早搏可以提前 V（存在旁道），随后提前 A（重整）。典型预激时，右束支激动先于希氏束激动。逆向型心动过速中，HV 间期和 VA 间期通常较短，逆向心房激动开始于 QRS 波终末[28]。右室心尖部可观察到最早的心室激动和最短的起搏后间期。其他诊断标准包括自发性 SVT 和 RV 起搏时 VH 间期与 HA 间期的差异（SVT 时的 VH 间期<RV 起搏时的 VH 间期；SVT 时的 HA 间期=RV 起搏时的 HA 间期）[28]。

零射线消融方法

通过血管超声进入股静脉后（请参阅导管放置章节以了解更多详细信息），使用电解剖标测系统（EAMS）引导从右侧股静脉放置单根多极导管。然后将导管推进下腔静脉（IVC），直至记录到心房电图。然后进行右心房虚拟解剖重建，拖拽导管在 RAO 和 LAO 视图下移动，重建出上腔静脉（SVC）、下腔静脉（IVC），以及三尖瓣环（图 8.2）。在电解剖标测系统（EAMS）左前斜位（LAO）视图中，三尖瓣环是冠状窦（CS）导管放置的标志。

导管位于右心房，同时向下偏转，导管头端跨过三尖瓣环进入右心室。然后将导管向下拉接触到三尖瓣环的下缘，顺时针旋转

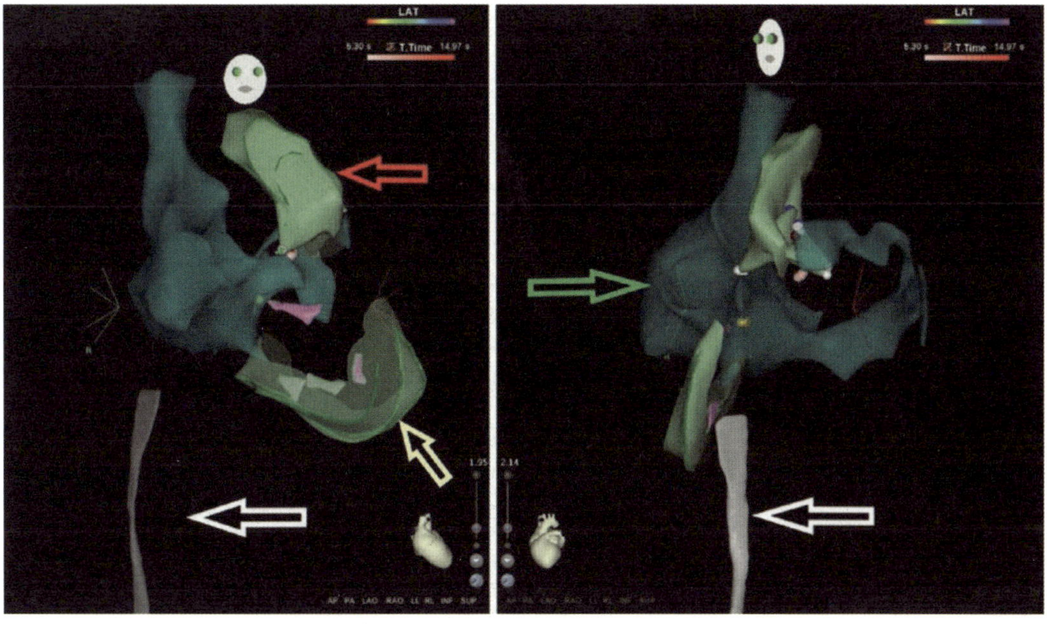

图 8.2　白色箭头：下腔静脉；红色箭头：主动脉根部；黄色箭头：右室心尖部；绿色箭头：右心房和冠状窦系统。

并回拉导管头端跨过三尖瓣环至低位房间隔。进一步顺时针旋转使导管头端进入 CS 窦口，松弯前行至 CS 远端，重建 CS 解剖模型。

对于显性旁道患者，通过评估窦性心律下最短房室(AV)间期来定位旁道。对于隐匿旁道患者，可通过 SVT 或心室起搏期间最早的逆向激动来定位旁道。针对这些隐匿旁道患者，可通过右侧或左侧股静脉将第二根标测导管置于右室心尖部。首先定位记录希氏束电图，然后向下偏转导管，以便导管进入右室流出道，并使导管头端弯曲朝向右室心尖部，松弯使导管头端接触心肌。如果左侧旁道被确认，标测导管可用于探测卵圆孔未闭(patent foramen ovale，PFO)。如果未发现 PFO，则可在心腔内超声(ICE)或经食管超声(TEE)指导下行房间隔穿刺(图 8.3，更多详细信息请参阅零射线下房间隔穿刺一章)。简言之，在直接超声显示指导下，ICE 导管从左侧股静脉推送至右心房(RA)。从右侧股静脉将一根导丝推送至 SVC，可通过 ICE 确认。房间隔长鞘和扩张鞘沿导丝进入 SVC，移除导丝后送入房间隔穿刺针。然后将房间隔长鞘、扩张鞘和房间隔穿刺针作为一个整体从 SVC 回拉至右心房，将扩张鞘的头端定位于卵圆窝。当扩张鞘头端在屏幕上显示顶住卵圆窝并指向主动脉根部后方时，将穿刺针从扩张鞘中送出，刺破卵圆窝到达左心房。此时，可通过注射器推注盐水造影剂以显示左心房充盈，并确认穿刺针尖在左心房的位置。将扩张鞘和长鞘沿穿刺针小心向左心房推送，当长鞘到达合适位置时，将穿刺针和扩张鞘一起撤出。整个房间隔穿刺每一步骤都需要在 ICE 和 TEE 指导下进行。

另一种穿刺房间隔的方法是将 J 形钢丝通过股静脉送至右心房，通过 ICE 确认其

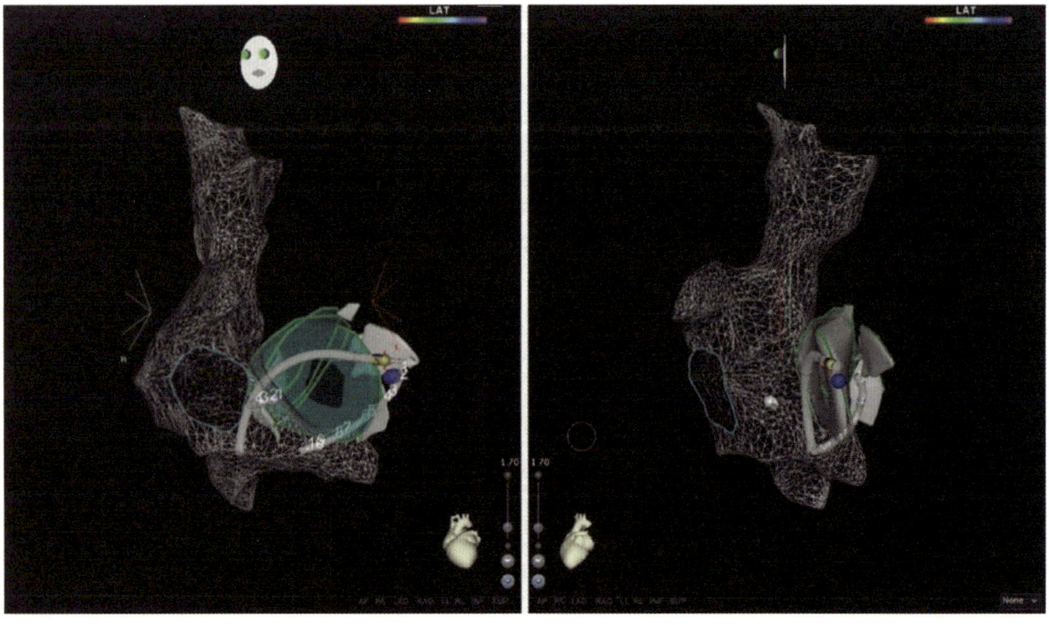

图 8.3 心腔内超声辅助三维电解剖标测图显示双心房(网格=右心房，右图：左侧位，左图：LAO 视图)。经房间隔穿刺入路，将消融导管放置于左侧旁道(AP)心房插入端的有效消融靶点部位。

在右心房中的位置。然后，将房间隔长鞘–扩张鞘组合套件沿J形导丝向前推送，使套件头端大概位于下腔静脉中部区域，撤出扩张鞘和J形导丝，将消融导管沿长鞘推送。消融导管远端电极一旦前行出鞘，消融导管可通过EAMS系统进行追踪定位，从而明确导管/鞘在下腔静脉中的位置。在之前创建的解剖模型指导下，将消融导管推送至SVC，长鞘沿消融导管推送直至导管头端出现伪影，这是鞘通过电极时产生阻抗变化的结果，可以据此确认长鞘已到达SVC。然后撤出消融导管，J形导丝和扩张器沿长鞘前行，J形导丝头端位于扩张鞘头端之前。一旦扩张鞘完全推送到位并锁定后，移除J形导丝，将房间隔穿刺针引入长鞘/扩张鞘，三者作为一个整体向下回拉，直至套件的远端头端与ICE显示的房间隔邻接。为避免误穿主动脉或左房后壁，房间隔穿刺需要在ICE指导下进行，在ICE视图中同时显示穿刺针顶出的幕状卵圆窝和两条左侧肺静脉，以确认穿刺点既不偏前也不偏后。心房压力需同步监测，左房压力波形无钝化现象，可确认穿刺针未伤及左房后壁。

电解剖标测系统、心腔内超声，以及心腔内超声辅助的三维电解剖标测系统

电解剖标测系统已被证明能够显著降低辐射暴露[40]，术者能够通过EAMS将静脉系统路径从穿刺点直至心脏入口全部显示出来，并提供X线透视下无法清晰观察到的解剖标志。此外，导航功能允许术者精确地操控导管返回到兴趣点[41]。与X线透视相比，这是一个真正的优势，三维电解剖系统克服了一些技术上的困难，比如初次射频消融后预激波消失，EAMS指导术者更容易操控导管重新定位旁道(AP)，从而避免因电生理操作耗费时间长并减少辐射暴露[42]。这项功能对于术中旁道定位不稳定的情况更有意义。由于冷冻导管也可以和EAMS一起兼容使用，因此在零射线下对希氏束旁旁道进行消融也是可行的[43]。

心腔内超声可明显减少辐射暴露，通常认为在房间隔穿刺时应用[44]。心腔内超声辅助的三维电解剖标测系统提供一种功能，即在不接触心腔情况下仅依靠ICE重建心脏解剖结构(图8.4)。与标准EAMS建模不同，它允许对实体解剖结构进行细节划分，如乳头肌、甚至冠脉血管。CartoSound已经证实，通过减少标测和剩余手术步骤的X线透视时间，可以减少总的X线透视时间。与标准EAM相比，使用超声辅助的三维标测系统也减少了穿刺房间隔进入左房的时间[45]。

在行主动脉逆行入路时，EAM也有助于将导管送入左心室。大多数需要行旁道消融的患者都是年轻人，一般不会出现血管并发症；股动脉穿刺后，将导管前送至主动脉根部，然后重建主动脉解剖图(一些希氏束旁旁道的心房插入端可位于主动脉窦，在此部位消融不会损伤到His束)，通过LAO和RAO视图，消融导管跨过主动脉瓣脱入左心室。缺乏冠状动脉造影被认为是仅使用EAM进行零射线消融的局限性；但如果不进行冠脉造影，这也是X线透视的局限性[46]。如果术者愿意，可以使用Carto系统的CartoSound模块定位冠状动脉开口；心腔内超声辅助的三维EAM提供一种非接触建模功能，不仅可以显示冠脉开口，还可以显示这

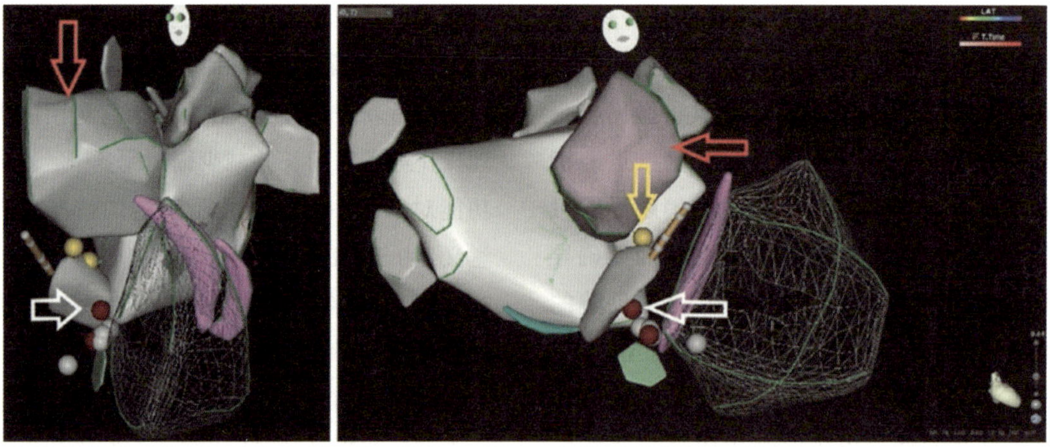

图 8.4 左图，LAO 视图；右图，RAO 视图。心腔内超声辅助的三维电解剖重建显示左心室（网格结构）；二尖瓣叶（紫色）的解剖模型；左心房（灰色）；Todaro 腱（深灰色）；CS 窦口（浅绿色）；卵圆窝（蓝绿色）；主动脉根部（红色箭头）；His 束（黄色箭头）。有效消融靶点位于中间隔，Koch 三角内。

些血管的初始轨迹，而无须进行血管造影。这代表了先进 EAM 相对于 X 线透视的明显优势。

使用 LAO 和 RAO 视图，消融导管通过主动脉瓣向左心室脱出。冠状动脉可视化的缺乏被认为是仅使用 EAM 进行非透视消融的局限性；然而，如果不进行血管造影，这也是透视检查的限制[46]。如果操作员愿意，可以使用 Carto 系统的 Carto Sound 模块标定冠状动脉开口，因为心内辅助 3D EAM 提供了一种非接触工具，不仅可以显示开口，还可以显示这些血管的初始轨迹，而无须进行血管造影。这代表了先进的 EAM 相对于 X 线透视的明显优势。

标测与消融

旁道前传时确定最早的心室激动和 ORT 时确定最早的逆传心房激动是最常用的标测方法[47-49]。

左侧游离壁旁道：冠状窦导管的多电极记录有助于标测。房间隔穿刺途径和经主动脉逆行途径相互补充，但如果存在周围血管疾病、主动脉瓣疾病或小心室腔的情况下，首选房间隔穿刺途径；由于旁道患者主要为年轻人，经主动脉逆行途径对大多数患者的风险都很小；大部分旁道可经主动脉逆行途径顺利到达，而前侧或前外侧旁道经主动脉逆行途径需要更长的探测导管才能顺利到达。经房间隔入路可以更好地到达前外侧或外侧旁道的位置。经穿间隔入路消融导管可直达二尖瓣环或二尖瓣环上方，导管电极与二尖瓣环平行。消融导管的移动性增强，但稳定性可能较差，通过可调弯鞘增强导管的稳定性。对于经主动脉逆行途径，一旦导管脱出就必须打弯跨过主动脉瓣，以避免冠状窦穿孔或导管进入冠状动脉。然后将导管指向（逆时针旋转）二尖瓣环下方的后部，松弯后导管通常会到达旁道的心室插入端；多平面视图且同时相反的视角可明显提高旁道逆向消融的成功率（图 8.5a，b）。经主动脉逆行途径标测旁道前传激动时，电图特征可预

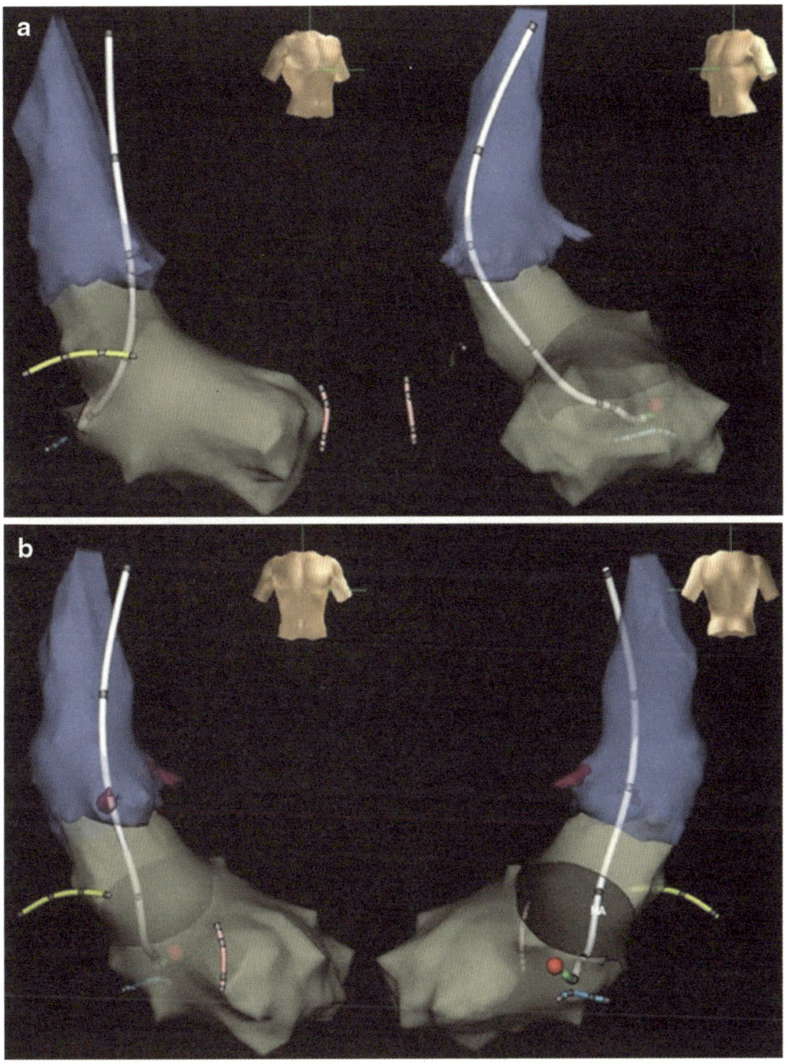

图 8.5　(a)标准 RAO 和 LAO 视图，指导导管到达二尖瓣环的后外侧区；主动脉和冠状动脉用蓝色表示。使用定制的多极导管，以便使导管的大部分远端可视化。(b)正后位(右图)而不是正前位(左图)精确显示成功消融的靶点部位(零射线下即可获得该图像定位)；如果导管发生移位，三维标测系统能够在必要时使导管恢复至完全相同的位置。

测成功消融的靶点：①δ 波到心室 V 波的间期；②心房 A 波振幅(A>1mV)；③电图稳定性(EGM 振幅变化不超过 10%)；④局部电图 AV 间期(<40ms)；⑤预先假定的旁道电位存在[50]。逆向激动时，局部电图 VA 间期应<30ms[51]。心房和心室起搏的方法有助于区分电图中的心房和心室成分，特别是当斜行旁道跨越房室瓣环时[52-54]。

右侧游离壁旁道：右侧游离壁旁道标测和消融很困难，原因在于三尖瓣环周围没有静脉结构，且导管与旁道接触不稳定。将环状多极 Halo 导管置于三尖瓣环附近，有助于对该部位的旁道进行标测[55]。

后间隔旁道：提示在右侧心内膜下成功消融的特征包括：①V1 导联 δ 波负向；②His 电极记录的 VA 间期与激动最早的 CS 电极记录的 VA 间期之间的差值小于 25ms；③长 RP 心动过速；④CS 窦口处激动最早的电极记录的 VA 间期小于 15ms；⑤最早逆传位点尖锐/钝性的 CS 电图。提示在左侧心内膜下成功消融的特征包括：①V1 导联 R>S；②His 电极记录的 VA 间期与激动最早的 CS 电极

记录的VA间期之间的差值大于25ms；③QRT期间，最早逆传心房激动位于CS中部；④CS窦口处激动最早的电极记录的VA间期大于15ms；⑤最早逆传位点钝性/尖锐的CS电图[12]。如果心内膜标测失败，应注意对冠状窦系统进行标测。CS肌袖提示心外膜旁道的特征包括：①CS憩室的存在；②Ⅱ导联δ波负向；③aVR导联陡峭的正向δ波；④V6导联深S波。21%的后间隔旁道为CS肌袖连接，其中最常见的发生部位是心中静脉(82%)，其次是心脏后静脉(11%)，上述两条静脉均发生(5%)，以及这两条静脉之间的CS底部(2%)[56,57]。

前间隔和中间隔旁道：上间隔旁道主要表现在Ⅰ、Ⅱ、Ⅲ、aVL、aVF和V3-V6导联正向δ波。最早的前传激动发生在记录His电位的位置或偏前，最早的逆传激动发生在His束区域(不要忘记标测主动脉根部，有时心房最早激动点位于该部位)。中间隔旁道心电图特点包括：Ⅰ、Ⅱ、aVL和V2-V6导联正向δ波，Ⅲ导联和aVF导联负向δ波，aVR导联和V1导联负向δ波或δ波位于等电位线。最早的前传心室激动和逆传心房激动发生在His束记录和CS窦口之间[58-60]。

旁道零射线导管消融的结果

据统计，旁道零射线消融手术即刻成功率达99.1%[61]。Scaglione等报道了连续44例儿童旁道患者接受零射线导管消融治疗[62]。右侧旁道通过股静脉入路进入右心腔标测消融，左侧旁道逆行通过主动脉入路到达二尖瓣环进行标测和消融。只有3例左侧旁道通过卵圆孔未闭进行消融。在这项研究中，总共有47个旁道(左侧占45%)进行了零射线消融。所有患者均成功进行了零射线导管消融，并且没有发生任何并发症，复发率为14.8%。

一项纳入262例儿童SVT患者(72%为AVRT)的多中心、随机、对照研究表明，电生理检查和消融可以在零射线下完成。但令人遗憾的是，经房间隔穿刺进行左侧旁道消融的病例被排除在外[63]。

超声心动图常规用于房间隔穿刺时X线透视的辅助手段。一些术者认为心腔内超声应作为房间隔穿刺的标准化应用。与X线透视相比，心腔内超声可以更好地评估长鞘、扩张鞘和穿刺针在心腔内的定位[64]。

NO-PARTY试验结果表明，与传统X线透视相比，零射线法的预计癌症发病率和死亡率风险下降了96%，预计的寿命损失年数和受影响的寿命显著减少。最小X线透视法与患者和术者的辐射剂量显著降低相关。最小X线透视法与传统X线透视法相比，手术即刻成功率(97%)和并发症发生率(1%)无明显差异。患者辐射暴露的减少表明，癌症发病率和死亡率的预估风险降低了96%。在35岁时接受传统X线透视下的电生理手术会导致每位患者近一周的“生命损失”和约两周的“生命影响”，相比之下，最小X线透视法分别为5小时的“生命损失”和半天的“生命影响”。

局限性

完全零射线消融法几乎没有任何局限性，但需要关注如下情况：老年人群血管入路方面的相关问题；意外出现可能需要X线透视的解剖学异常(如需要冠状窦造影的冠状窦动脉瘤)；植入心脏起搏器或植入心律转复除颤器时需要 X 线透视引导导线置入，以避免出现永久性的导线脱位或嵌顿。

总结

旁道消融病例中，尝试减少 X 线透视或完全采用零射线消融法无明显风险；大多数病例可通过简单的三导管设置（消融导管、冠状窦导管和右室心尖部导管）方法完成消融；对于左侧旁道，如果经主动脉逆行途径无效或不首选，可以通过 ICE 或 TEE 辅助，在极低 X 线透视或完全零射线情况下，经卵圆孔未闭进入左房或经房间隔穿刺进入左房；电解剖标测（EAM）能够标记消融靶点和导管位置，有助于提高手术效率，使电生理手术团队和患者在电生理实验室更加轻松、更加安全。

参考文献

1. Anderson R, Ho S. Anatomy of the atrioventricular junctions with regard to ventricular preexcitation. Pacing Clin Electrophysiol. 1997;20:2072–6.
2. Anselmino M, Sillano D, Casolati D, et al. A new electrophysiology era: zero fluoroscopy. J Cardiovasc Med (Hagerstown). 2013;14(3):221–7.
3. Gaita F, Guerra PG, Battaglia A, et al. The dream of near-zero X-rays ablation comes true. Eur Heart J. 2016;37(36):2749–55.
4. Casella M, Dello Russo A, Russo E, et al. X-ray exposure in cardiac electrophysiology: a retrospective analysis in 8150 patients over 7 years of activity in a modern, large-volume laboratory. J Am Heart Assoc. 2018;7(11):e008233.
5. Yang L, Sun G, Chen X, et al. Meta-analysis of zero or near-zero fluoroscopy use during ablation of cardiac arrhythmias. Am J Cardiol. 2016;118(10):1511–8.
6. Scaglione M, Ebrille E, Clemente FD, et al. Catheter ablation of atrial fibrillation without radiation exposure using a 3D mapping system. J Atr Fibrillation. 2015;7(5):1167. https://doi.org/10.4022/jafib.1167.
7. Reddy VY, Morales G, Ahmed H, et al. Catheter ablation of atrial fibrillation without the use of fluoroscopy. Heart Rhythm. 2010;7(11):1644–53.
8. Anderson RH, Brown NA. The anatomy of the heart revisited. Anat Rec. 1996;246:1–7.
9. Anderson RH, Brown NA, Webb S. Development and structure of the atrial septum. Heart. 2002;88:104–10.
10. Anderson RH, Webb S, Brown NA, et al. Development of the heart. 2. Septation of the atriums and ventricles. Heart. 2003;89:949–58.
11. Klein G, Hackel D, Gallagher J. Anatomic substrate of impaired conduction over an accessory atrioventricular pathway in the Wolff-Parkinson-White syndrome. Circulation. 1980;61:1249–56.
12. Chauvin M, Shah D, Haïssaguerre M, et al. The anatomic basis of connections between the coronary sinus musculature and the left atrium in humans. Circulation. 2000;101:647–52.
13. Arruda M, McClelland J, Beckman K, et al. Atrial appendage-ventricular connections: a new variant of preexcitation. Circulation. 1994;90:1–126.
14. De Chillou C, Rodriguez L, Schlapfer J, et al. Clinical characteristics and electrophysiologic properties of atrioventricular accessory pathways: importance of the accessory pathway location. J Am Coll Cardiol. 1992;20:666–71.
15. Jackman WM, Friday KJ, Fitzgerald DM, et al. Localization of left free-wall and posteroseptal accessory atrioventricular pathways by direct recordings of accessory pathway activation. Pacing Clin Electrophysiol. 1989;12:204–14.
16. Wang X, McCelland J, Beckman K, et al. Left free-wall accessory pathway ablation from the coronary sinus: unique coronary sinus electrogram pattern. Circulation. 1992;86:I–586.
17. Becker AE, Anderson RH. The Wolff-Parkinson-White syndrome and its anatomical substrates. Anat Rec. 1981;201:169–77.
18. Becker A, Anderson R, Durrer D, et al. The anatomical substrates of Wolff-Parkinson-White syndrome: a clinical correlation in seven patients. Circulation. 1978;57:870–9.
19. Shinbane J, Lesh M, Stevenson W, et al. Anatomic and electrophysiologic relation between the coronary sinus and mitral annulus: implications for ablation of left-sided accessory pathways. Am Heart J. 1998;135:93–8.
20. Sun Y, Arruda M, Otomo K, et al. Coronary sinus-ventricular accessory connections producing posteroseptal and left posterior accessory pathways: incidence and electrophysiological identification. Circulation. 2002;106:1362–7.
21. Casella M, Dello Russo A, Pelargonio G, et al. Near zerO fluoroscopic exPosure during catheter ablAtion of supRavenTricular arrhYthmias: the NO-PARTY multicentre randomized trial. Europace. 2016;18(10):1565–72.
22. Mahaim I, Winston MR. Recherches d'lanatomic comparee et du pathologic experimentale sur les connexions hautes du faisceau de His-Tawara. Cardiologia. 1941;5:189–260.
23. Haïssaguerre M, Gaita F, Fischer B, et al. Radiofrequency catheter ablation of left lateral acces-

sory pathways via the coronary sinus. Circulation. 1992;86:1464–8.
24. Chen S, Tai C. Ablation of atrioventricular accessory pathways: current technique—state of the art. Pacing Clin Electrophysiol. 2001;24:1795–809.
25. Josephson M. Preexcitation syndromes. In: Josephson M, editor. Clinical cardiac electrophysiology: techniques and interpretations. 3rd ed. Philadelphia, PA: Lippincott Williams & Wilkins; 2002. p. 322–424.
26. Haïssaguerre M, Gaita F, Marcus FI, et al. Radiofrequency catheter ablation of accessory pathways: a contemporary review. J Cardiovasc Electrophysiol. 1994;5:532–52.
27. Katsouras C, Greakas G, Goudevenos J, et al. Localization of accessory pathways by the electrocardiogram: which is the degree of accordance of three algorithms in use? Pacing Clin Electrophysiol. 2004;27:189–93.
28. Teo W, Klein G, Guiraudon G, et al. Predictive accuracy of electrophysiologic localization of accessory pathways. J Am Coll Cardiol. 1991;18:527–32.
29. Calkins H, Kim Y-N, Schmaltz S, et al. Electrogram criteria for identification of appropriate target sites for radiofrequency catheter ablation of accessory atrioventricular connections. Circulation. 1992;85:565–73.
30. Hirao K, Otomo K, Wang X, et al. Para-Hisian pacing: a new method for differentiating retrograde conduction over an accessory AV pathway from conduction over the AV node. Circulation. 1996;94:1027–35.
31. Miles WM, Yee R, Klein GJ, et al. The preexcitation index: an aid in determining the mechanism of supraventricular tachycardia and localizing accessory pathways. Circulation. 1986;74:493–500.
32. Yang Y, Cheng J, Glatter K, et al. Quantitative effects of functional bundle branch block in patients with atrioventricular reentrant tachycardia. Am J Cardiol. 2000;85:826–31.
33. Mahaim I, Benatt A. Nouvelles recherches sur les connexions superieures de la branch gauche du faisceau de His-Tawara avec cloison interventriculaire. Cardiologia. 1938;1:61–76.
34. Ellenbogen KA, O'Callaghan WG, Colavita PG, et al. Catheter atrioventricular junction ablation for recurrent supraventricular tachycardia with nodoventricular fibers. Am J Cardiol. 1985;55:1227–9.
35. Tchou P, Lehmann MH, Jazayeri M, Akhtar M. Atriofascicular connection or a nodoventricular Mahaim fiber? Electrophysiologic elucidation of the pathway and associated reentrant circuit. Circulation. 1988;77:837–48.
36. Gillette PC, Garson A Jr, Cooey DA, et al. Prolonged and decremental antegrade conduction properties in right anterior atrioventricular connections: wide QRS antidromic tachycardia of left bundle block pattern without Wolff- Parkinson-White configuration in sinus rhythm. Am Heart J. 1982;103:66.
37. Knight BP, Zivin A, Souza J, et al. A technique for the rapid diagnosis of atrial tachycardia in the electrophysiology laboratory. J Am Coll Cardiol. 1999;33:775–81.
38. Grogin HR, Lee RJ, Kwasman M, et al. Radiofrequency catheter ablation of atriofascicular and nodoventricular Mahaim tracts. Circulation. 1994;90:272–81.
39. Klein GJ, Guiraudon GM, Kerr CR, et al. "Nodoventricular" accessory pathway: evidence for a distinct accessory atrioventricular pathway with atrioventricular node-like properties. J Am Coll Cardiol. 1988;11:1035.
40. Kerst G, Weig HJ, Weretka S, et al. Contact force-controlled zero-fluoroscopy catheter ablation of right-sided and left atrial arrhythmia substrates. Heart Rhythm. 2012;9(5):709–14.
41. Mah DY, Miyake CY, Sherwin ED, et al. The use of an integrated electroanatomic mapping system and intracardiac echocardiography to reduce radiation exposure in children and young adults undergoing ablation of supraventricular tachycardia. Europace. 2014;16(2):277–83.
42. Razminia M, Manankil MF, Eryazici PL, et al. Nonfluoroscopic catheter ablation of cardiac arrhythmias in adults: feasibility, safety, and efficacy. J Cardiovasc Electrophysiol. 2012;23(10):1078–86.
43. Kerst G, Parade U, Weig HJ, et al. A novel technique for zero-fluoroscopy catheter ablation used to manage Wolff-Parkinson-White syndrome with a left-sided accessory pathway. Pediatr Cardiol. 2012;33(5):820–3.
44. Ferguson JD, Helms A, Mangrum JM, et al. Catheter ablation of atrial fibrillation without fluoroscopy using intracardiac echocardiography and electroanatomic mapping. Circ Arrhythm Electrophysiol. 2009;2(6):611–9.
45. Brooks AG, Wilson L, Chia NH, et al. Accuracy and clinical outcomes of CT image integration with CartoSound compared to electro-anatomical mapping for atrial fibrillation ablation: a randomized controlled study. Int J Cardiol. 2013;168(3):2774–82.
46. Merino JL. Tools or toys? The 20-year anniversary of the nonfluoroscopic mapping system dilemma. Rev Esp Cardiol. 2017;70(9):690–3.
47. Gallagher JJ, Smith WM, Kasell JH, et al. Role of Mahaim fibers in cardiac arrhythmias in man. Circulation. 1981;64:176–89.
48. Kuck K-H, Schluter M. Single-catheter approach to radiofrequency current ablation of left-sided accessory pathways in patients with Wolff-Parkinson-White syndrome. Circulation. 1991;84:2366–75.
49. Swartz F, Tracy CM, Fletcher RD. Radiofrequency endocardial catheter ablation of accessory atrioventricular pathway atrial insertion sites. Circulation. 1993;87:487–99.
50. Chen X, Borggrefe M, Shenasa M, et al. Characteristics of local electrogram predicting successful transcatheter radiofrequency ablation of left-sided accessory pathways. J Am Coll Cardiol. 1992;20:656–65.
51. Hindricks G, Kottkamp H, Chen X, et al. Localization and radiofrequency catheter ablation of left-sided accessory pathways during atrial fibrillation. J Am Coll Cardiol. 1995;25:444–51.
52. Bashir Y, Heald SC, Katritsis D, et al. Radiofrequency ablation of accessory atrioventricular pathways: pre-

dictive value of local electrogram characteristics for the identification of successful target sites. Br Heart J. 1993;69:315–21.
53. Cappato R, Schlüter M, Mont L, Kuck K-H. Anatomic, electrical and mechanical factors affecting bipolar endocardial electrogram: impact on catheter ablation of manifest left free-wall accessory pathways. Circulation. 1994;90:884–94.
54. Takahashi A, Shah D, Jais P, et al. Specific electrocardiographic features of manifest coronary vein posteroseptal accessory pathways. J Cardiovasc Electrophysiol. 1998;9:1015–25.
55. Michaud GF, Tada H, Chough S, et al. Differentiation of atypical atrioventricular node re-entrant tachycardia from orthodromic reciprocating tachycardia using a septal accessory pathway by the response to ventricular pacing. J Am Coll Cardiol. 2001;38:1163–7.
56. Jackman WM, Wang X, Friday KJ, et al. Catheter ablation of accessory atrioventricular pathways (Wolff-Parkinson-White syndrome) by radiofrequency current. N Engl J Med. 1991;324:1605–11.
57. Calkins H, Yong P, Miller J, et al. Catheter ablation of accessory pathways, atrioventricular nodal reentrant tachycardia, and the atrioventricular junction: final results of a prospective, multicenter clinical trial. Circulation. 1999;99:262–70.
58. Xie B, Heald SC, Camm AJ, et al. Successful radiofrequency ablation of accessory pathways with the first energy delivery: the anatomic and electrical characteristics. Eur Heart J. 1996;17:1072–9.
59. Langberg JJ, Calkins H, Kim Y-N, et al. Recurrence of conduction in accessory atrioventricular connections after initially successful radiofrequency catheter ablation. J Am Coll Cardiol. 1992;19:1588–92.
60. Coppess MA, Altemose GT, Jayachandran JV, et al. Unusual features of intermediate septal bypass tracts. J Cardiovasc Electrophysiol. 2000;11:730–5.
61. Álvarez M, Bertomeu-González V, Arcocha MF, et al. Nonfluoroscopic catheter ablation. Results from a prospective multicenter registry. Rev Esp Cardiol (Engl Ed). 2017;70(9):699–705.
62. Scaglione M, Ebrille E, Caponi D, et al. Zero-fluoroscopy ablation of accessory pathways in children and adolescents: CARTO3 electroanatomic mapping combined with RF and cryoenergy. Pacing Clin Electrophysiol. 2015;38(6):675–81.
63. Clark J, Bockoven JR, Lane J, et al. Use of three-dimensional catheter guidance and trans-esophageal echocardiography to eliminate fluoroscopy in catheter ablation of left-sided accessory pathways. Pacing Clin Electrophysiol. 2008;31(3):283–9.
64. Huo Y, Christoph M, Forkmann M, et al. Reduction of radiation exposure during atrial fibrillation ablation using a novel fluoroscopy image integrated 3-dimensional electroanatomic mapping system: a prospective, randomized, single-blind, and controlled study. Heart Rhythm. 2015;12(9):1945–55.

第 9 章

局灶性房性心动过速

Charles Dussault, Jean-Francois Roux

简介

局灶性房性心动过速，定义为不需要房室结或心室参与的规则性房性心律失常，占室上性心动过速(SVT)病例的 5%~15%。因此，与折返性 SVT 相比，局灶性房性心律失常是一种相对罕见的心律失常。在绝大多数情况下，它们发生在心脏结构正常的患者身上。虽然男女两性的发病率分布均匀，但较年轻的患者更容易出现局灶性房性心律失常，这激发了临床电生理医生的兴趣，更多地考虑最小 X 线透视或零射线的消融策略。局灶性房性心律失常潜在起源部位多种多样，公认的机制包括触发活动、异常自律性和微折返。

因室上性心动过速而接受射频消融的患者已被明确登记为受到辐射暴露的危害，致命性恶性肿瘤的发病率明显增加，其中肺部受到的影响最明显。肥胖患者受到辐射暴露的风险更大[1]。

为了进一步概括局灶性 AT 的机制，可以评估对各种起搏和药物的反应(表 9.1)。激动标测是局灶性房性心动过速定位的基石。目前，电解剖标测领域取得巨大技术进步，具备定位非持续性房性心律失常的功能，否则针对非持续性房速就无法标测并成功消融。高密度标测也使得识别和定义微折返性心律失常成为可能。心房的三维解剖重建对于避免 X 线透视至关重要。电解剖标测系统使用彩色编码显示，将最早激动部位显示为红色区域，激动以辐射方向(离心)扩散。

房性心动过速的 ECG 定位

当考虑采用零射线消融时，术前通过体表心电图对心律失常病灶进行定位至关重要。虽然存在明显的重叠，但可用的算法仍有助于确定心律失常最可能的起源部位。为

C. Dussault (✉) · J.-F. Roux
Cardiology Division, Department of Medicine,
Université de Sherbrooke, Sherbrooke, QC, Canada
e-mail: Charles.dussault@usherbrooke.ca;
Jean-Francois.Roux@usherbrooke.ca

表 9.1 房性心动过速机制

	诱发	对拖带/超速驱动的反应	其他
触发机制	快速心房起搏/程序电刺激	暂时性抑制或终止	腺苷反应
自律性增加	异丙肾上腺素	暂时性抑制	温醒/冷却现象
微折返	快速心房起搏/程序电刺激	可能被拖带	可能对腺苷有反应

了充分论证手术的潜在风险,识别可能起源于左心房或希氏束旁的心律失常尤为重要。值得注意的是,V1 导联 P 波位于等电位线,提示房室结附近有心律失常病灶,而 V1–V5 导联 P 波正向更提示为左心房起源[2]。

笔者所在中心的标准方法:只要患者疑似有房性心律失常,则准备好三维标测系统专用的电极贴片,按照房性心律失常已经发作的情况准备好进行三维标测建模、导航和消融,从而减少和避免对 X 线透视的依赖。

局灶性房性心动过速进行零射线消融的证据

Razminia 等[3]发表了他们团队对包括房速在内的各种心律失常进行零射线导管消融的 5 年经验,证明了该方法的有效性和安全性。111 例患者接受了局灶性房速消融治疗,即刻成功率为 100%。该团队使用 Carto 3(Biosense Webster)或 EnSite(Abbott)作为他们电解剖标测系统,并在左侧使用心腔内超声。消融导管为常规射频导管或灌注导管,不强制使用压力触控导管。这些心律失常的起源部位差异很大,其中 39 例来自右心房,42 例来自左心房,4 例来自无冠窦,26 例来自冠状窦内,平均手术时间为 146min(54~371min)。值得注意的是,手术持续时间高度依赖于术者的经验,并且随着术者不断成熟手术时间显著减少,从研究第一年的平均 209.6min 下降至五年后的 105.3min。

平均随访 18.4 个月后,复发率为 5.4%,与 X 线透视指导的消融手术预期结果相当。就安全性而言,60 例接受局灶性房速消融的患者中,只有 1 例出现严重并发症(左侧房速消融时出现心脏压塞,需要紧急心包穿刺),报道的并发症发生率为 1.7%,与此类手术公认的并发症发生率相当[4]。

技术考虑

至于其他使用三维标测的电生理手术,局灶性房速的诊断需要使用冠状窦导管,作为电解剖标测系统的参考。为了定位其他诊断导管,消融导管需要推进至右心房,并通过精确构建三尖瓣环重建右心房的解剖模型。在希氏束区进行标测要格外小心,在有 His 束电位的区域以标签进行高亮显示。其他诊断导管按照需要安全地放置在右心室心尖部、希氏束区和高位右房。据报道,使用该技术,可以在零射线下使导管定位的成功率接近 100%(具体请参阅导管定位一章,以了解三维标测系统使用的详细信息)。

然后进行标准的电生理检查,诱发临床心律失常并诊断房性心动过速。一旦确诊,基于诊断导管的心房激动顺序会提示心律失常可能的起源区域。消融导管将通过识别最早激动点来定位心律失常确切的消融靶点。

如果病灶位于右心房,消融前唯一要考虑的是消融靶点到希氏束的距离。由于三维标测系统能够将所有 His 电位都标记出来,在三维系统中随时消融导管可视化的同时,根据需要提供多角度视图,可以安全有效地进行消融。笔者建议从心房解剖模型记录的任一 His 电位处留出 1cm 的距离,作为射频消融的安全距离;冷冻消融可以安全地消融距离 His 束比较近的靶点。

如果病灶位于左侧,则零射线需要经未闭的卵圆孔(高达 20%的患者存在)或经心腔内超声(ICE)指导的房间隔穿刺进入左心房;或者也可以通过极低 X 线透视实现左侧入路,并且可以像任何右侧入路一样,在零射线下继续标测和消融(房间隔穿刺的详细信息请参阅心房颤动消融一章)。

在笔者所在中心进行的系列研究中,有 37 例房性心动过速患者进行了零射线消融手术。该研究(没有 ICE 情况下)在零射线方面取得了 83.8%的成功率(左侧入路需要通过 X 线透视进行房间隔穿刺,然后在零射线下进行消融,即便这些病例被视为无法实现 100%零射线的“失败”病例)[5]。

笔者还建议需(除非激动顺序明确显示肺静脉靶点是心律失常的起源)标测主动脉冠状窦,因为 10%~15%的间隔部房速定位邻近主动脉冠状窦区域。三尖瓣环间隔部附近起源的房速消融要注意采用滴定法消融,或者采用其他能量源(如冷冻导管)进行消融,因为该区域的消融可能会使右冠状动脉或房室结动脉闭塞,最终导致远离 His 束或房室结区域的完全性房室传导阻滞[6]。

总结

所有导管放置及心律失常基质的标测和消融都需要在三维标测系统指导下进行,因此仅需最少 X 线透视或完全零射线下对左侧或右侧房性心动过速进行消融都是可行和安全的。左房入路可以在零射线下通过 ICE 指导完成,或先通过最小限度 X 线透视进行房间隔穿刺,然后在零射线下完成剩余的消融手术步骤。

参考文献

1. Kovoor P, et al. Risk to patients from radiation associated with radiofrequency ablation for supraventricular tachycardia. Circulation. 1998;98:1534–40.
2. Zipes D, Jalife J. Cardiac electrophysiology: from cell to bedside. 6th ed. Philadelphia: Saunders; 2013.
3. Razminia M, et al. Fluoroless catheter ablation of cardiac arrhythmias: a 5 year experience. PACE. 2017;40:425–33.
4. Bohnen M, et al. Incidence and predictors of major complications from contemporary catheter ablation to treat cardiac arrhythmias. Heart Rhythm. 2011;8:1661–6.
5. Ayala Valani L, et al. Real life EP lab without fluoroscopy. Eur Heart J. 2018;39(Issue Suppl. 1):P6646.
6. Mykytsey A, et al. Right coronary artery occlusion during RF ablation of typical atrial flutter. J Cardiovasc Electrophysiol. 2010;21(7):818–21.

第 10 章

心房扑动的零射线消融

Vincenzo Russo, Roberta Bottino, Anna Rago, Riccardo Proietti, Antonio Cassese, Carmine Ciardiello, Gerardo Nigro

简介

在过去的20年里，介入电生理学(EP)在诊断研究、消融和设备植入等领域取得巨大发展。对于任何心腔内手术，导管的实时可视化都是至关重要的。在心律失常的导管消融领域，传统上使用X线透视引导导管放置的方法进行消融手术。但对介入放射学的研究表明，透视占据电生理手术中95%的总X线手术时间，导致医务人员和患者大概40%的总辐射暴露[1]。由此产生的患者和医务人员对电离辐射的暴露可能以随机性(致癌和遗传效应)或确定性(也称为组织反应)方式诱发生物学效应[2]。众所周知，辐射暴露会增加确定性效应的终生风险，如皮肤损伤和白内障[3-6]。对于上述影响，有一个剂量阈值(低于该阈值，不会产生影响)，且严重程度随剂量增加而增加[2]。此外，辐射暴露增加了随机性效应的终生风险，如对细胞和脱氧核糖核酸(DNA)的损伤，与遗传缺陷和癌症的发病率较高相关[4,7,8]。对于随机效应，目前最广泛接受的模型是“线性非阈值”模型：任何少量辐射都会增加癌症风险，而不需要任何阈值，并且概率随着辐射剂量的增加而呈线性增加[2]。射频消融通常手术时间很长，平均有效辐射剂量为15mSv，相当于150次胸部X线照射，甚至明显高于普通CT，并且被认为会增加恶性肿瘤的发生风险[7,9]。研究表明，在消融手术过程中接受53~60min X线透视的辐射暴露可能会导致每1000例女性

Vincenzo Russo and Roberta Bottino contributed equally to this work.

V. Russo (✉) · R. Bottino · A. Rago · A. Cassese
G. Nigro
Department of Cardiology, University of Campania "Luigi Vanvitelli", Monaldi Hospital, Naples, Italy
e-mail: v.p.russo@libero.it; gerardo.nigro@unincampania.it

R. Proietti
Department of Cardiology, University of Padua, Pauda, Italy

C. Ciardiello
HT Med, Pozzuoli (Naples), Italy

患者中 0.7~1.4 例出现致命恶性肿瘤，每 1000 例男性患者中 1.0~2.6 例出现致命恶性肿瘤[10,11]。而且，还发现因使用重型铅防护服而导致的骨科疾病[12]。辐射暴露对某些特殊情况下的个人（如孕妇、免疫系统功能障碍患者和儿童人群）的风险更大[9]。在下面的论述中，笔者将介绍心房扑动零射线消融的相关经验和研究成果。

典型房扑和非典型房扑的主要表现形式

心房扑动（AFL）是指一组异质性房性心律失常，根据发生机制定义为围绕解剖学屏障或功能性传导阻滞的大折返环路[13,14]。

典型 AFL 是一种局限于右心房的规则、有组织的房性心动过速，波前绕三尖瓣环运动，心室率反应受房室结限制，通常呈现 2:1 或 3:1 传导[15]。它起源于一个公认的右心房大折返环路，前界为三尖瓣环，后界为解剖学屏障，如上下腔静脉和冠状窦[15]。该环路中的下腔静脉-三尖瓣环峡部（Cavotricuspid Isthmus，CTI）作为关键的缓慢传导区使折返得以维持[16-19]。CTI 位于三尖瓣环下侧和下腔静脉开口之间。当从左前斜位（LAO）视图观察时，可以看到典型 AFL 折返环最常见的激动传导是逆时针方向的：波前由外侧向间隔部行进，通过下腔静脉（IVC）和三尖瓣环（TV）之间的峡部，然后沿着间隔部自下而上行进[20]。在 LAO 视图中，如果波前向相反方向运动时，激动将为顺时针方向传导（与典型心房扑动相反，占整个临床房扑病例的 10%）[20]。

非典型 AFL 包括大折返性心动过速，其波前不绕三尖瓣环运动，而是绕各种解剖学屏障运动，这些解剖学屏障是由严重结构性心脏病引起的心房重构（纤维瘢痕）或先前心脏手术和心房颤动消融术后的瘢痕造成的[14]。非典型右房房扑包括以下几种：低位折返环、卵圆孔房扑、上腔静脉房扑和高位折返环[21-24]。

低位折返环房扑（Lower loop reentry atrial flutter，LLR）与普通房扑一样，CTI 为关键缓慢传导区，但通过界嵴的缝隙传导缩短了折返环路[14]。

高位折返环（Upper loop reentry）主要通过界嵴的缝隙和右心房后壁的传导完成折返环路。心电图表现为顺钟向折返的典型房扑，但房扑周长通常较短，与低位折返环房扑类似[21,22]。

右房非典型房扑的一种罕见形式是上腔静脉房扑，心房为旁观者，被动激活[23]。

“切口型房扑”的折返环路主要围绕之前手术相关的瘢痕进行传导。这种房扑最常见于有先天性心脏病手术矫正史的患者[24,25]。

非典型 AFL 还可能起源于左心房，其主导波前（wave front）受到限制。它主要发生在潜在结构性心脏病患者中，占所有房扑患者的 10%[26]。最常见的左房房扑发生于二尖瓣环周围，折返环路主要围绕肺静脉的功能传导阻滞区进行传导，或者围绕瘢痕区进行传导[26,27]。在一些患者中，折返环路更加复杂，两个或三个折返环路同时传导（包括环肺静脉、左房间隔部、左房顶部和左房后壁大折返）[26]。

心房扑动消融：传统 X 线透视和零射线技术

AFL 的发病率随着年龄的增长而增加，

从<50 岁患者的 0.05%增加到≥80 岁患者的 5.87%,总体人群发病率为 0.88%[28]。AFL 通常与其他心血管疾病相关,如高血压、冠状动脉疾病、慢性肺疾病和病态窦房结综合征[25]。关于治疗,在长期随访期间,导管消融相对于使用抗心律失常药物在预防 AFL 复发方面的优势已经在随机临床试验中得到证实[29,30]。根据 2016 年 ESC 指南,对于抗心律失常药物治疗失败的典型房扑患者,或考虑到患者偏好,推荐导管消融 CTI 治疗典型房扑,或将导管消融作为一线的治疗方法[31]。房扑消融过程中,需要建立跨过 CTI 连续的线性消融损伤,连续的射频消融损伤使三尖瓣环和下腔静脉之间的缓慢传导连接变为非兴奋性组织,以中断大折返环路。通过 CTI 的双向传导阻滞是公认的手术终点,用于证明大折返环路的电生理中断,大约 95%的房扑患者都可实现双向阻滞[14,32,33]。

传统上,AFL 消融通过 X 线透视引导导管放置。传统的 X 线透视下进行 AFL 消融能够提供心腔内导管的瞬时定位,并显示出这些导管移动与心腔结构的实时关系,但有一些重要的局限性,如患者和医护人员的辐射暴露[7,34,35]和 X 线透视仅二维定向。在 AFL 消融期间,X 线透视时间通常超过 15min[32,33,36,37],如果 CTI 解剖结构复杂,则 X 线透视时间更长[38]。X 线透视仅具备二维定向能力,可能会导致导管操控困难、导管头端与组织接触不良。为了解决这些问题,应用了各种新技术手段,如新型三维电解剖标测(3D-EAM)软件、心腔内超声(ICE)、经食道超声(TEE)和压力感控导管,使大多数患者 X 线透视的辐射暴露显著减少或完全消除[39]。心腔内超声(ICE)使用高频超声,可识别各种解剖结构,并以实时图像的方式提供精准的导管定位[40]。ICE 已经被证实在房间隔穿刺和导管操控中的巨大价值,尤其是针对左房和心室的消融手术。不同的三维电解剖标测系统应用于临床,服务于各种心律失常病例的标测和消融。这些标测系统还可以将通过标测导管获得的心腔解剖模型与预先获得的解剖图像(如 X 线透视、磁共振成像 MRI 或 CT 图像)融合。这些智能化系统能够创建心脏结构的三维解剖模型,使电生理医生在患者重建解剖结构的精确模型中操控导管,真正实现零射线或接近零射线消融。

每个电解剖标测系统都有其优缺点,选择哪一种标测系统必须取决于手术成功所需要的功能(激动标测、基质标测、心脏解剖结构建模)、预期的心律失常、系统与辅助工具(即诊断和消融导管)的兼容性,以及术者对所选系统的熟悉程度。

目前用于电生理导管可视化的 3D-EAM 包括以下几种:CARTO 系统(Biosense Webster Inc.,Diamond Bar,CA),EnSiteNavX 系统和 Mediguide 科技(Abbott,Abbott Park,IL),以及 Rhythmia 系统(Boston Scientific,San Jose,CA)。

第三代 Carto 系统(Carto 3)依靠患者胸部和背部的六块皮肤贴片,创建了一个基于电学的定位场。这些贴片通过定位垫技术(带有九个线圈)也可以产生磁场。因此,该系统包含一个电磁场,可以检测到导管的运动轨迹。当导管在心腔内移动时,系统会创建并存储大量相关的位置信息。同样,在该系统中,心律失常或窦性心律期间的激动标测信息可以通过彩色编码模式投射到标测图上,用于指导对心律失常起源靶点的消融[41]。

EnSiteNavX 系统(图 10.1a,b)依靠患者

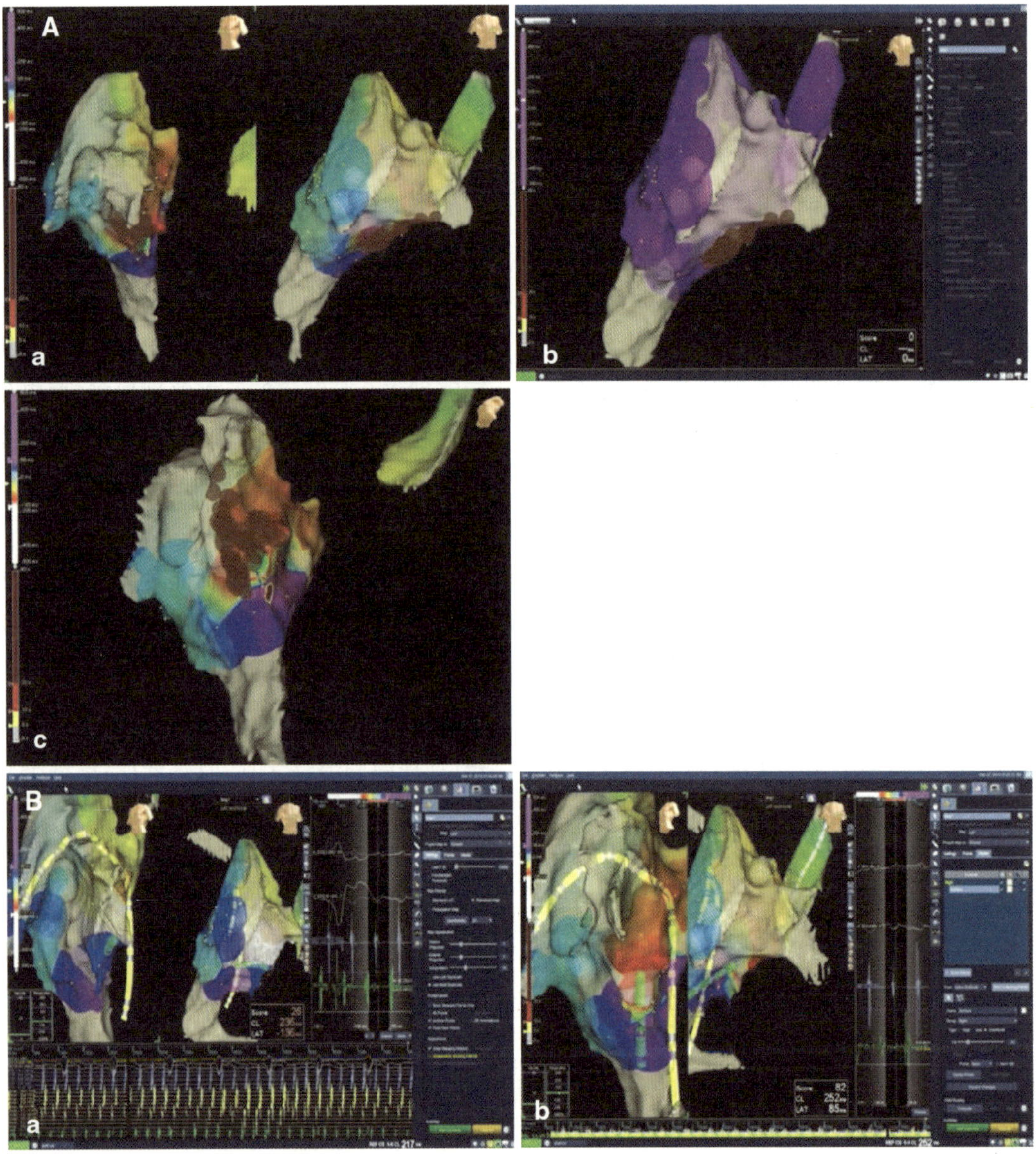

图 10.1 (A)由 EnSite 高精心脏标测系统指导下的常见典型心房扑动消融。(a)左前斜位(LAO)和右前斜位(RAO)视图中的右心房电激动标测图。(b)RAO 视图中的右心房传导播散图。(c)左头斜位视图中的下腔静脉-三尖瓣环峡部(CTI)消融损伤阻滞线。最早激动部位(浅红色)位于损伤阻滞线右侧,靠近低位房间隔区域;最晚激动部位(紫色)位于损伤阻滞线左侧(右房低位侧壁区域)。(B)(a)近端至远端冠状窦激动顺序,确认为常见典型逆钟向折返房扑。消融靶点是下腔静脉-三尖瓣环峡部(CTI)。(b)感兴趣窗口显示消融导管上对应于心房电信号的舒张中期电位。

胸部沿 x、y 和 z 轴上的三对正交皮肤贴片,创建了一个基于电学的定位场。导管在髂股静脉分叉处推进过程中,通过腹部的附加贴片作为参考。该系统通过标准电生理导管收集电学信息,并将这些信息用于追踪或导航导管运动、构建心脏腔室三维模型、创建激动标测图和电压标测图。导管定位系统基于动态电磁场，集成了安装在专用电生理导管上的微型单线圈传感器和连接到患者胸部的参考电极传感器[41]。

MediGuideT 科技（不再商业化）由三部分组成：产生低强度动态三维电磁场的发射器单元；嵌入心内导管（如常规诊断导管或消融导管）中的小型被动单线圈传感器（$<1mm^3$）；以及一个电磁场参考传感器，该传感器固定在患者的胸骨水平处，大小类似于 ECG 电极贴片。电磁场在无源设备传感器上感应电压，依据这些电压值，系统计算出三维追踪装置内每个传感器相对于发射器组件的位置和方向，延迟时间为 1ms。电磁场发射器安装在常规 X 线成像系统的透视探测器上，将透视空间与三维电磁传感器场并行排列。因此，配备传感器的电生理导管既可以在 X 线透视中看到，也可以通过三维电磁传感器场在相同位置进行零射线跟踪。通过使用预先记录的 X 线透视电影环路，从电磁传感器场获得的实时导管位置数据在 X 线环境中以零射线方式可视化[41]，以便在更熟悉的（X 射线）环境中导航，实时跟踪导管，而且还保存了（非实时）X 线透视影像。

Rhythmia™ 系统是一种新型的、高精密度自动电解剖接触标测系统。该系统采用 64 极可操控网篮式导管（磁性定位），用于创建感兴趣的心腔解剖模型，同时收集高精密度、低噪声的电图信息。电图采集自动化，因此常规即可采集激动模式和瘢痕标测图的数千个点。目前，任何消融导管的定位都是基于阻抗的，需要心腔内导管作为位置参考（例如，冠状窦导管），但也可以使用磁导航专用导管（Intella Tip 和 Intella MiFi Tip）。尽管该系统兼容任何消融导管，但激动标测和基质标测只能使用专用导管（Intella Map Orion™），该专用导管是具有 64 个低噪声电极和 2.5mm 起搏极间距的高分辨率网篮标测导管。得益于该专用导管和先进的点采集软件和处理流程，该系统能够通过自动采点和连续标测生成超高分辨率的三维电解剖图[41]。

然而，三维标测系统仍存在一些局限性：这些系统作为独立工具进行工作，与实时 X 线透视的标准工作环境无关；它仅提供静态解剖模型和标测图，而心腔内导管位置受到器官运动的多个方面（例如，心动周期和呼吸）影响。即便在 Mediguide 系统和 Carto-UniVu 系统中，预采集的 X 线透视影像也只能提供实时成像的错觉，而紧急临床事件（如心脏压塞和气胸）将无法实时显示。而且，三维标测系统还增加了与更复杂工作流程相关的手术成本，特别是在设置相对简单的电生理手术（如 AFL 消融）时[32]。

另一个减少术者辐射暴露的方法是使用远程磁导航系统。使用这些系统，介入电生理医生可以坐在远离辐射暴露的控制室中，通过磁导航或机器人导航（通过机器人机械手臂操控可操纵鞘）操控导管[42]。手术时间延长、需要额外的技术设备支持，以及较低的手术成功率是远程磁导航系统的主要局限性[43]。

零射线或接近零射线消融：实践指南

第一个挑战是导管定位，请参阅导管放置章节了解更多详情。简言之，无论使用何种三维标测系统，第一根导管都会从腹股沟缓慢地沿下腔静脉（IVC）向前推送，直至检测到心房电图出现。如果推送速度过快，导管将直接进入上腔静脉(SVC)。在操作初期，体外使用导管测量腹股沟到胸部的距离有助于术者了解导管需要推送多远才能到达心房（在Carto系统或Rhythmia系统中，胸腔外胸骨下段的导管标记有助于术者明确导管在下腔静脉中推送的距离）；如果下腔静脉瓣膜阻止导管进入心房，可使用更软更小的四极导管，直至看到心房电图信号，随着瓣膜开放，更硬的导管更容易进入心房；在最开始，第一根导管前行时会留下一些“标记”，会显示到达心房的路径。一旦移动导管进入心房，就可以建立三维解剖模型：旋转导管轻轻打弯，IVC和SVC即可被“画”出来，然后重建右心房解剖模型；RAO和LAO同时视图有助于确定移动导管的运动轨迹和方向。三尖瓣环在同时存在心房和心室电信号的区域很容易被“画”出来。His束在腔内电图引导下定位并标记在常规的位置；导管向后向下弯曲，向前推进以获得更大的心室电信号，轻轻回撤并顺时针旋转，同时松弯即可进入冠状窦，将导管尽可能送至冠状窦远端重建CS解剖模型。所需的其他导管推进方式与前面描述的方法相同；根据使用系统的需要，可将参考导管切换为冠状窦中的十级导管。开始电生理检查并证明房扑的起源(如果患者为房扑)，排除其他心律失常机制或基质(如果患者为窦性心律)。

为了降低每次房扑消融使用三维标测系统的相关成本，房扑消融可采用双导管法(Carto系统、NavX系统和Rhythmia系统，可以使用Intella Tip导管；在一些电生理实验室，房扑复发的患者可应用Rhythmia系统的Orion网篮导管)。一开始或在心房三维解剖模型建立完成后，将多极导管放置在冠状窦内，详细显示下腔静脉-三尖瓣环峡部，更好地描述峡部的长度和特征(如凹、凸、隐窝等)。

如果患者处于房扑状态，且冠状窦导管就位，则可使用两种方法：可使用略快于房扑周长的刺激频率测量冠状窦远端、冠状窦近端和三尖瓣环周围假定折返环的任意位置的起搏后间期(post pacing intervals，PPI)，很容易证实折返环位于右心房；或者，可在不同的右心房位置拖拽消融导管，手动或通过不同三维标测系统的软件采集腔内图电信号，构建右心房激动标测图。如果使用Rhythmia系统的Orion网篮导管，可以创建一个非常详细的激动标测图来显示右心房的房扑折返环。一旦确诊为典型房扑，在RAO视图下确定消融导管在前(心室)后(下腔静脉）轴上的位置；LAO视图也很有价值(将LAO视图向尾部稍倾斜，可以更好地从“下方”观察峡部)，以保证消融的峡部阻滞线尽可能直。消融时腔内电图出现明显心室波(大V，几乎没有A)，需要将消融导管回撤，直至落入下腔静脉。在消融峡部阻滞线时，房扑通常会突然终止。双导管方法下，如果患者处于窦性心律（或房扑突然转复终止），则将冠状窦电极尽可能以最慢的周长进行起搏；消融导管持续进行消融，直至局部腔内电图电位振幅降低，特别是出现广泛分离的双电位，或从接近起搏刺激的位置到远离起搏刺激的位置局部腔内电图电位脱落；峡部阻断后，沿三尖瓣环的激动顺序完全颠倒。从峡部阻滞线的任一位点进行差异性起搏标测或从冠状窦起搏创建新的激动标测图，以确认峡部水平是否达到完全阻滞。使用零射线下双导管方法，房扑消融的总手术时间（患者入院出院共计184例)的中位数时间为105min(范围35~210min)，与历史对照组(2008 年之前使用 X 线透视)的 101min 无明显不同。笔者所在的中心可以对 95%的患者实现零射线消融。

零射线或接近零射线消融:当前主要结果

X 线透视+三维指导的消融手术

一些研究已经证实了三维标测系统指导下进行房扑消融手术的可行性、安全性和有效性(表 10.1)。

据此,2013 年 Shurrab 等[44]进行了一项荟萃分析,比较 X 线透视+三维标测和单独 X 线透视指导室上性心律失常消融的成功率、手术时间和并发症发生率。他们确定了 1990—2010 年的研究,其中 10 项研究(比较单独 X 线透视和三维指导下的消融)符合要求。561 例 AFL 消融中,292 例接受了三维电解剖系统指导的消融手术(CARTO:194,NavX/EnsiteNavX:72,Localisa:26)。手术即刻成功率分别为 97%和 93%(X 线透视+三维指导消融对单独 X 线透视指导消融,P=0.57);远期成功率无统计学差异(93%对 96%,X 线透视+三维指导消融与单独 X 线透视指导消融相比,P=0.90,随访 1.5~16 个月)。三维系统指导 AFL 消融的 X 线透视时间和辐射剂量显著减少(分别为 P<0.001 和 P=0.002),而三维标测系统手术和传统 X 线透视手术之间的消融时间和手术时间均无统计学差异(消融时间:56min 对 55min,P=0.43;平均手术时间:117min 对 115min,P=0.75)。三维 AFL 消融组仅报道一个主要并发症,两组之间无显著差异。在全球范围内,该研究表明,单独 X 线透视和三维系统+X 线透视指导的消融的成功率、手术时间和并发症发生率相似,而使用三维系统消融 AFL 的 X 线透视时间和辐射暴露剂量显著减少。Brunelli 及其同事们最近的一项研究也获得了相似的结果[45]。

接近零射线或零射线消融手术

室上性心律失常

关于零射线技术,最近研究结果表明零射线下室上性心律失常消融的可行性、安全性和有效性[39,46-54]。Yang 等[55]在 2016 年进行了一项荟萃分析,比较零射线或接近零射线消融与传统 X 线透视消融治疗心律失常的 X 线透视时间、消融时间、手术持续时间、手术即刻成功率、远期成功率、并发症发生率和复发率。该荟萃分析对 1974—2016 年的研究进行检索。零射线消融定义为完全不使用任何 X 线透视进行消融。接近零射线消融定义为计划进行零射线消融手术,但术者根据术中需要,仅使用非常有限的 X 线透视辅助完成消融手术。经过检索,共计 10 项研究符合荟萃研究标准。10 项研究中的 7 项研究[39,46,47,49-52]纳入了房扑消融手术,10 项研究中的 3 项研究是随机前瞻性试验[46,47,49]。总体而言,零射线或接近零射线消融手术明显减少了 X 线透视时间,平均标准差(standard mean difference,SMD)为-1.62。零射线或接近零射线消融组的辐射剂量显著低于传统 X 线透视消融组,手术持续时间无明显差异。消融时间在非随机试验中缩短,但在随机试验中无缩短。无论对何种心律失常进行消融,两组的即刻成功率、并发症发生率和复发率均无明显差异。最近的研究也得出了类似的结果[56-59]。

表 10.1 研究特点分析

作者/参考文献	出版年份	研究设计	研究的心律失常(%)	应用的零射线系统	人群特征	X 线透视时间(分)	手术持续时间(分)	主要有效结果	主要安全结果(主要并发症)	随访
Bastian 等[61]	2017	前瞻性研究	心房扑动(100%)	电解剖标测: Carto3(267) Ensite NavX(88)	355 例 Carto3 平均年龄:65.1±12.5 Ensite NavX 平均年龄:67±14.4	Carto 7.1±6.6 Ensite NavX 0.8±1.9	Carto 95.3±48.3 Ensite NavX 93.4±43.5	在 Ensite NavX 系统手术组,零射线方法应用更高(P<0.001)	0	数据未显示
Stec 等[56]	2017	前瞻性研究	Ensite NavX: 心房扑动(23%) 房室结折返性心动过速(52%) 旁道(21%) 房速(4%) X 线指导下手术: 心房扑动(31%) 房室结折返性心动过速(42%) 旁道(21%) 房速(6%)	电解剖标测: Ensite NavX(1512)	样本量 2242 例 Ensite NavX 平均年龄:47±20 X 线指导下手术 平均年龄:52±18	Ensite NavX 0.5±2.5 X 线指导下手术 8.1±8.3	Ensite NavX 51.3±27.2 X 线指导下手术 63.2±38.7 (P<0.001)	即刻成功 Ensite NavX 97.3% X 线指导下手术 98.3%	0	数据未显示

(待续)

表 10.1(续)

作者/参考文献	出版年份	研究设计	研究的心律失常(%)	应用的零射线系统	人群特征	X 线透视时间(分)	手术持续时间(分)	主要有效结果	主要安全结果(主要并发症)	随访
Deutsch 等[63]	2017	前瞻性研究	心房扑动(100%)	电解剖标测:Ensite Velocity NavX(219)	460 例 Ensite NavX+MVG 样本量 164 例;平均年龄:63.7±9.5;30%女性 Ensite NavX+PBT 样本量 55 例;平均年龄:63.9±10.7;39%女性 ALARA+MVG 样本量 36 例;平均年龄:64.2±9.6;39%女性 ALARA+PBT 样本量 205 例;平均年龄:64.7±9.1;30%女性	NXR+MVG 0.3±1.6 NXR+PBT 0.2±1.1 ALARA+MVG 7.7±6.0 ALARA+PBT 9.1±7.2	NXR+MVG 45±17.6 NXR+PBT 47.2±15.7 ALARA+MVG 52.6±23.7 ALARA+PBT 59.8±24.0	在所有组中即刻成功 99%	0	数据未显示
Bruelli 等[45]	2017	前瞻性研究	心房扑动(66%) 房室结折返性心动过速(32%) 旁道(2%) (数据仅以患者总数的比率提供)	电解剖标测:Ensite NavX(97)	样本量 137 例;平均年龄:66±15;41%女性	Ensite NavX 0 X 线指导下手术 11	Ensite NavX 90(60~120) X 线指导下手术 68(50~93)	在两组中即刻成功 99.27% Ensite NavX 零射线方法应用达到 52%	0	数据未显示

(待续)

表 10.1(续)

作者/参考文献	出版年份	研究设计	研究的心律失常(%)	应用的零射线系统	人群特征	X线透视时间(分)	手术持续时间(分)	主要有效结果	主要安全结果(主要并发症)	随访
Seizer 等[52]	2016	回顾性研究	Ensite NavX 心房扑动(12.08%) 房室结折返性心动过速(52.75%) 预激综合征(23.08%) 房速(8.79%) X线指导下手术 心房扑动(15.03%) 房室结折返性心动过速(48.39%) 预激综合征(33.33%) 房速(8.79%)	电解剖标测：Ensite NavX (91)	184例 Ensite NavX 平均年龄：36.0±22.1 50.7%女性 X线指导下手术 平均年龄：52.1±19.1 50.7%女性	Ensite NavX 0 X线指导下手术 13.3±12.2	Ensite NavX 102.6±35.5 X线指导下手术 128.3±90.3	即刻成功率： Ensite NavX 100%	0	389±217天

(待续)

表 10.1(续)

作者/参考文献	出版年份	研究设计	研究的心律失常(%)	应用的零射线系统	人群特征	X 线透视时间(分)	手术持续时间(分)	主要有效结果	主要安全结果(主要并发症)	随访
Giaccardi 等[51]	2016	前瞻性研究	Ensite Velocity NavX 心房扑动(45.12%) 房室结折返性心动过速(34%) 旁道(8.75%) 房速(4.38%) 其他(7.75%) X 线指导下手术 心房扑动(23.45%) 房室结折返性心动过速(60.69%) 旁道(15.17%) 房速(0%) 其他(0.69%)	电解剖标测：Ensite Velocity NavX(297)	442 例；平均年龄：58±19	Ensite Velocity NavX 14±6 秒 X 线指导下手术 19.32±13.88 ($P<0.0001$)	Ensite Velocity NavX 91±52 X 线指导下手术 87±57 ($P=0.41$)	即刻成功率： Ensite Velocity NavX 97% X 线指导下手术 96% ($P=0.46$)	13(与 X 线透视下手术无关)	数据未显示

（待续）

表 10.1(续)

作者/参考文献	出版年份	研究设计	研究的心律失常(%)	应用的零射线系统	人群特征	X 线透视时间(分)	手术持续时间(分)	主要有效结果	主要安全结果(主要并发症)	随访
Casella 等[46]	2016	前瞻性随机对照试验	Ensite NavX 心房扑动(8%) 房室结折返性心动过速(63%) 旁道(16%) 房速(2%) X 线指导下手术 心房扑动(5%) 房室结折返性心动过速(62%) 旁道(20%) 房速(2%)	电解剖标测:Ensite NavX(134)	262 例 Ensite NavX 平均年龄:36.3±10.4 59%女性 X 线指导下手术 平均年龄:35.4±10.4 57%女性	Ensite NavX 0 X 线指导下手术 14.32(9.08~22.43)	数据未显示	在两组中即刻成功率 99%	0	1~6 个月
Schoene 等[62]	2015	前瞻性研究	心房扑动(100%)	电解剖标测:MediGuide(20)	样本量 40 例 MediGuide 平均年龄:62.7±12 男性 17 例 X 线指导下手术 平均年龄:67.7±12 男性 17 例	MediGuide 0.3 X 线指导下手术 5.7 (P<0.001)	MediGuide 49.5 X 线指导下手术 33.5 (P<0.001)	即刻成功率:两组中 100% 6 个月: MediGuide 95% X 线指导下手术 90%	0	6 个月

(待续)

表 10.1(续)

作者/参考文献	出版年份	研究设计	研究的心律失常(%)	应用的零射线系统	人群特征	X 线透视时间(分)	手术持续时间(分)	主要有效结果	主要安全结果(主要并发症)	随访
Macias 等[60]	2014	前瞻性研究	心房扑动(100%)	电解剖标测: Carto3(20) Ensite NavX(40)	60 例 Carto3 平均年龄:60.2±9.9 20%女性 早期 Ensite NavX 平均年龄:61.9±9.6 20%女性 晚期 Ensite NavX 平均年龄:61.9±9.6 20%女性	Carto3 0.33±1.3 早期 Ensite NavX 4.1±12.5 晚期 Ensite NavX 0.08±0.35	Carto3 158±54 早期 Ensite NavX 147±46 晚期 Ensite NavX 123±37	即刻成功率: Carto3 95% Ensite NavX 100% 复发: Carto3 5.2% Ensite NavX 5% 两组在实现零射线比率方面无统计学差异	Carto3 0% 早期 Ensite 5% 晚期 Ensite 0%	6 个月

(待续)

表 10.1(续)

作者/参考文献	出版年份	研究设计	研究的心律失常(%)	应用的零射线系统	人群特征	X 线透视时间(分)	手术持续时间(分)	主要有效结果	主要安全结果(主要并发症)	随访
Stec 等[50]	2014	前瞻性研究	Ensite Velocity NavX 心房扑动(12.7%) 房室结折返性心动过速(61.17%) 预激综合征(27.13%) 房速(5.85%) 其他(6.91%) X 线指导下手术 心房扑动(27.87%) 房室结折返性心动过速(49.3%) 旁道(22.69%) 房速(3.36%) 其他(3.5%)	电解剖标测:Ensite Velocity NavX (188)	902 例 Ensite Velocity NavX 平均年龄:45±21 54.8%女性 X 线指导下手术 平均年龄:52±18 54.1%女性	Ensite Velocity NavX 0.2±0.9 X 线指导下手术 X 线透视组 8.1±7.4	Ensite Velocity NavX 36.9±23.4 X 线指导下手术 63.1±29.2	即刻成功率:98% 在两组中远期成功率 Ensite Velocity NavX 93.6% X 线指导下手术 94%	0	平均随访(月) Ensite Velocity NavX 8.0±5.2 X 线指导下手术 11.0±5.7

(待续)

表 10.1(续)

作者/参考文献	出版年份	研究设计	研究的心律失常(%)	应用的零射线系统	人群特征	X 线透视时间(分)	手术持续时间(分)	主要有效结果	主要安全结果(主要并发症)	随访
Shurrab 等[44]	2013	荟萃分析	心房扑动 心房颤动 房室结折返性心动过速 房室折返性心动过速 预激综合征 其他(每种心律失常的总体发病率均不可用)	电解剖标测: Carto(472) Ensite NavX(168) Localisa(26)	1292 例 平均年龄未知	电解剖标测 8 例 X 线指导下手术 20 例 电解剖标测对比 X 线指导下手术: 心房扑动($P<0.001$) 房室结折返性心动过速($P<0.02$) 预激综合征($P<0.001$)	电解剖标测 心房扑动 117 心房颤动 149 房室结折返性心动过速 98 房室折返性心动过速 112 X 线指导下手术 心房扑动 122 心房颤动 30 房室结折返性心动过速 97 房室折返性心动过速 101	即刻成功率: 电解剖标测 心房扑动 97% 心房颤动 100% X 线指导下手术 心房扑动 93% 心房颤动 100% 长期成功: 电解剖标测 心房扑动 93% 心房颤动 84% X 线指导下手术 心房扑动 96% 心房颤动 76%	电解剖标测 5 例 X 线指导下手术 2 例 ($P<0.29$)	15 ~16 个月

(待续)

表 10.1(续)

作者/参考文献	出版年份	研究设计	研究的心律失常(%)	应用的零射线系统	人群特征	X 线透视时间(分)	手术持续时间(分)	主要有效结果	主要安全结果(主要并发症)	随访
Razminia 等[39]	2012	回顾性研究	无 X 线手术: 心房扑动(16.67%) 房室结折返性心动过速(16.67%) 房室折返性心动过速(10%) 心房颤动(36.67%) 房速(15%) X 线指导下手术 心房扑动(16.67%) 房室结折返性心动过速(16.67%) 房室折返性心动过速(10%) 心房颤动(36.67%) 房速(15%)	电解剖标测 Ensite NavX 心腔内超声 AcuNav IE: 电生理工作平台 (60)	120 例 Ensite NavX/ AcuNav 平均年龄:55±15 47%女性 X 线指导下手术 平均年龄:56±15 37%女性	Ensite NavX 0 分钟 AcuNav 17±15 分钟	数据不详细(显示在图中)两组之间无差异	即刻成功率 Ensite NavX 98% X 线指导下手术 100%	Ensite NavX 1 X 线指导下手术 2	数据未显示

(待续)

表 10.1(续)

作者/参考文献	出版年份	研究设计	研究的心律失常(%)	应用的零射线系统	人群特征	X 线透视时间(分)	手术持续时间(分)	主要有效结果	主要安全结果(主要并发症)	随访
Vollmann 等[43]	2009	前瞻性研究	心房扑动(100%)	远程磁导航(45)	90 例 远程磁导航 平均年龄:68±8 20%女性 X 线指导下手术 平均年龄:68±9 27%女性	远程磁导航 7.6~19.9 X 线指导下手术 11.5~23.1	远程磁导航 113.5±34.8 X 线指导下手术 77.2±24.1 (P<0.0001)	即刻成功率: 远程磁导航 84% X 线指导下手术 91% 远期成功率: 远程磁导航 73% X 线指导下手术 89%	远程磁导航 0 X 线指导下手术 1	第 1 天+91±19 天+189±35 天
Hindricks 等[32]	2009	前瞻性研究	心房扑动(100%)	电解剖标测:Cart(105)	210 例 Carto 平均年龄:62±10 10%女性 X 线指导下手术 平均年龄:62±10 21%女性	Carto 7.7±7.3 X 线指导下手术 14.8±11.9	Carto 99±57 X 线指导下手术 88±54	即刻成功率: Carto 94% X 线指导下手术 97% (P>0.05) 远期成功率: Carto 6.6% X 线指导下手术 5.7% (P>0.05)	0	6 个月

心房扑动

针对 AFL 消融，最近几项研究比较了不同三维电解剖标测系统在零射线下的消融结果。Macıas 等[60]评估使用 Carto 3 系统与 Ensite NavXTM 系统在零射线下进行下腔静脉-三尖瓣环峡部导管消融的可行性和安全性。该项研究对三个不同组的结果进行了比较：A 组由 Carto 3 系统指导的 20 个连续消融手术组成，而两个病例对照组由 Ensite NavXTM 系统指导的 146 个手术匹配；B 组由在电生理导管室进行的前 50 个消融手术中的 20 个匹配手术组成；C 组由后 50 个消融手术中的 20 个匹配手术组成。分析结果包括消融后即刻成功率（双向阻滞）、术后 24 小时的成功率、手术时间、并发症和术后 6 个月的复发率。在 60 多个连续的典型心房扑动消融病例中尝试了零射线法。在本系列患者中，90%的病例采用了零射线法，仅在导管定位困难的情况下采用 X 线透视。A 组手术即刻成功率为 95%，B 组和 C 组手术成功率均为 100%，组间无显著性差异（P=0.36）。仅 B 组出现 1 例并发症。而且，所有组的复发率相似，无显著性差异（A 组 5.2%，B 组 0%，C 组 5%，P=0.57）。该研究得出结论：使用 Carto 3 系统在零射线下进行 CTI 导管消融在大多数病例中是可行的，与使用 Ensite NavXTM 系统在零射线下进行 CTI 导管消融的结果相似。

最近，Bastian 等[61]进行了一项研究，以评估在典型心房扑动消融中使用不同三维电解剖标测系统对手术持续时间和辐射暴露的影响。该研究并无计划完全采用零射线法，共纳入 355 例连续典型房扑的消融手术病例。在 355 例患者中，267 例使用 Carto 3 系统（Biosense Webster，Diamond Bar，CA），而另外 88 例患者使用 EnsiteNavX/Precision 系统（Abbott，SJM，St Paul，MN），两组进行比较。EnSite 组采用零射线法的成功率显著高于 Carto 组（65.1%对 17.2%，P<0.001），而两组之间的手术时间无明显差异（P=0.75）。该研究作者承认 Carto 3 系统在引导导管置入过程中使用 X 线透视，但 NavX 系统能够在零射线下有效引导导管通过腹股沟区的复杂路径，因此具备更高的零射线消融成功率。

Schoene 等[62]进行的 6 个月前瞻性随机研究比较了 40 例典型房扑射频消融的患者使用 Mediguide 系统与标准 X 线透视对手术指标的影响。主要终点定义为辐射剂量和透视时间，次要终点包括手术持续时间。安全性结果包括消融后 24 小时内死亡、心包积液、轻度或严重中风和（或）出血。结果显示，Mediguide 系统组辐射暴露和 X 线透视时间显著减少（P<0.001）。所有患者的平均手术时间为 45 分钟，两组间无显著差异（49.5 对 33.5，P=0.053）。在消融后 24 小时内，两组均未发生死亡、心包积液、出血或中风等主要并发症。随访 6 个月后，Mediguide 组和对照组复发率分别为 95%和 90%，两者之间无显著差异。总体而言，研究结果显示，Mediguide 系统指导下的 AFL 消融手术与传统 X 线透视下的 AFL 消融手术效果相当，在不延长手术时间的情况下减少了透视时间和辐射剂量。

为了获得最佳消融技术，以实现更低的辐射暴露和最高消融成功率，Deutsch 等[63]完成的前瞻性观察性研究表明，CTI 依赖性 AFL 的最佳消融方法应该是最大电压梯度（maximum voltage gradient technique，MVG）消融技术。该研究主要评估两种不同的三维标测系统:零射线(No-X-Ray,NXR)和基于尽可能低可实现的 X 线透视(based as low as reasonable achievable,ALARA),以及两种不同的标测和消融技术 [多电压引导技术(multi-voltage guided,MVG)和回拉技术(pullback technique,PBT)]。建立四个不同的组(NXR+PBT、NXR+MVG、ALARA+PBT、ALARA+PBT) 在实施零射线入路和最大电压引导技术消融 AFL 过程中,评估 CTI 消融的可行性和有效性。与 ALARA 组相比,NXR 组的手术时间缩短(分别为 45.4±17.6min 和 47.2±15.7min 对 52.6±23.7min 和 59.8±24.0min,$P<0.01$)。此外,在 NXR 组中,辐射暴露显著减少[0.2±1.1min(NXR+PBT)和 0.3±1.6min(NXR+MVG)对 7.7±6.0min(ALARA+MVG)和 9.1±7.2min(ALARA+PBT),$P<0.001$],其中大部分是在 MVG 技术亚组中得出的结论。当然,这些结果需要进一步的评估。

一些研究报道了零射线或接近零射线技术的成本更高[32,52]。在 Casella 等[46]进行的前瞻性、多中心、随机对照试验中,与常规 X 线透视方法相比,最低 X 线透视方法手术的癌症发病率和死亡率降低了 96%。而且,与常规 X 线透视组相比,最低 X 线透视组的寿命损失年(years of life lost,YLL)和影响寿命年(years of life affected,YLA)均显著减少。基于上述考虑,采用最低 X 线透视法也可被视为能够延长预期寿命和无癌症寿命。因此,成本效益分析表明:对于患者和专业医务人员而言,最低 X 线透视法因获益而增加的额外成本可能被证明是合理的。

如前所述,目前也可使用其他系统(如远程导航系统)来降低医务人员的辐射暴露。Vollmann 等[43]在一项随机临床试验中评估了远程磁导航(remote magnetic catheter navigation,RMN)系统用于 CTI 消融与常规 X 线透视下进行 CTI 消融的疗效。RMN 系统指导下的消融与常规 X 线透视指导下的消融相比,辐射暴露时间明显减少[中位数,10.6min;四分位数范围(IQR),7.6~19.9min,对 15.0min;IQR,11.5~23.1;$P=0.043$], 消融时间(55min;IQR,28~76min,对 17min;IQR,7~31;$P<0.0001$) 和手术持续时间 (114±35min 对 77±24min,$P<0.0001$)均延长,总手术时间类似。此外,RMN 组与常规 X 线透视组相比,远期成功率(6 个月时)较低(73%对 89%,$P=0.063$), 且无论 CTI 解剖结构如何,RMN 治疗效果均较差。

总结

导管消融是绝大多数典型或非典型房扑患者的首选治疗方法。消融过程中患者和医务人员的辐射暴露仍然是一个主要问题,尤其是孕妇、儿童和免疫抑制疾病患者。远程导航系统和三维标测系统有可能显著减少 X 线辐射暴露, 并被证明与常规 X 线透视方法一样安全、可行和有效。在进行房扑消融手术的过程中, 这些零射线技术可能受到更复杂工作流程和手术成本增加的限制。应用单个供应商的耗材和采用双导管方法可以降低成本, 每天都使用三维标测系统进行消融手术也可以加快房扑消融的工作流程。

参考文献

1. Heidbuchel H, Wittkampf FH, Vano E, Ernst S, Schilling R, Picano E, et al. Practical ways to reduce radiation dose for patients and staff during device implantations and electrophysiological procedures. Europace. 2014;16:946–64. https://doi.org/10.1093/europace/eut409.
2. The 2007 Recommendations of the International Commission on Radiological Protection. ICRP publication 103. Ann ICRP 2007;37:1–332.
3. Vano E, Arranz L, Sastre JM, Moro C, Ledo A, Garate MT, et al. Dosimetric and radiation protection considerations based on some cases of patient skin injuries in interventional cardiology. Br J Radiol. 1998;71:510–6.
4. Rehani MM, Ortiz-Lopez P. Radiation effects in fluoroscopically guided cardiac interventions: keeping them under control. Int J Cardiol. 2006;109:147–51.
5. Park TH, Eichling JO, Schechtman KB, Bromberg BI, Smith JM, Lindsay BD. Risk of radiation induced skin injuries from arrhythmia ablation procedures. Pacing Clin Electrophysiol. 1996;19(9):1363.
6. McFadden SL, Mooney RB, Shepherd PH. X-ray dose and associated risks from radiofrequency catheter ablation procedures. Br J Radiol. 2002;75:253–65.
7. Kovoor P, Ricciardello M, Collins L, Uther JB, Ross DL. Risk to patients from radiation associated with radiofrequency ablation for supraventricular tachycardia. Circulation. 1998;98:1534–40.
8. Calkins H, Niklason L, Sousa J, el-Atassi R, Langberg J, Morady F. Radiation exposure during radiofrequency catheter ablation of accessory atrioventricular connections. Circulation. 1991;84:2376–82.
9. Picano E, Vañó E, Rehani MM, Cuocolo A, Mont L, Bodi V, et al. The appropriate and justified use of medical radiation in cardiovascular imaging. A position document of the ESC associations of cardiovascular imaging, percutaneous cardiovascular interventions and electrophysiology. Eur Heart J. 2014;35:665–72.
10. Lickfett L, Mahesh M, Vasamreddy C, Bradley D, Jayam V, Eldadah Z, et al. Radiation exposure during catheter ablation of atrial fibrillation. Circulation. 2004;110:3003–10.
11. Rosenthal LS, Mahesh M, Beck TJ, Saul JP, Miller JM, Kay N, et al. Predictors of fluoroscopy time and estimated radiation exposure during radiofrequency catheter ablation procedures. Am J Cardiol. 1998;82:451–8.
12. Klein LW, Miller DL, Balter S, Laskey W, Haines D, Norbash A, et al. Occupational health hazards in the interventional laboratory: time for a safer environment. Radiology. 2009;250:538–44.
13. Kottkamp H, Hindricks G. Catheter ablation of atrial flutter. Thorac Cardiovasc Surg. 1999;47(3):357–61.
14. Lee G, Sanders P, Kalman JM. Catheter ablation of atrial arrhythmias: state of the art. Lancet. 2012;380(9852):1509–19.
15. Saoudi N, Cosio F, Waldo A, Chen SA, Lesaka Y, Lesh M, et al. Classification of atrial flutter and regular atrial tachycardia according to electrophysiologic mechanism and anatomic bases: a statement from a joint expert group from the Working Group of Arrhythmias of the European Society of Cardiology and the North American Society of Pacing and Electrophysiology. J Cardiovasc Electrophysiol. 2001;12:852–66.
16. Olgin JE, Kalman JM, Saxon LA, Lee RJ, Lesh MD. Mechanism of initiation of atrial flutter in humans: site of unidirectional block and direction of rotation. J Am Coll Cardiol. 1997;29(2):376–84.
17. Cosio FG, Arribas F, Barbero JM, Kallmeyer C, Goicolea A. Validation of double-spike electrograms as markers of conduction delay or block in atrial flutter. Am J Cardiol. 1988;61(10):775–80.
18. Kalman JM, Olgin JE, Saxon LA, Fisher WG, Lee RJ, Lesh MD. Activation and entrainment mapping defines the tricuspid annulus as the anterior barrier in typical atrial flutter. Circulation. 1996;94(3):398–406.
19. Olshansky B, Okumura K, Hess PG, Waldo AL. Demonstration of an area of slow conduction in human atrial flutter. J Am Coll Cardiol. 1990;16(7):1639–48.
20. Földesi C, Pandozi C, Peichl P. Atrial flutter: arrhythmia circuit and basis for radiofrequency catheter ablation. Ital Heart J. 2003;4:395–403.
21. Yang Y, Cheng J, Bochoeyer A, Hamdan MH, Kowal RC, Page R, et al. Atypical right atrial flutter patterns. Circulation. 2001;103(25):3092–8.
22. Bochoeyer A, Yang Y, Cheng J, Lee RJ, Keung EC, Marrouche NF, et al. Surface and electrocardiographic characteristics of right and left atrial flutter. Circulation. 2003;108(1):60–6.
23. Merino JL, Peinado R, Abello M, Gnoatto M, Vasserot MG, Sobrino JA. Superior vena cava flutter: electrophysiology and ablation. J Cardiovasc Electrophysiol. 2005;16(6):568–75.
24. Kall JG, Rubenstein DS, Kopp DE, Burke MC, Verdino RJ, Lin AC, et al. Atypical atrial flutter originating in the right atrial free wall. Circulation. 2000;101(3):270–9.
25. Wellens HJ. Contemporary management of atrial flutter. Circulation. 2002;106:649–52.
26. Jaïs P, Shah DC, Haïssaguerre M, Hocini M, Peng JT, Takahashi A, et al. Mapping and ablation of left atrial flutters. Circulation. 2000;101(25):2928–34.
27. Ohtani K, Yutani C, Nagata S, Koretsune Y, Hori M, Kamada T. High prevalence of atrial fibrosis in patients with dilated cardiomyopathy. J Am Coll Cardiol. 1995;25:1162–9.
28. Granada J, Uribe W, Chyou PH, Maassen K, Vierkant R, Smith PN, et al. Incidence and predictors of atrial flutter in the general population. J Am Coll Cardiol. 2000;36(7):2242–6.
29. Natale A, Newby KH, Pisanó E, Leonelli F, Fanelli R, Potenza D, et al. Prospective randomized comparison of antiarrhythmic therapy versus first-line radiofrequency ablation in patients with atrial flutter. J Am Coll Cardiol. 2000;35(7):1898–904.
30. Da Costa A, Thévenin J, Roche F, Romeyer-Bouchard C, Abdellaoui L, Messier M, et al. Results from the

Loire-Ardèche-Drôme-Isère-Puy-de-Dôme (LADIP) trial on atrial flutter, a multicentric prospective randomized study comparing amiodarone and radiofrequency ablation after the first episode of symptomatic atrial flutter. Circulation. 2006;114(16):1676–81.

31. Kirchhof P, Benussi S, Kotecha D, Ahlsson A, Atar D, Casadei B, et al. 2016 ESC Gguidelines for the management of atrial fibrillation developed in collaboration with EACTS. Eur Heart J. 2016;37:2893–962. https://doi.org/10.1093/eurheartj/ehw210.
32. Hindricks G, Willems S, Kautzner J, De Chillou C, Wiedemann M, Schepel S, et al. Effect of electroanatomically guided versus conventional catheter ablation of typical atrial flutter on the fluoroscopy time and resource use: a prospective randomized multicenter study. J Cardiovasc Electrophysiol. 2009;20(7):734–40. https://doi.org/10.1111/j.1540-8167.2009.01439.x.
33. Willems S, Weiss C, Ventura R, Rüppel R, Risius T, Hoffmann M, et al. Catheter ablation of atrial flutter guided by electroanatomic mapping (CARTO): a randomized comparison to the conventional approach. J Cardiovasc Electrophysiol. 2000;11(11):1223–30.
34. Wagner LK, Eifel PJ, Geise RA. Potential biological effects following high X-ray dose interventional procedures. J Vasc Interv Radiol. 1994;5(1):71–84.
35. Lindsay BD, Eichling JO, Ambos HD, Cain ME. Radiation exposure to patients and medical personnel during radiofrequency catheter ablation for supraventricular tachycardia. Am J Cardiol. 1992;70(2):218–23.
36. Anselme F, Savouré A, Cribier A, Saoudi N. Catheter ablation of typical atrial flutter: a randomized comparison of 2 methods for determining complete bidirectional isthmus block. Circulation. 2001;103(10):1434–9.
37. Kottkamp H, Hügl B, Krauss B, Wetzel U, Fleck A, Schuler G, et al. Electromagnetic versus fluoroscopic mapping of the inferior isthmus for ablation of typical atrial flutter: a prospective randomized study. Circulation. 2000;102(17):2082–6.
38. Da Costa A, Faure E, Thévenin J, Messier M, Bernard S, Abdel K, et al. Effect of isthmus anatomy and ablation catheter on radiofrequency catheter ablation of the cavotricuspid isthmus. Circulation. 2004;110(9):1030–5.
39. Razminia M, Manankil MF, Eryazici PL, Arrieta-Garcia C, Wang T, D'Silva OJ, et al. Nonfluoroscopic catheter ablation of cardiac arrhythmias in adults: feasibility, safety, and efficacy. J Cardiovasc Electrophysiol. 2012;23:1078–86.
40. Saliba W, Thomas J. Intracardiac echocardiography during catheter ablation of atrial fibrillation. Europace. 2008;10(Suppl 3):42–7.
41. Gaita F, Guerra PG, Battaglia A, Anselmino M. The dream of near-zero X-rays ablation comes true. Eur Heart J. 2016;37(36):2749–55.
42. Schmidt B, Chun KR, Tilz RR, Koektuerk B, Ouyang F, Kuck KH. Remote navigation systems in electrophysiology. Europace. 2008;10(Suppl 3):iii57–61. https://doi.org/10.1093/europace/eun234.
43. Vollmann D, Lüthje L, Seegers J, Hasenfuss G, Zabel M. Remote magnetic catheter navigation for cavotricuspid isthmus ablation in patients with common-type atrial flutter. Circ Arrhythm Electrophysiol. 2009;2(6):603–10. https://doi.org/10.1161/CIRCEP.109.884411.
44. Shurrab M, Laish-Farkash A, Lashevsky I, Morriello F, Singh SM, Schilling RJ, et al. Three-dimensional localization versus fluoroscopically only guided ablations: a meta-analysis. Scand Cardiovasc J. 2013;47(4):200–9. https://doi.org/10.3109/14017431.2013.797099.
45. Brunelli M, Doroshenko Y, Baldauf T, Ngoli S, Bastian D, Walaschek J, et al. Zero or near zero fluoroscopy for catheter ablation of supraventricular right atrial tachycardia can be achieved with the use of a three-dimensional mapping system. Europace. 2017;19(Suppl_3):iii191.
46. Casella M, Dello Russo A, Pelargonio G, Del Greco M, Zingarini G, Piacenti M, et al. Near zerO fluoroscopic exPosure during catheter ablAtion of supraventricular arrhYthmias: the NO-PARTY multicentre randomized trial. Europace. 2016;18(10):1565–72.
47. Earley MJ, Showkathali R, Alzetani M, Kistler PM, Gupta D, Abrams DJ, et al. Radiofrequency ablation of arrhythmias guided by nonfluoroscopic catheter location: a prospective randomized trial. Eur Heart J. 2006;27:1223–122.
48. Bulava A, Hanis J, Eisenberger M. Catheter ablation of atrial fibrillation using zero-fluoroscopy technique: a randomized trial. Pacing Clin Electrophysiol. 2015;38:797–806.
49. Sun X, Xu J, Su H, Fan X, Liu F, An C, et al. Near-zero exposure radiofrequency ablation of paroxysmal supraventricular tachycardia guided by EnSiteNavX mapping. Sci Res Essays. 2011;6:5253–60.
50. Stec S, Sledz J, Mazij M, Ras M, Ludwik B, Chrabaszcz M, et al. Feasibility of implementation of a "simplified, No-X-Ray, no-lead apron, two-catheter approach" for ablation of supraventricular arrhythmias in children and adults. J Cardiovasc Electrophysiol. 2014;25:866–74.
51. Giaccardi M, Del Rosso A, Guarnaccia V, Ballo P, Mascia G, Chiodi L, et al. Near-zero xray in arrhythmia ablation using a 3-dimensional electroanatomic mapping system: a multicenter experience. Heart Rhythm. 2016;13:150–6.
52. Seizer P, Bucher V, Frische C, Heinzmann D, Gramlich M, Muller I, et al. Efficacy and safety of zero-fluoroscopy ablation for supraventricular tachycardias: use of optional contact force measurement for zero fluoroscopy ablation in a clinical routine setting. Herz. 2016;41(3):241–5. https://doi.org/10.1007/s00059-015-4358-4.
53. Smith G, Clark JM. Elimination of fluoroscopy use in a pediatric electrophysiology laboratory utilizing three-dimensional mapping. Pacing Clin Electrophysiol. 2007;30:510–8.
54. Alvarez M, Tercedor L, Almansa I, Ros N, Galdeano RS, Burillo F, et al. Safety and feasibility of catheter ablation for atrioventricular nodal re-entrant tachycardia without fluoroscopic guidance. Heart Rhythm.

2009;6:1714–20.
55. Yang L, Sun G, Chen X, Chen G, Yang S, Guo P, et al. Meta-analysis of zero or near-zero fluoroscopy use during ablation of cardiac arrhythmias. Am J Cardiol. 2016;118:1511–8. https://doi.org/10.1016/j.amjcard.2016.08.014.
56. Stec S, Deutsch KJ, Karbarz D, Klank-Szafran M, Sledz J, Mazij M, et al. Zero-fluoroscopy approaches the gold standard for catheter ablation of regular supraventricular tachycardias—experience beyond 1500 procedures. Eur Heart J. 2017;38(Supplement):179.
57. Bigelow AM, Smith PC, Timberlake DT, McNinch NL, Smith GL, Lane JR, et al. Procedural outcomes of fluoroless catheter ablation outside the traditional catheterization lab. Europace. 2017;19(8):1378–84. https://doi.org/10.1093/europace/euw207.
58. Walsh KA, Galvin J, Keaney J, Keelan E, Szeplaki G. Single Centre experience with a zero-fluoroscopic ablation strategy using a novel magnetic field and impedance-based 3D mapping system for supraventricular tachycardia. Europace. 2017;319:295–6.
59. Razminia M, Willoughby MC, Demo H, Keshmiri H, Wang T, D'Silva OJ, et al. Fluoroless catheter ablation of cardiac arrhythmias: a 5-year experience. Pacing Clin Electrophysiol. 2017;40(4):425–33. https://doi.org/10.1111/pace.13038.
60. Macías R, Uribe I, Tercedor L, Jiménez-Jáimez J, Barrio T, Álvarez M. A zero-fluoroscopy approach to cavotricuspid isthmus catheter ablation: comparative analysis of two electroanatomical mapping systems. Pacing Clin Electrophysiol. 2014;37(8):1029–37. https://doi.org/10.1111/pace.12376.
61. Bastian D, Vitali-Serdoz L, Poli S, Walascheck J, Brunelli M, Richter P, et al. Effects of different 3D electro-anatomic mapping systems on fluoroscopy exposure and procedural duration in typical atrial flutter ablation. JACC Clin Electrophysiol. 2017;3(10 Suppl):S3–4.
62. Schoene K, Rolf S, Schloma D, John S, Arya A, Dinov B, Richter S, Bollmann A, Hindricks G, Sommer P. Ablation of typical atrial flutter using a non-fluoroscopic catheter tracking system vs. conventional fluoroscopy—results from a prospective randomized study. Europace. 2015;17(7):1117–21. https://doi.org/10.1093/europace/euu398.. Epub 2015 Mar 3
63. Deutsch K, Śledź J, Mazij M, Ludwik B, Labus M, Karbarz D, et al. Maximum voltage gradient technique for optimization of ablation for typical atrial flutter with zero-fluoroscopy approach. Medicine (Baltimore). 2017;96(25):e6939. https://doi. org/10.1097/MD.0000000000006939.

第 11 章

心房颤动零射线导管消融

Mouhannad M. Sadek

简介

心房颤动(atrial fibrillation,AF)的导管消融日益成为阵发性和持续性房颤患者的首选治疗方法[1]。由于手术本身的复杂性和房间隔穿刺的需要,传统房颤手术时间长且辐射暴露高[2,3]。临床电生理医生对如何减少房颤消融手术中的辐射暴露越来越感兴趣[4]。此外,电生理医生还担心长时间穿铅衣进行消融手术会对骨骼肌肉造成影响[5]。

在多项研究中已经证实, 进行房颤零射线导管消融是可行且安全的[6-9]。电解剖标测系统(electroanatomic mapping systems,EAMS)、压力接触技术(contact force)和心腔内超声(intracardiac echocardiography,ICE) 成像技术,可以帮助临床电生理医生在零射线或接近零射线下进行房颤消融手术[4,10,11]。

本章中,笔者将重点讲述房颤零射线导管消融的相关方法,并具体描述仅通过 ICE 成像技术进行房间隔穿刺。另请参阅导管放置章节,了解如何实现在零射线下导管进入静脉血管和右心房的详细信息。

相关解剖

房间隔穿刺

房间隔穿刺通常在卵圆窝处进行,方法是从上腔静脉(SVC)回撤房间隔穿刺器械,使其与卵圆窝相接触。在回撤前,常规通过 X 线透视使房间隔穿刺器械安全地推进至上腔静脉。在回撤同时,利用 X 线透视观察穿刺器械在上腔静脉和右心房连接处突然“跳跃”至卵圆窝处。多个体位透视可精准定位: 典型的 RAO 体位可确定穿刺器械位于心房后壁和三尖瓣环的中间位置, 典型的 LAO 体位可确定穿刺器械朝向左侧。在此位置上,穿刺针穿过卵圆窝进入左心房,然后

M. M. Sadek (✉)
Arrhythmia Service, Division of Cardiology,
University of Ottawa Heart Institute,
Ottawa, ON, Canada
e-mail: msadek@ottawaheart.ca

穿刺器械的其余部分(扩张器和鞘)随之进入左心房。很多电生理中心均应用食管超声心动图(transesophageal echocardiography, TEE)或心腔内超声(ICE)辅助 X 线透视,以确保穿刺器械与卵圆窝精准接触完成穿刺。

左心房解剖

通常有四条肺静脉将肺部的血液引流至左心房。但在某些患者中存在一定程度的解剖变异, 最常见的是左侧肺静脉共干,而且很多患者存在右中肺静脉畸形[12]。

房颤消融的标准治疗方法是在肺静脉前庭周围完成消融损伤灶(通过射频消融或冷冻消融)进行宽肺静脉前庭隔离(wide antral pulmonary vein isolation,PVI)[1]。在进行消融时,需要考虑多种解剖学因素。食管紧邻左房后壁走行,有时可经过左房后壁中部,靠近右侧肺静脉或左侧肺静脉[13]。食管位置变异和邻近左房后壁等因素可增加消融术后心房-食道瘘的发生风险。而且,右侧膈神经通常位于右肺静脉前庭之前,在该区域进行消融可能会导致膈神经麻痹[14]。

最后,在肺静脉前庭深部区域进行消融时,术后肺静脉狭窄的风险更高,将消融导管在肺静脉前庭外进行消融可以避免肺静脉狭窄。因此,大环肺静脉前庭隔离已成为房颤消融的基石治疗[1]。

零射线消融方法

患者准备

拟行手术患者在术前需口服抗凝药至少 4 周。左心耳血栓风险特别高的患者需要在术后 48 小时内进行经食管超声检查,以确保排除左心耳血栓。上述检查通常在全身麻醉或深度镇静下进行。

心腔内超声导管推进至心腔(图 11.1)

血管超声引导下经股静脉穿刺成功建立入路后(请参阅导管放置章节了解更多细节),将心腔内超声(ICE)导管推送至右心

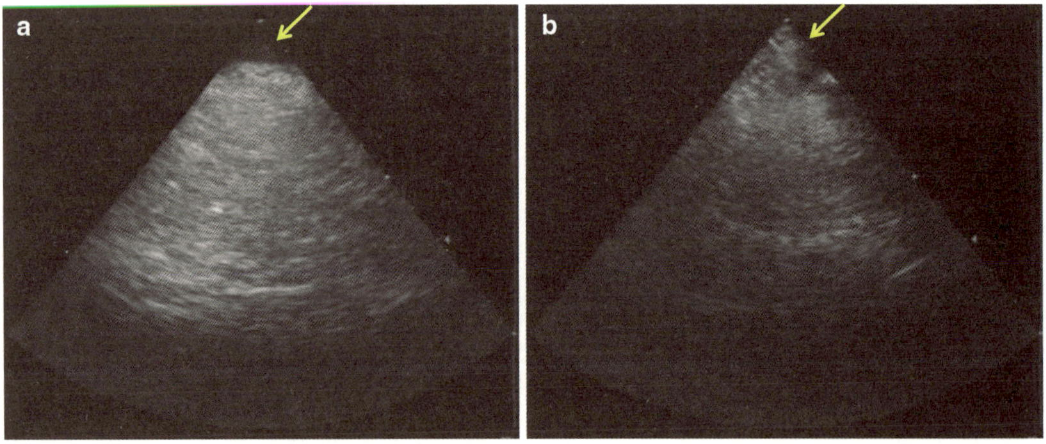

图 11.1 (a)箭头显示 ICE 导管在血管腔中的路径,ICE 导管可安全地推进至右心房。(b)箭头显示 ICE 导管在行进路径中遇到软组织。在这种情况下,推进 ICE 导管前需要轻度顺时针或逆时针旋转导管以清晰显示正确的血管腔路径。

房。在笔者所在的中心，使用的 ICE 导管为8F 相控阵 AcuNav 探头，超声探头频率为7.5MHz（Siemens Medical Solutions，由 Biosense Webster，Diamond Bar，California 发布）。ICE 监控器连接到专用的监控臂上。

为了在零射线情况下安全地将 ICE 导管放置于心腔，在从股静脉推进至右心房过程中要确保 ICE 探头始终在血管腔中行进。可通过在 ICE 显示屏右上角（即探头前方）显示“黑色管腔”来实现。如果 ICE 探头遇到组织难以行进，可以轻轻后撤探头，给予轻微顺时针或逆时针旋转以显示血管腔，然后再次推进探头。

在某些情况下，可以确定一个静脉分叉处，ICE 探头可以向前弯曲朝向静脉主分支前进，使其能顺利通过静脉分叉处继续前行至心腔。必须要注意的是探头如果遇到阻力，切勿暴力前行。

基础心腔内超声检查（图 11.2）

心腔内超声（ICE）探头位于右心房、右心室和上腔静脉中，可以显示相关部位的心脏解剖。消融前，ICE 成像用于记录基础心室功能、瓣膜功能、肺静脉流量，并明确是否存在心包积液。在有心脏植入电子设备（cardiac implantable electronic device，CIED）情况下，ICE 可用于显示导线位置并评估导线植入部位。随后，进一步的心腔内超声成像可明确消融导管位置、导管接触和相关并发症。

冠状窦导管置入（图 11.3）

当心腔内超声（ICE）探头在右心房内定位时，可顺时针旋转探头在三尖瓣正后方观察到冠状窦口。随后，将冠状窦十级导管推

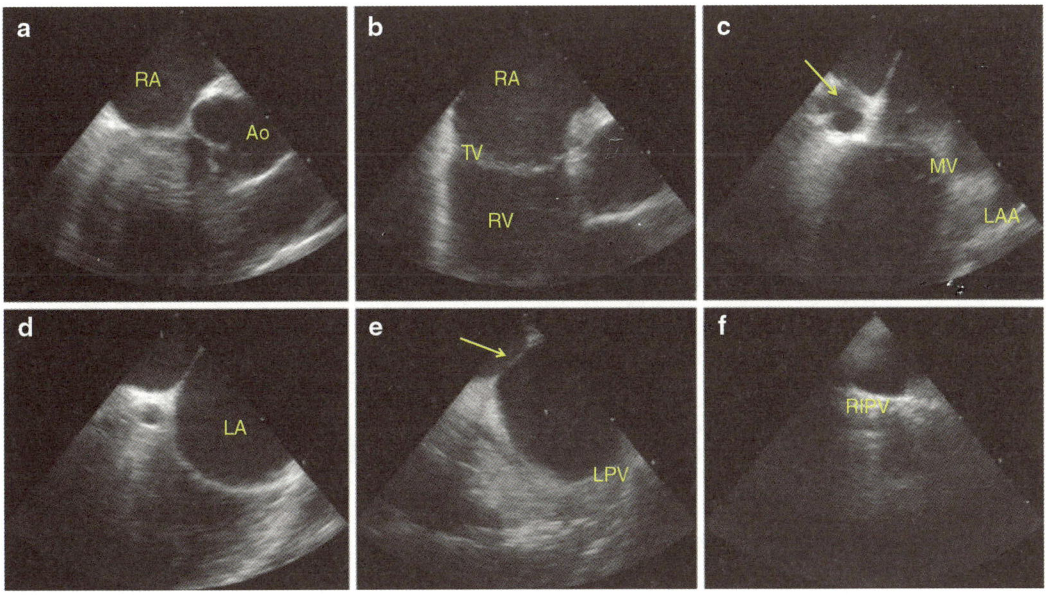

图 11.2　右心房的 ICE 视图：顺时针旋转 ICE 导管显示图 a 至图 f。(a) 右心房视图显示主动脉根部（Ao）。(b)右心房视图显示三尖瓣（TV）和右心室（RV）。(c)冠状窦口（箭头所示）、二尖瓣（MV）和左心耳（LAA）。(d)进一步旋转 ICE 导管显示左心房（LA）。(e)卵圆窝（箭头所示）拟进行房间隔穿刺，穿刺点与左侧肺静脉（LPV）共干开口处于同一横断面。(f)显示右下肺静脉（RIPV）开口。

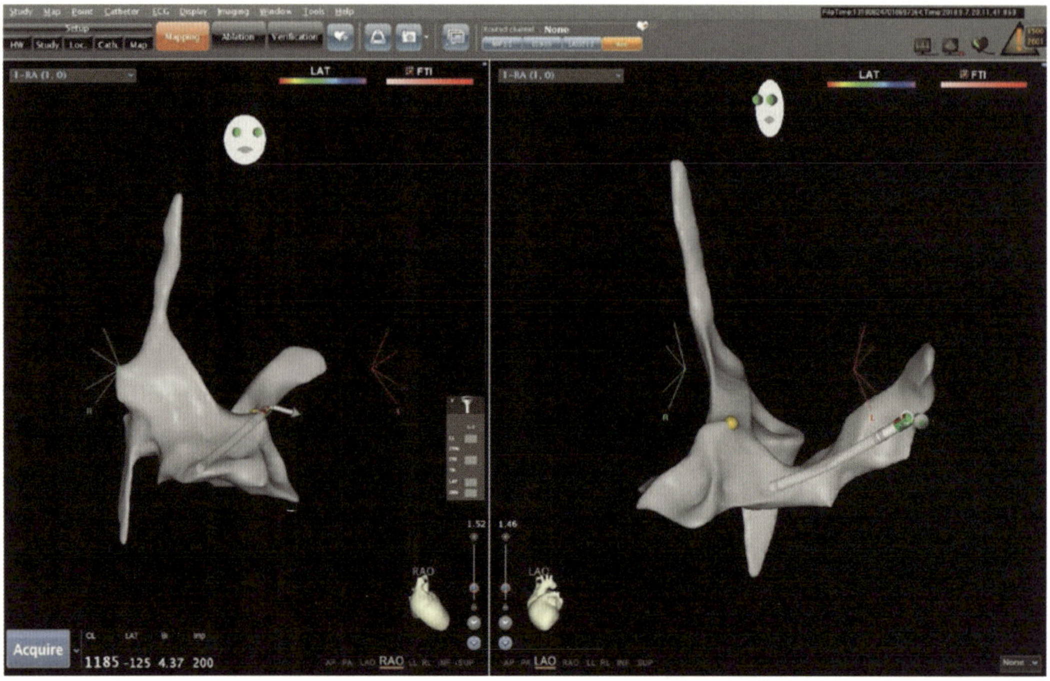

图 11.3 右心房的简易解剖标测图。右前斜位和左前斜位视图均显示消融导管位于冠状窦内，为十级导管顺利进入冠状窦提供了“路径图”。

送至右心房，在电解剖学标测系统和心腔内电图指导下置入冠状窦。

如果遇到置入冠状窦导管困难的情况，按顺序采取以下步骤：使用标测/消融导管和长鞘对冠状窦进行电解剖标测（进而为十级导管提供解剖学“路径图”）；使用预塑形的 Swartz SL3 长鞘 （St. Jude Medical，St Paul，Minnesota）。SL3 长鞘推进至右心房的技术策略与房间隔穿刺前将可调弯鞘推进至上腔静脉的技术策略相同（见下文）。

房间隔穿刺路径（图 11.4）

将心腔内超声 （ICE） 导管推送至右心房，然后将 ICE 导管向后向右侧轻度旋转以显示上腔静脉。

沿右侧股静脉将 J 形长导丝送入上腔静脉，然后沿导丝将一根可调弯长鞘（Agilis NxT，St. Jude Medical，St. Paul，MN） 置入上腔静脉 （在 ICE 可视化指导下）。将 Brockenbrough（BRK）穿刺针推进长鞘内，然后将整个器械回撤至卵圆窝处，在 ICE 指导下进行房间隔穿刺。在穿刺点部位，推注盐水造影剂显示左心房充盈，并确认针尖在左心房中的位置。将扩张鞘和长鞘沿穿刺针小心推进至左心房恰当位置，随后撤出穿刺针和扩张鞘，保留长鞘位于左心房内。

挑战性的房间隔穿刺方案

零射线下进行房间隔穿刺可能会遇到一些挑战。其中一种情况是无法顺利将导丝从腹股沟推进至上腔静脉（主要是由于导丝在右心房中容易缠绕或进入右心室）。在这种情况下，可以将 J 形导丝推进至右心房（由 ICE 指导并确认）。随后，房间隔长鞘–扩

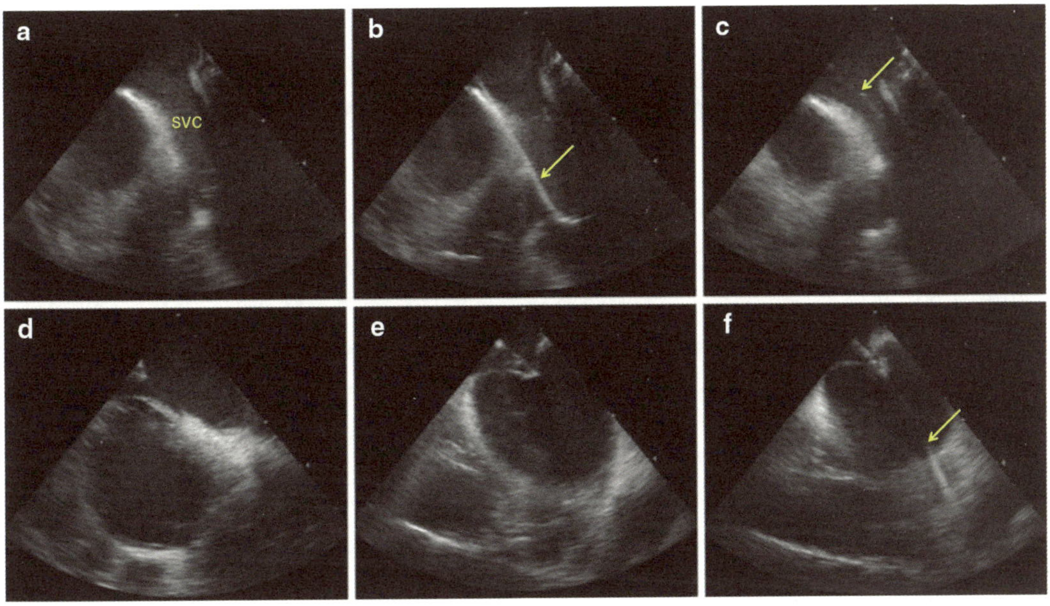

图 11.4 (a)在右心房视图,ICE 导管向后和向右轻微旋转可显示上腔静脉。(b)导丝(箭头所示)前进至上腔静脉。(c)一组鞘/扩张器套件(如箭头所示)沿导丝进入上腔静脉。(d)将导丝交换为房间隔穿刺针,并将整个器械回撤至卵圆窝处。(e)微调 ICE 导管使之能够直视卵圆窝处,进而指导房间隔穿刺。(f)如果扩张器/穿刺针组件穿过房间隔,而鞘由于间隔阻力过大而无法顺利通过,可将一根导丝(箭头所示)沿扩张器进入左侧肺静脉,作为"轨道",以安全的方式将扩张器和鞘组件进一步推进至左心房。

张鞘套件沿 J 形导丝推进,方便估计组件头端位于下腔静脉的中部区域。然后撤出扩张鞘和 J 形导丝,将消融导管沿鞘管推进。消融导管可通过电解剖标测系统进行追踪,在 ICE 成像和电解剖标测指导下推进至上腔静脉。当消融导管进入上腔静脉,可将鞘管沿消融导管推进至上腔静脉,进而将消融导管在鞘内再次交换为扩张鞘和导丝。此时,即可按照标准方式回撤器械至卵圆窝处进行房间隔穿刺。

房间隔穿刺成功后可能出现的另一种情况是:由于间隔增厚,无法将长鞘沿扩张鞘推进至左心房。可能的解决方案是将一根导丝沿扩张鞘进入左侧肺静脉。将 ICE 探头推进至右室流出道,顺时针旋转 ICE 导管以显示左心耳–肺静脉嵴部,可以确认导丝在左侧肺静脉内的位置,并且用于引导导丝安全地进入左侧肺静脉,而不是左心耳。据此,导丝可以作为"轨道",引导长鞘和扩张鞘进一步安全地进入左心房。

可能遇到的另外一种情况是:无法顺利将整个穿刺器械准确地回撤至卵圆窝处。在这种情况下,沿可调弯长鞘将消融导管推进,通过 ICE 成像将消融导管引导至卵圆窝处。随后,可调弯长鞘沿消融导管推进,直至与卵圆窝接触后撤出消融导管。交换扩张鞘(以及扩张鞘内的 BRK 穿刺针)沿可调弯长鞘推进,直接行进至卵圆窝处,以标准方式进行房间隔穿刺。

左心房标测

穿刺房间隔成功后,通过电解剖标测系

统对左心房进行标测。使用可调弯多电极标测导管构建左心房解剖图，重点需要关注肺静脉、左心耳、二尖瓣环等解剖结构（图11.5）。在通过ICE成像定位多电极导管时，应仔细注意肺静脉口部的操作。

随后，将多电极导管替换为消融导管，并开始消融。在笔者所在的中心，零射线消融过程中，仅进行单次房间隔穿刺；但同时进行消融导管和多电极标测导管的两次房间隔穿刺也在临床实践中应用。环肺静脉最常采用的消融策略包括通过盐水灌注导管进行点对点的射频消融和冷冻球囊消融。

消融后，使用多电极导管确认全部肺静脉电位是否消除，并且在存在消融阻滞线的情况下，将持续双向阻滞作为消融手术的终点。静脉注射腺苷也可用来评估是否存在休眠传导，如果存在这种情况，则需要再进行补充消融。

零射线房颤消融的临床试验结果

已有研究证实了通过ICE成像、腔内电图和电解剖标测等技术进行零射线阵发性房颤环肺静脉消融的可行性。Ferguson等完成21例房颤的零射线消融，证明该技术是可行且安全的；但在两个病例中因房间隔穿刺困难，需要通过X线透视进行辅助穿刺[6]。一个可能的原因是在该项研究中使用了旋转ICE成像，与大多数电生理手术中使用的标准相控矩阵ICE成像不同。

Reddy等、Bulava等和Lyan等发表了三个阵发性房颤零射线消融的病例系列研究[7-9]。在第一个病例系列研究[7]中，纳入20名阵发性房颤患者，零射线下房颤消融手术时间延

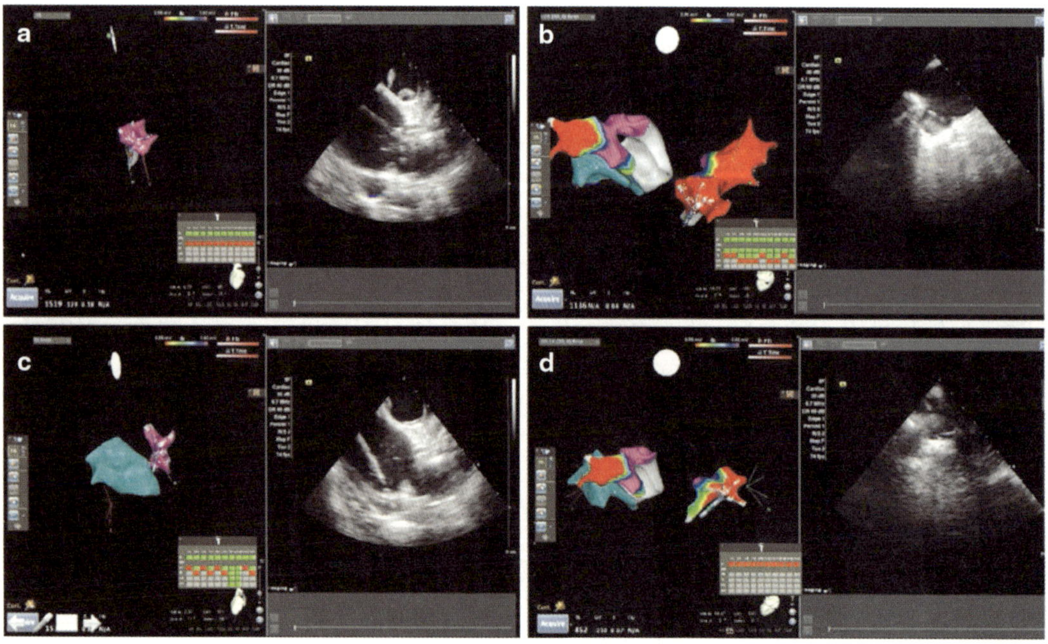

图 11.5 在电解剖标测系统上使用ICE成像对左心耳(LAA)和肺静脉窦口进行解剖学定位。(a)将多电极导管置于左心耳开口处。(b)将多电极导管置于右下肺静脉窦口处。(c)将多电极导管置于左侧肺静脉共干开口处。(d)将多电极导管置于右上肺静脉窦口处。

长,与标准 X 线透视消融手术没有进行分析比较,在这个系列研究中无并发症发生。

在第二个病例系列研究中,纳入 40 例阵发性房颤患者,随机分为 X 线透视消融组和零射线消融组。在零射线消融组中,1 例患者需要通过 X 线透视确认股静脉路径。所有零射线消融病例均安全完成,且手术时间无明显增加。两组均无严重的手术相关并发症,12 个月随访时无心律失常生存率无差异。

在第三个病例系列研究[9]中,纳入 254 例阵发性房颤患者,随机分为 X 线透视消融组和零射线消融组,对两组的手术安全性和手术持续时间进行比较。其中,零射线消融组中有 3 名患者出现医源性心包积液,需要通过 X 线透视辅助完成心包穿刺引流;X 线透视组也有两例患者出现心包积液,需要置入心包引流管。零射线下进行房颤消融不影响手术持续时间或手术的远期疗效。

近期,在笔者所在的中心完成了连续 70 例零射线下左心房消融手术(其中 31 例阵发性房颤、33 例持续性房颤和 6 例左心房房扑),所有病例均在不需要 X 线透视情况下顺利完成[15]。在过渡到零射线消融后,最初左心房心律失常的消融手术时间增加,但术者经过 20 例零射线消融手术的学习曲线后,过渡到零射线消融的平均手术时间并无明显增加。所有手术均成功完成,且无任何并发症发生。

最后,Razminia 等完成了一项小型病例系列研究,该研究证实了在 ICE 指导下进行零射线冷冻球囊消融的可行性[16]。连续 5 例阵发性房颤患者完成了零射线下冷冻球囊消融手术。血流动力学压力监测用于确认球囊对肺静脉进行封堵,成功完成 20 条肺静脉电隔离。该研究过程中没有出现重大并发症。

零射线房颤消融的局限性

对房颤进行零射线下导管消融存在一定局限性,主要的局限性来自于 CIED 患者。在既往行单腔或双腔起搏器植入的情况下,可以通过 ICE 成像观察心房和心室的起搏导线,避免使用导管确认起搏导线,并在手术结束时确保导线无移位[15]。但在心脏再同步化治疗使用冠状窦导线的患者中,在无 X 线透视情况下,可以观察到冠状窦导线的体部,但沿冠状窦静脉系统的走行和导线头端无法观察到。如果不使用 X 线透视,则存在冠状窦导线移位风险。因此,需要考虑通过设备问询或对 CIED 患者进行术后 X 线透视检查明确冠状窦导线是否移位。

另一个局限性是在出现并发症的情况下需要 X 线透视检查。例如,如果在手术过程中出现心包积液,在心包穿刺置入引流管之前,通过 X 线透视可以很容易确认导丝是否存在于心外膜间隙。虽然这也可以通过超声心电图进行明确,但在这种情况下,X 线透视确实具备简便性和高效性的优势。

最后需要强调的是,零射线房颤消融很大程度上依赖于术者对 ICE 成像技术的应用和解读。因此,术者对 ICE 成像技术的熟练程度和经验值非常重要,尤其是在处理房间隔穿刺非常困难的情况下。

总结

零射线房颤消融是安全且可行的。但需要考虑学习曲线,手术时间会随着术者经验的不断积累而逐渐改善。ICE 成像和电解剖标测系统的使用将有助于医生克服困难，缩短学习曲线。

参考文献

1. Calkins H, Kuck KH, Cappato R, et al. 2012 HRS/EHRA/ECAS expert consensus statement on catheter and surgical ablation of atrial fibrillation: recommendations for patient selection, procedural techniques, patient management and follow-up, definitions, endpoints, and research trial design: a report of the Heart Rhythm Society (HRS) Task Force on Catheter and Surgical Ablation of Atrial Fibrillation. Developed in partnership with the European Heart Rhythm Association (EHRA), a registered branch of the European Society of Cardiology (ESC) and the European Cardiac Arrhythmia Society (ECAS); and in collaboration with the American College of Cardiology (ACC), American Heart Association (AHA), the Asia Pacific Heart Rhythm Society (APHRS), and the Society of Thoracic Surgeons (STS). Endorsed by the governing bodies of the American College of Cardiology Foundation, the American Heart Association, the European Cardiac Arrhythmia Society, the European Heart Rhythm Association, the Society of Thoracic Surgeons, the Asia Pacific Heart Rhythm Society, and the Heart Rhythm Society. Heart Rhythm. 2012;9:632–696.e21.
2. Macle L, Weerasooriya R, Jais P, et al. Radiation exposure during radiofrequency catheter ablation for atrial fibrillation. Pacing Clin Electrophysiol. 2003;26:288–91.
3. Lickfett L, Mahesh M, Vasamreddy C, et al. Radiation exposure during catheter ablation of atrial fibrillation. Circulation. 2004;110:3003–10.
4. Voskoboinik A, Kalman ES, Savicky Y, et al. Reduction in radiation dose for atrial fibrillation ablation over time: a 12-year single-center experience of 2344 patients. Heart Rhythm. 2017;14:810–6.
5. Birnie D, Healey JS, Krahn AD, et al. Prevalence and risk factors for cervical and lumbar spondylosis in interventional electrophysiologists. J Cardiovasc Electrophysiol. 2011;22:957–60.
6. Ferguson JD, Helms A, Mangrum JM, et al. Catheter ablation of atrial fibrillation without fluoroscopy using intracardiac echocardiography and electroanatomic mapping. Circ Arrhythm Electrophysiol. 2009;2:611–9.
7. Reddy VY, Morales G, Ahmed H, et al. Catheter ablation of atrial fibrillation without the use of fluoroscopy. Heart Rhythm. 2010;7:1644–53.
8. Bulava A, Hanis J, Eisenberger M. Catheter ablation of atrial fibrillation using zero-fluoroscopy technique: a randomized trial. Pacing Clin Electrophysiol. 2015;38:797–806.
9. Lyan E, Tsyganov A, Abdrahmanov A, et al. Nonfluoroscopic catheter ablation of paroxysmal atrial fibrillation. Pacing Clin Electrophysiol. 2018;41:611–9.
10. Sommer P, Bertagnolli L, Kircher S, et al. Safety profile of near-zero fluoroscopy atrial fibrillation ablation with non-fluoroscopic catheter visualization: experience from 1000 consecutive procedures. Europace. 2018;20:1952–8.
11. Lee G, Hunter RJ, Lovell MJ, et al. Use of a contact force-sensing ablation catheter with advanced catheter location significantly reduces fluoroscopy time and radiation dose in catheter ablation of atrial fibrillation. Europace. 2016;18:211–8.
12. Wannasopha Y, Oilmungmool N, Euathrongchit J. Anatomical variations of pulmonary venous drainage in Thai people: multidetector CT study. Biomed Imaging Interv J. 2012;8:e4.
13. Nair GM, Nery PB, Redpath CJ, Lam B-K, Birnie DH. Atrioesophageal fistula in the era of atrial fibrillation ablation: a review. Can J Cardiol. 2014;30:388–95.
14. Bai R, Patel D, Di Biase L, et al. Phrenic nerve injury after catheter ablation: should we worry about this complication? J Cardiovasc Electrophysiol. 2006;17:944–8.
15. Sadek MM, Ramirez FD, Nery PB, et al. Completely non-fluoroscopic catheter ablation of left atrial arrhythmias and ventricular tachycardia. J Cardiovasc Electrophysiol. 2018;30:78–88.
16. Razminia M, Demo H, Arrieta-Garcia C, D'Silva OJ, Wang T, Kehoe RF. Nonfluoroscopic ablation of atrial fibrillation using cryoballoon. J Atr Fibrillation. 2014;7:1093.

第 12 章

特发性室性心律失常零射线导管消融

Santiago Rivera, Maria de la Paz Ricapito, Danna Spears

简介

室性心动过速(Ventricular tachycardia, VT)通常与结构性心脏病相关。然而,有10%~20%的室速患者并不伴有结构性心脏病、代谢/电解质异常或长 QT 综合征[1],这称为特发性室性心律失常。在该类患者群体中,猝死很罕见,如果患者不耐受药物治疗、药物治疗无效或不愿进行药物治疗,导管消融被认为是消除特发性室性心律失常治疗的金标准[2]。消融手术通常在 X 线透视指导下进行,可以使绝大多数有临床症状的患者达到治愈标准,相关并发症很少[1,2]。但导管消融室性心律失常过程中 X 线透视时间可多达 60 分钟[3],且 X 线透视的空间分辨率有限,使患者和手术团队人员面临辐射暴露,健康受到有害影响[4-7]。证据表明,不存在 X 线透视安全剂量阈值,即便最低剂量也可能会造成伤害[8,9]。零射线消融显著减少消融时间和辐射剂量,且对手术成功率、并发症和复发率均无影响。

本章将对最常见的特发性室性心律失常类型进行综述,并介绍基于零射线的导管消融方法。

S. Rivera (✉)
Cardiac Electrophisiology Department, Buenos Aires Cardiovascular Institute (ICBA), Buenos Aires, Argentina

M. de la Paz Ricapito
Cardiac Imaging Department, Buenos Aires Cardiovascular Institute (ICBA), Buenos Aires, Argentina

D. Spears
Inherited Arrhythmia Program, Division of Cardiology—Electrophysiology, Pregnancy and Heart Disease Program—Arrhythmia Clinic, University of Toronto, Toronto, ON, Canada

Canadian Working Group on Radiation Reduction in Arrhythmia Management, University Health Network–Toronto General Hospital, Toronto, ON, Canada
e-mail: danna.spears@uhn.ca

相关解剖

流出道

右心室流出道（right ventricular outflow tract，RVOT）或漏斗样结构是为肺动脉瓣提供支撑的肌肉管状结构[10]，它位于主动脉瓣前方，略高于主动脉瓣。右室流出道上部的后间隔面与右冠窦相邻，前间隔面往往位于右冠窦和左冠窦的交界处[10,11]。解剖上还位于右心耳的左侧，室上嵴和希氏束的前方和上方。室上嵴是一条隆起的肌肉带，其壁部由右心室上游离壁形成，内侧部与室间隔融合，并将右心室流出道和流入道分开[12]。底位观，右心室流出道后部与左心室的上段相连续[10-12]。

Valsalva 主动脉左窦的位置比右窦更靠近头侧[13,14]，与左心室上壁相邻，而主动脉右窦靠近左心室上壁室间隔旁的心外膜面。值得注意的是，主动脉无冠窦与右心室或左心室心肌均不相邻，但靠近 Bachmann 束和界嵴起源的房间沟[10,14]，这就解释了为什么在主动脉无冠窦起搏，可以在腔内电图上看到心房夺获。

右室流出道位于主动脉根部靠后和靠下的部位，与左心室顶部（left ventricular Summit，LVS）相邻。大多数 RVOT 心动过速起源于肺动脉瓣（位置 3）（图 12.1）下方的前间隔侧，而 LVOT 心动过速主要起源左心室基底部内侧（间隔希氏束旁区域、主动脉–二尖瓣连接处和二尖瓣环上部）、左心室顶部

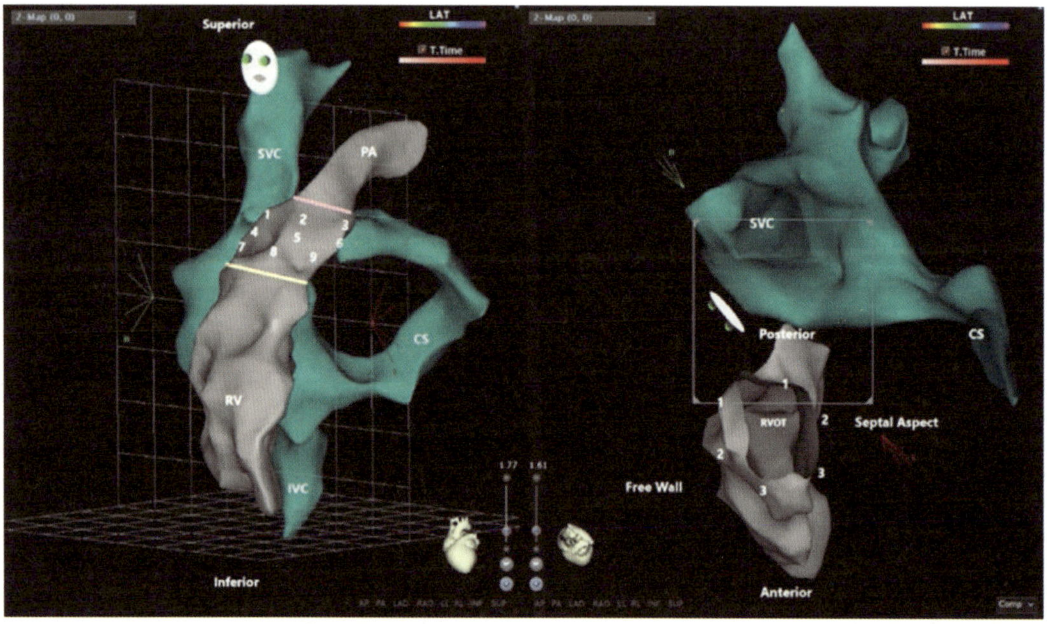

图 12.1　左图：右心室和右室流出道（RVOT）的左前斜位视图（灰色），右心房和冠状窦系统（绿色）。上下腔静脉划分为 SVC 和 IVC。黄色和粉色线分别对于于室上嵴和肺动脉瓣平面。数字 1–2–3 代表 RVOT 心律失常优势起源部位，4–5–6 代表次优势起源部位，7–8–9 代表劣势起源部位。右图：RVOT 俯视图。肺动脉已被切开获得内面观。注意 1–2–3 点在间隔和游离壁重叠。这些代表 RVOT 内侧和外侧室性心律失常的后（1）、中（2）、前（3）起源点位置。

和主动脉左冠窦和右冠窦[15]。心肌纤维可从主动脉右冠窦上方延伸至主动脉窦[16]。尽管无冠窦和左冠窦通常缺乏心室肌纤维延伸，但心肌纤维可延伸至主动脉全部三个窦部，以及肺动脉瓣上方区域[10,14]。大多数流出道心律失常起源于瓣周组织，其在解剖学上表现为肌纤维容易断裂且不连续，导致心肌组织表现为触发活动和致心律失常性[10-16]。

左心室与右心室在四个主要解剖细节上有所不同：①心室壁较厚；②流入道与流出道之间无肌肉分隔，且主动脉-二尖瓣连续性良好；③二尖瓣较三尖瓣解剖位更靠近头侧；④RAO 位透视下，左右房室交界处分叉，向前向上方向融合，向后向下方向分开[14]。

左心室后间隔突出部

房室环并不位于平行平面[14]。相对于二尖瓣环平面，三尖瓣环平面向下向心尖部移位约 0.5~1cm。正因为如此，左室壁的部分下间隔基底部直接与右心房组织相邻，而不是右室组织或心外膜。左心室后间隔突出部(posteroseptal process of the left ventricle, PSP-LV)是三尖瓣隔叶到房室交界处、左心室开口以及从左心室开口到后室间沟上端连线所围成的岬角[17]。解剖位向上，右纤维三角和房室膜间隔后部位于上述三角形的顶端[10]。邻近左心室后间隔突的椎状区上方和侧面为右心房下壁，冠状窦口位于该区域的内侧。此外，房室结动脉和间隔动脉上升走行至椎状区空间脂肪内的左心室后间隔突交叉处。Santangeli 等首先报道了通过右心房路径对起源于左室后间隔突的室性心律失常成功完成导管射频消融的病例[17]。

乳头肌

左心室乳头肌(papillary muscles, PM)为心肌内生物，呈锥形投射至左心室腔，与邻近组织一样，由心肌和传导系统组成。心肌束不规则地分布于乳头肌解剖结构的最顶端和基底面之间，浦肯野-心室连接优先位于乳头肌底部[10]。通常，左心室主要有后内侧乳头肌和前外侧乳头肌(图 12.2)。右心室有三组乳头肌(图 12.3)：①间隔乳头肌，在此右束支走行于心内膜下；②前侧乳头肌，与调节束有密切解剖关系，调节束也被右束支穿过；③后侧乳头肌，位于右心室下壁。乳头肌在右心室分布容易发生高度解剖变异，有时乳头肌与直接插入心肌的腱索很难区分。

左心室顶部(Summit of the Left Ventricle, LVS)

McAlpine 将左心室心外膜部分描述为一个三角形区域，由左冠状动脉主干分叉形成，三角形边界向前为左前降支近中段(位于第一间隔穿通支上方)，向后为左回旋支(位于左室开口主动脉部上方)[18]。心大静脉将左心室顶部一分为二：心外膜导管消融手术可触及的外侧区域(左心室顶部靠心尖侧区域)和导管消融手术无法完成的上内侧区域(左心室顶部靠基底侧区域)。究其原因，解剖上左侧冠脉近端和覆盖于此处厚厚的心外膜脂肪层距离很近，导致消融导管能量无法传递(图 12.4)[19,20]。

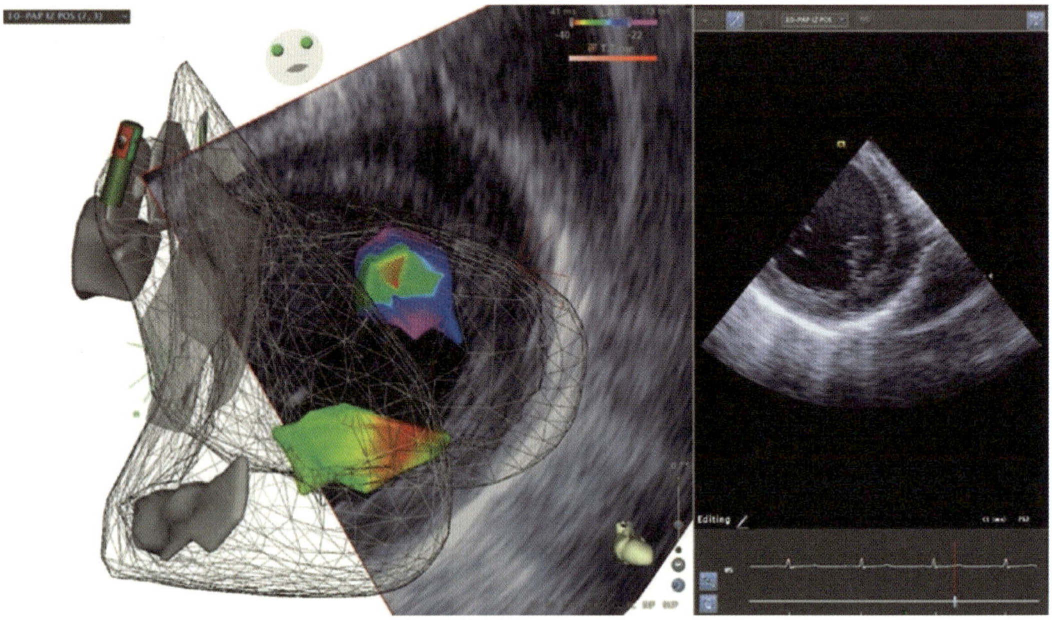

图 12.2 左图：零射线心腔内超声辅助下呈现的心室和乳头肌三维电解剖图。激动图显示位于左心室（LV）两侧乳头肌（PM）的两个心律失常病灶。右图：左心室和前外侧乳头肌的心腔内超声（ICE）二维剪辑图。

非结构性心脏病的室性心律失常分类

多形性心律失常

（1）与药物相关。这些药物主要包括抗心律失常药物（IA 类、IC 类，索他洛尔和贝普地尔）、洋地黄、拟交感神经药和磷酸二酯酶抑制剂。其他药物，如血管扩张剂和抗心绞痛药物（利达拉嗪、长春花胺、芬诺西地尔）、精神药物（吩噻嗪和丙咪嗪）、抗有丝分裂药、抗疟药（氯喹）或抗生素（红霉素、戊脒）也可能引起室性心动过速。

（2）心肌缺血。

（3）离子通道病（Brugada 综合征；长 QT 和短 QT 综合征；儿茶酚胺致多形性室性心动过速）。

单形性心律失常

1.流出道心动过速

临床表现包括室性早搏和非持续性室性心动过速。持续性心动过速并不少见。症状包括心悸（48%~80%）和晕厥前状态（28%~50%），而晕厥并不常见（10%）[21]。在一组选择的 Brugada 和长 QT 综合征患者中，右室流出道室性早搏已被证明能够反复诱发心室颤动[22]。

最常见的诱因是运动，跑步机测试可以重现大多数患者的临床室速。其他诱因包括压力、焦虑和服用咖啡因等兴奋剂。女性患者中，流出道心律失常受到常受到激素水平影响，在经前期、围绝经期和妊娠期更常见[23]。

心电图可以预测心律失常的起源位置[22,24-27]。RVOT 心律失常通常表现为左束支传导阻滞图形，胸前导联 S 波到 R 波移行较

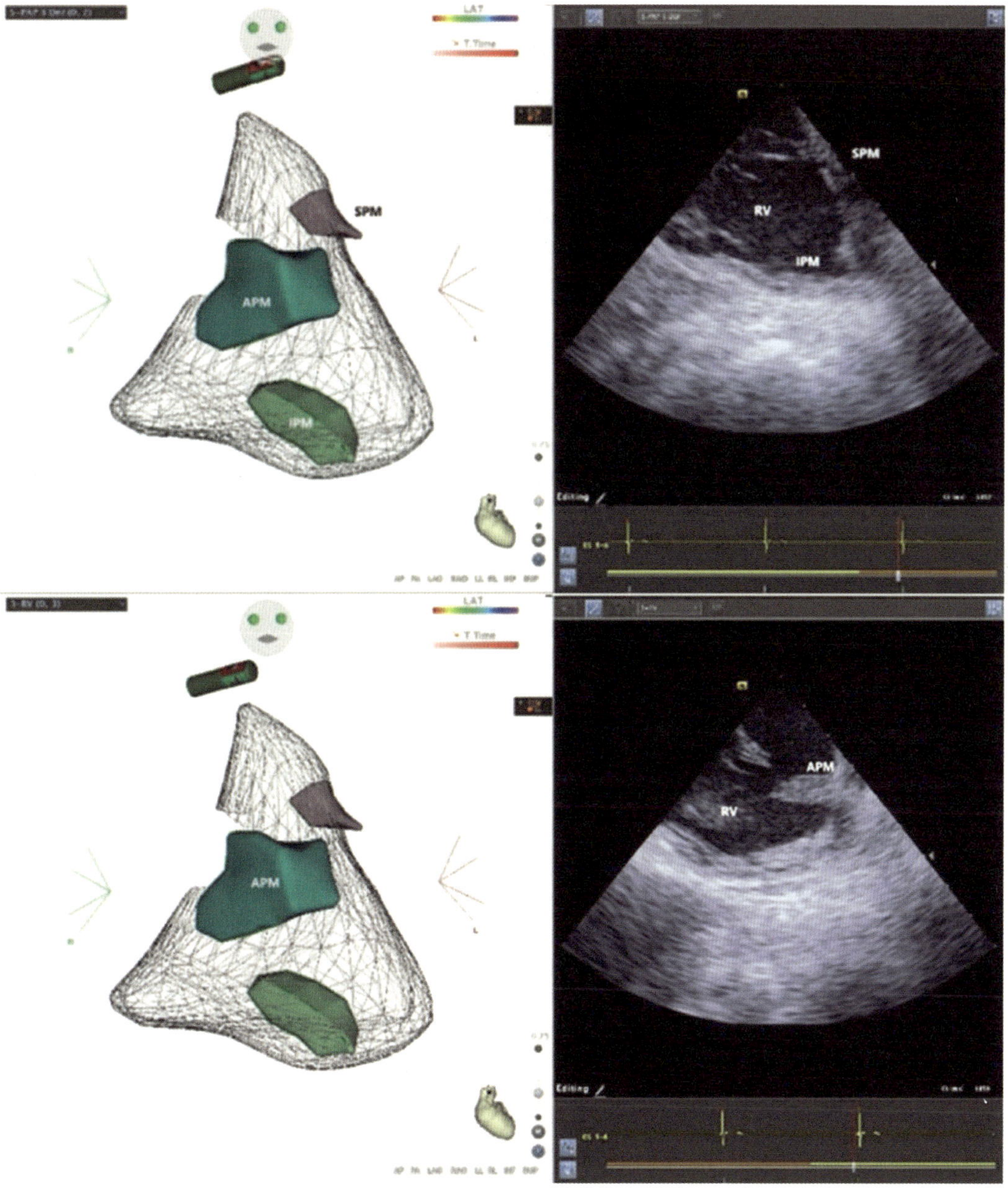

图 12.3 左图:心腔内超声(ICE)辅助下完成的右心室和右室乳头肌的三维电解剖图。右图:右室乳头肌 ICE 二维剪辑图。SPM 间隔乳头肌,APM 前乳头肌,IPM 下乳头肌。

晚(>V3 导联),且 QRS 波电轴向下。可区分间隔和游离壁起源:QRS 波存在切迹和 V1 导联缺乏 r 波,通常起源于游离壁。肢体 I 导联 QRS 主波方向向上、向下或呈“M”形(图 12.1),可用于判断起源点位置偏前(位置 3)、偏后(位置 1)或偏中间(位置 2)。也可用于 RVOT 和 LVOT 起源的鉴别:V1 导联 r 波时限>40ms 或 r 波呈“穹顶样”形态表明起源点位于 LVOT。胸前导联移行较早(<V3 导联)也提示起源点位于 LVOT 或主动脉窦。左冠窦起源通常在 V1 导联 QRS 波表现为“M”形或“W”形,而 V1 导联 QRS 波如果为

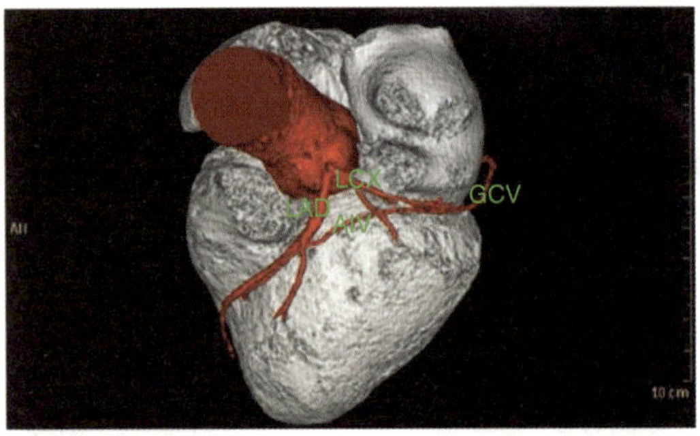

图 12.4 左心室顶部区域边界的多排心脏断层扫描图。LCX，左回旋支；AIV，前室间静脉；LAD，左前降支；GCV，心大静脉。

QS 或 QR 型，则提示起源点位于右冠窦。

2.左心室顶部心律失常

左心室顶部是室性心律失常（ventricular arrhythmias，VA）的主要起源部位之一，也是心外膜特发性室性心律失常最常见的起源部位[3]。可以通过导管消融方法消除左心室顶部室性心律失常。然而，由于左心室顶部基底侧靠近左冠状动脉主干，且覆盖该区域的心外膜脂肪垫较厚，在该区域进行室性心律失常的消融具有挑战性[28]。心外膜导管消融术治疗左室顶部心律失常效果不佳，主要原因在于大部分起源于该区域的心律失常消融导管难以到位，且脂肪覆盖于该区域[29]。通过走行于左冠状动脉下方的心大静脉（great cardiac vein，GCV）分支直接消融，以及从心内膜部位（如主动脉–二尖瓣连接处和左冠窦）间接消融，可以消除约 50%的左室顶部基底侧区域的室性心律失常[3,28,29]。

左室顶部室性心律失常（LVS–VA）更多发生于心大静脉和前室间静脉（anterior interventricular vein，AIVV）内，起源于这些静脉两侧心外膜表面的室性心律失常相对少见。起源于心大静脉以上的左室顶部室性心律失常通常消融导管难以到位，该区域由左冠状动脉、心大静脉和前室间静脉包围而成。由于该区域冠状动脉近端覆盖较厚的心外膜脂肪层，因此进行导管消融不容易成功，且消融过程中容易出现相关血管并发症风险[30]。在邻近部位（如左室/右室流出道、主动脉窦区或冠状静脉系统等）可成功消融这些心律失常。对于消融导管难以到位的 LVS–VA，其中 56%的病例可以从左冠窦成功消融，>70%的病例可以从心大静脉–前室间静脉区域成功消融。Yamada 等报道了左室顶部心尖侧区域（包括心大静脉）VA 和左室顶部基底侧区域 VA 的消融成功率分别为 100%和 48%[3,28,29]。

相关心电图参数有助于预测 LVS–VA 的起源部位。消融成功病例中更常见的心电图特征为 Q 波比值 aVL/aVR>1.85，V1 导联 R/S 比值>2 且无 q 波，反映 VA 起源点多位于更外侧部位，远离 LVS 三角顶点中线。而且成功消融的病例在心电图中还表现为 I 导联 QRS 波为 QS 型，这更加证明 VA 起源点偏更外侧（心外膜）。如果心电图表现为Ⅲ/Ⅱ导联振幅比 1.25，aVL/aVR 导联振幅比 1.75 时，LVS–VA 可能需要通过心包入路进行消融[3,31,32]。

3.浦肯野纤维相关的心律失常

（1）分支型室性心动过速（Fascicular ventricular tachycardia，FVT）：分支室速是最常见的特发性左室心动过速。诊断三联征包括：①心房起搏诱发；②右束支传导阻滞（right bundle branch block，RBBB）和电轴左偏；③无结构性心脏病。研究证明分支室速对维拉帕米敏感[33]。分支室速可分为三个亚型：①90%的病例为普通型，又称为左后分支室速型（RBBB 和电轴上偏）；②少见型，又称为左前分支室速型（RBBB 和电轴右偏）；

③罕见型,又称为上间隔分支室速(窄 QRS 和电轴正常或右偏)[34]。折返是潜在机制,可通过心室或心房程序刺激诱发、拖带和终止[34,35]。室速发作过程中,可于中间隔记录到两个电位,一个是 P1 电位(舒张中期电位),另一个是 P2 电位(收缩期前电位)[35]。窦律下的激动顺序首先表现为 P2 电位 (正常传导组织),记录在希氏束电位之后和 QRS 波之前。P1 电位(慢传导通路)通常与心室腔内图(VEGM)相融合。室速时激动顺序反转:P1-P2-VEGM,这表明存在一种包括正常浦肯野纤维系统(P2 电位)和异常浦肯野组织(P1 电位) 的大折返,P1 电位具有递减特性并对维拉帕米敏感, 代表折返环的前传支。对于左后分支室速,可在心尖侧间隔记录到最早心室激动,在中间隔记录到舒张期电位[34]。希氏束激动落后于 QRS 波起始部 5~30ms。窦律期间,相同部位的记录显示浦肯野电位位于希氏束电位之后和 QRS 波群起始部之前。对于左前分支室速,可于左心室前外侧记录到最早心室激动,在中间隔记录到舒张期电位[36]。室速发作时的 P2 电位为消融靶点。成功消融后或在窦律期间,激动顺序表现为 P1-VEGM 和 VEGM 后的晚期 P2 电位,代表 P2 电位处的传导阻滞[34,37]。

(2)乳头肌。左心室乳头肌(papillary muscles,PM)是室性心律失常的潜在起源部位[38]。在乳头肌区域导管的贴靠稳定性差,室性心律失常复发率高,但导管射频消融仍被认为是一种有效的治疗方法[39]。冷冻消融能够提供更加稳定的贴靠,复发率较低[40,41]。据报道,几乎一半的乳头肌室性心律失常患者可能出现不同的 QRS 波形态, 在这种情况下,射频消融后的复发率可高达 60%[42-44]。鉴于乳头肌基底部和顶部之间心肌束各向异性分布的复杂性,可能导致多个突破位点的优先传导,表现为自发性的心电图 QRS 波形态各异[39-43]。在具有良好起搏标测的部位进行消融可能不成功, 这也表明乳头肌室性心律失常的起源部位可能远离突破位点[45]。在 45%的乳头肌室性心律失常中可以观察到浦肯野电位[43],在乳头肌基底部的浦肯野纤维-肌肉交界处经常可记录到浦肯野电位,乳头肌远端很少记录到,这表明浦肯野纤维网络可能不会进一步延伸至腱索插入部位,该部位室性心律失常可能仅来自心肌本身[43]。远端浦肯野纤维可能参与乳头肌室性心律失常的触发或维持[46,47]。

研究发现, 起源于乳头肌的单形性室早可诱发特发性心室颤动或多形性室速[48]。右室乳头肌发生室性心律失常的概率较低[49,50]。双叶二尖瓣脱垂 (Bileaflet mitral valve prolapse,MVP)综合征的特征是两个二尖瓣瓣叶黏液瘤样变性,下外侧心电图导联 T 波倒置,出现复杂部位起源室早,如乳头肌、束支和流出道室性心律失常[51],这在年轻女性患者中最常见[52]。室颤通常由乳头肌和束支室性心律失常所诱发,在浦肯野纤维或乳头肌标测室性心律失常起源部位可以观察到浦肯野电位,此时进行消融,恶性室性心律失常的风险会短暂增加。而且,心肌梗死区内的乳头肌同样可能会引起室性心律失常[53]。

乳头肌-分支室速和分支室速在心电图上有很多相似之处, 但后侧乳头肌-分支室速电轴向上或电轴水平, 前侧乳头肌-分支室速心电图 I 导联、V5 和 V6 导联 R/S 比<1,据此可将乳头肌-分支室速与普通分支室速进行鉴别 [47]。乳头肌-分支型室速(PM fascicular VT(PM-FVT)是一种独特的心律

失常类型，由乳头肌周围浦肯野纤维网络参与的折返机制所引起，该浦肯野纤维网络覆盖心室内膜表面，广泛分布于心室中段和乳头肌附近。PM-FVT 的 QRS 波形态与左前和左后分支型室速相似，都表现为 RBBB 形态且 r<R'。但心电图提示一些参考指标：后侧乳头肌-分支型室速电轴向上或电轴水平，前侧乳头肌-分支型室速 I 导联、V5 和 V6 导联 R/S 比<1 是乳头肌-分支型室速的预测因素。与分支型室速相比，乳头肌附近可记录到舒张中期电位（Mid-diastolic potentials，MDP），但通常在左室间隔部分支-浦肯野纤维网络的远端三分之一也可记录到舒张中期电位 MDP。左后或左前分支室速消融后，QRS 波形态和室速周长经常可能会发生变化，这表明并没有消融到折返环路的关键部位。浦肯野纤维分布存在多样性，因此乳头肌附近的浦肯野纤维网存在较大解剖变异。乳头肌室速和分支室速的鉴别标志是：①乳头肌室性心律失常患者通常伴有阵发性室早和非持续性室速；②乳头肌室性心律失常对维拉帕米不敏感；③乳头肌-分支型室速表现为折返机制，而乳头肌室性心律失常表现为触发机制或异常自律性机制；④乳头肌室速的心电图特点是 QRS 波更宽。

（3）浦肯野纤维局灶性心动过速（Purkinje focal tachycardia，PFT）：分支室速（FVT）和浦肯野纤维局灶性心动过速（PFT）心电图特征相似，可能很难鉴别[38]。然而，与分支室速（FVT）相比，PFT 室速频率更快，QRS 波更宽。PFT 发作机制为异常自律性[36]。利多卡因、β 受体阻滞剂和 IA 类抗心律失常药物可能有效，维拉帕米对 PFT 无影响。PFT 室速发作期间，腔内电图经常观察到 HV 间期为负值[36-38]。

4.二尖瓣环室性心律失常

心电图表现为 QRS 波群高振幅、QRS 波明显增宽，心电向量从心脏基底部指向心尖部，在所有胸前导联表现为 QRS 主波方向均向上。I 导联 QRS 波群主波方向向上或向下，主要取决于室性心律失常起源于二尖瓣环间隔侧还是二尖瓣环游离壁侧。QRS 电轴向上或向下可以确定心律失常起源部位于瓣环下方还是瓣环上方。乳头肌室速、分支室速、乳头肌-分支室速和二尖瓣环室速心电图 QRS 波均呈 RBBB 型。心电图对上述室速类型进行鉴别诊断存在困难，但也提示一些独特有价值的参考信息：乳头肌和二尖瓣环室速 QRS 波时程显著延长（<135ms）；分支室速和乳头肌-分支室速心电图通常在 V1 导联表现为 r<R'，在分支 VA 和乳头肌 VA 鉴别诊断方面敏感性为 83%，特异性为 91%；临床 VA 的心电图胸前导联 QRS 波群主波方向均向上，在二尖瓣环 VA 和乳头肌 VA 的鉴别诊断方面敏感性为 83%，特异性为 71%；心电图电轴方向向上的 VA，V5 导联 R>S 对二尖瓣环 VA 的诊断敏感性和特异性均为 100%[53]。当乳头肌心律失常起源点在二尖瓣环附近，且位于腱索插入端上方的乳头肌远端时，乳头肌 VA 和二尖瓣环 VA 往往很难区分。

心律失常机制

异常自律性

心室非起搏心肌细胞在最大舒张电位达到或超过阈值电位情况下可能表现出自律性。自律性异常局灶的固有频率取决于膜电位；膜电位越正，自主频率越快。通常认为在细胞外钾浓度升高、细胞内 pH 值降低和儿茶酚胺过量的情况下会导致细胞出现异常自律性[54]。

增强的正常自律性和异常诱导的自律性之间一个重要的区别在于后者对超速抑制不太敏感。

触发活动

触发活动由后除极引起，是在前一动作电位（触发）期间或之后立即发生的膜电位振荡，当到达阈值电位时，就会产生新的动作电位[55]。有两种类型的后除极：

（1）延迟后除极（Delayed afterdepolarizations，DAD）：膜电位振荡由多种因素引起，这些因素提高了舒张期细胞内 Ca^{2+}浓度，进而导致膜电位振荡；在动作电位 4 相，如果达到刺激阈值，膜电位振荡即可触发新的动作电位。DAD 的振幅和速率随着动作电位周期长度的减少而增大。洋地黄中毒是首个被确认的 DAD 病因，临床心电图多表现为双向性分支心动过速，具体机制为 Na^+/K^+泵受到抑制，进而肌浆网释放大量钙离子。儿茶酚胺可通过增加 ICa-L 电流和 Na^+/-Ca^{2+}交换电流引起细胞内钙超载，进而导致 DAD。缺血诱发 DAD 的具体机制为缺血组织中溶血磷脂酰甘油酯积累引起随后 Na^+和 Ca^{2+}升高所致。肌浆网 Ryanodine 受体突变也可导致细胞内钙超载，促发临床心律失常，如儿茶酚胺敏感的多形性室速。

动作电位时间越长，钙超载越多，有助于 DADs 的发生。因此，延长动作电位药物（IA 类抗心律失常药）有时会增加 DAD 振幅。DAD 诱发的触发性心律失常可通过单一刺激终止，因此应与折返性心律失常进行区分。在大多数 DAD 诱发心律失常的病例中，刺激周期越短，诱发心律失常的偶联间期就越短。这与折返性心律失常的诱发截然相反：初始刺激的偶联间期越短，出现心律失常第一跳的偶联间期就越长。

腺苷可通过抑制腺苷酸环化酶和环磷酸腺苷效应间接降低 Ca^{2+}内向电流，进而消除儿茶酚胺诱导的 DAD，但不能改变 Na^+/K^+泵抑制诱导的 DAD。腺苷终止室速的潜在机制是消除儿茶酚胺诱导的 DAD[54,55]。

（2）早期后除极（Early Afterdepolarization，EAD）诱发的触发活动：EADs 通常发生在动作电位第 2 相或第 3 相。2 相 EAD 与 ICaL 电流相关，3 相 EADs 可能是 IK1 电流低的结果。EAD 发生的一个基本条件是动作电位延长（QT 间期延长）。动作电位延长的相关因素包括药物、低钾血症和（或）心动过缓。儿茶酚胺可能通过增加 Ca^{2+}电流增强 EAD；但心率和 K^+电流的增加可能会缩短动作电位时程，从而消除 EAD。早期后除极触发的心律失常通常延迟缓慢发生，因此预计不会在过早刺激后出现，但如果过早刺激后出现长时间代偿间歇，可能会引发尖端扭转室速[54,55]。

折返

折返是心律失常最常见的机制，它指的是激动波锋重复传播，返回其原点后重新激动该位点。折返分为两大类：①解剖学折返，折返环路由解剖结构所决定；②功能性折返，其特点是缺乏解剖学屏障，依赖处于不同不应期心肌组织之间产生的电梯度形成折返环，进而导致折返的发生。这两大类折返可以在同一种心律失常中共存，并可以用相同的生物物理机制进行解释[54]。

折返的相关条件：

（1）基质，具有不同电生理特性、传导特

性和不应期的心肌组织。

(2)阻滞区(解剖学、功能性或两者兼有)，激动波围绕不兴奋组织区域进行环绕传播。

(3)单向传导阻滞。

(4)存在缓慢传导通路,允许激动波在该通路延迟传导,以使邻近单向阻滞区处于不应期的组织恢复至可激动状态(可激动间隙)。激动波传导速度不能超过折返环周长。

(5)折返环持续运转的临界组织质量。

(6)触发因素。

表 12.1 心律失常机制的电生理诊断方法

有助于自律性诊断	有助于触发活动诊断	有助于折返诊断
程序性电刺激不可诱发	程序性电刺激可诱发(持续刺激)	程序性电刺激可诱发
猝发刺激诱发	程序性电刺激可能终止	程序性电刺激可终止
腺苷敏感性(缓慢)	腺苷终止	腺苷不能终止
无法拖带	无法拖带/无重整融合	重整可见融合波
持续刺激:超速抑制	持续刺激:加速或终止	持续刺激:拖带或终止

零射线消融方法

股静脉穿刺成功后,通常在电解剖标测(electroanatomic mapping,EAM) 指导下,将盐水灌注射频消融导管推进至下腔静脉。当导管头端向上推进过程中腔内电图出现心房电位时,即可标记为右心房和下腔静脉的交界,以此来构建下腔静脉的几何轮廓。推进导管过程中遇到的任何困难,都可以通过三维电解剖标测系统获取导管在静脉系统中的行进轨迹来调整克服。导管推进至右心房后进行解剖建模(图 12.5),标记希氏束所在区域,并详细构建三尖瓣环。通过具备压力触控感应技术的导管,可以构建更加精准的解剖学细节。对于右室流出道室性心律失常患者,应对冠状窦由近端至远端的全程进行解剖学重建。

右心房建模成功后,通过三维电解剖标测系统右前斜位和左前斜位视图,将两根四极导管送入右心房,分别置于希氏束区和右心室。同样,将一根可调弯多极导管送入冠状窦远端(心大静脉 GCV),尽可能将多极导管深入前室间静脉(AIVV),直至在临床心律失常发作期间,冠状窦近端电极记录到比最远端电极更早的心室激动。这种方法特别适用于右室流出道或左室顶部心律失常的标测。

将 ICE 成像整合到三维电解剖标测系统 (EAMS) 中，通过左侧股静脉送入一根 10Fr ICE 导管(Soundstar,Biosense Webster,Inc.,Diamond Bar,CA) 至右心房 (工位视图)。获取右心室和(或)左心室完整的 ICE 成像轮廓,利用 CartoSound™ 模块(Biosense-Webster,Inc.,Diamond Bar,CA)建立心室解剖模型,此时心腔内超声(ICE)成像可以辅助建立更精准的解剖模型。可以获得右室流出道、肺动脉瓣、主动脉根部、主动脉瓣、左室流出道和乳头肌的细节解剖成像。必要时,还可以在重建的三维 ICE 解剖模型上标记冠状动脉的起始和走行。解剖结构在每一个二维成像剪辑中可视化,并可在三维标测系统上进行人工调整，合并二维成像片段后,最终将获得精准的三维解剖模型。与标

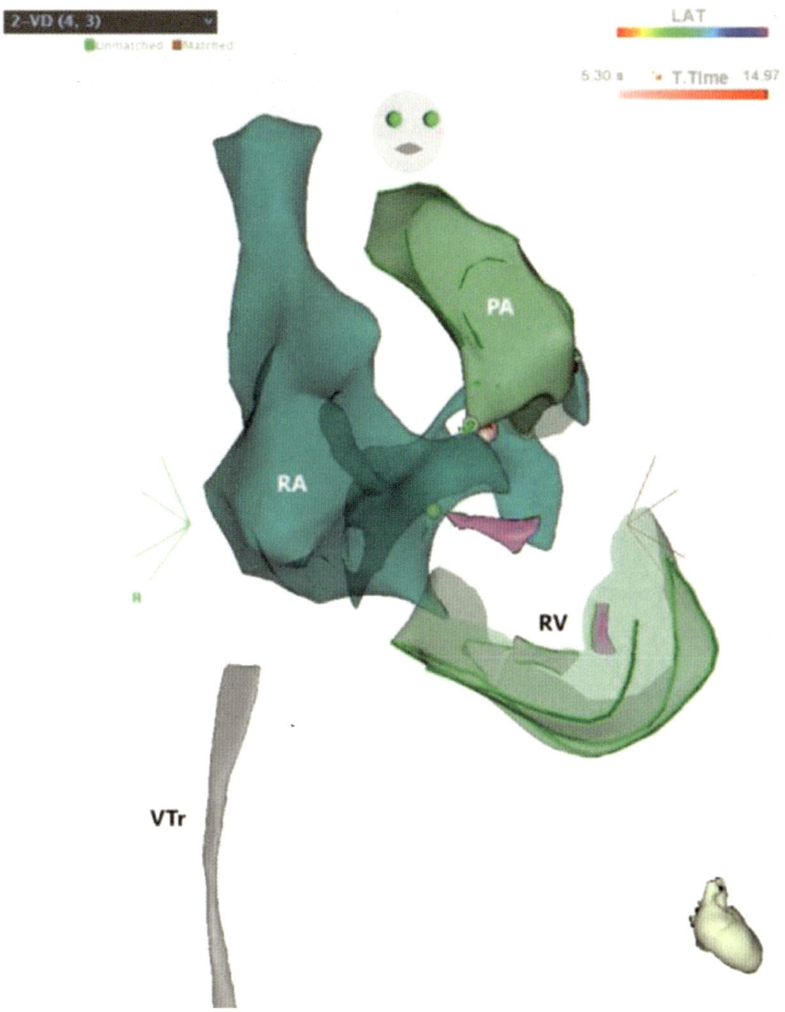

图 12.5　最初采集的消融导管静脉腔内走行轨迹(VTr),显示右心房(RA)、右心室 (RV) 和肺动脉(PA)的电解剖图。

准三维电解剖标测系统相比,整合 ICE 成像的三维电解剖标测系统更具有解剖学优势,可将实体结构或血管结构可视化,如冠状动脉。当消融左室顶部(LVS)相关心律失常时,应特别注意 LVS 区域的解剖结构, 尤其是 LVS 基底侧,左冠状动脉起始和走行清晰可见,周围一层厚厚的脂肪组织,并与右室流出道和肺动脉紧密相邻(图 12.6)。

由此产生的三维 ICE 解剖模型即可用于导航。如果需要,也可以通过经主动脉逆行途径进入左心室(LV)(图 12.7 和图 12.8)。经股动脉穿刺送入消融导管时,可以对主动脉进行细节化的三维解剖学建模。当消融导管到达主动脉弓时,导管远端调控为环状推送至主动脉根部,优势是可以避免导管头端误进入左冠状动脉主干。此时,可以利用 ICE 成像使消融导管可视化,进而安全地跨越主动脉瓣,使导管脱垂式进入左心室。

局部最早心室激动、单极导联中尖锐的负向波 (QS 型) 结合最佳起搏标测(>11/12 导联;PM 评分>22 分或>90%的 QRS 匹配度) 可以确定局灶性心律失常的起源部位。窦性心律和(或)室性心动过速时异常的浦肯野电位(Purkinje potentials,PP)可用于指

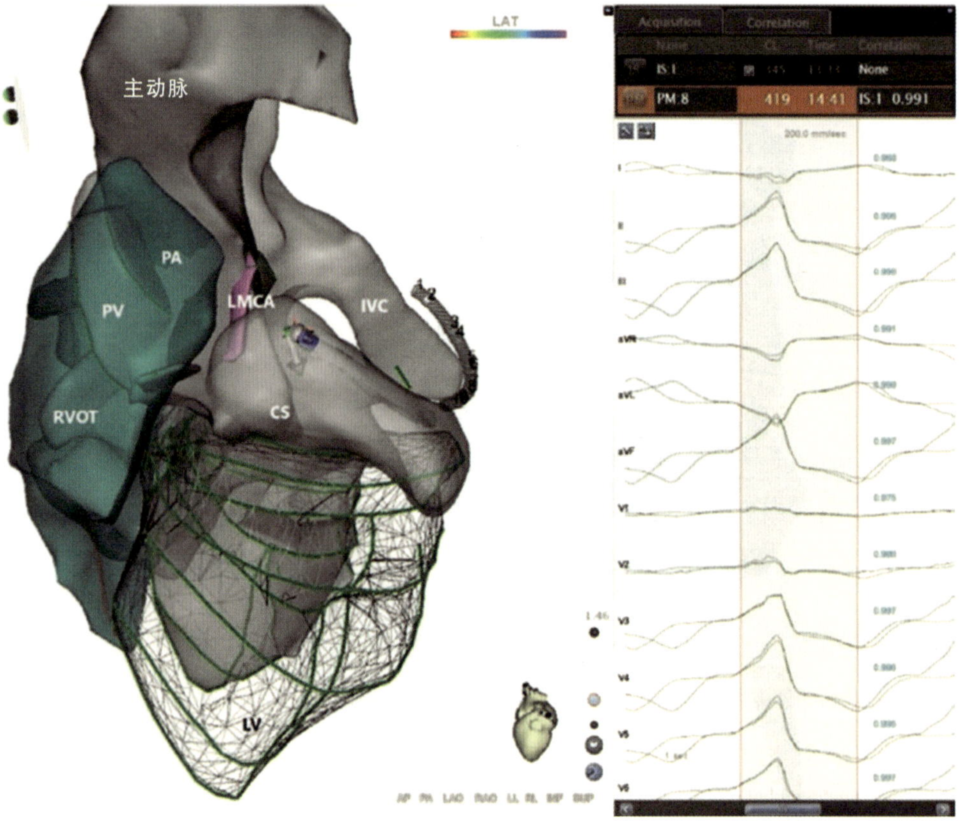

图 12.6　左图：心腔内超声(ICE)辅助下标测的三维电解剖图。右室流出道(RVOT)、肺动脉瓣(PV)、肺动脉(PA)、左心室(LV)、冠状窦远端(CS)、主动脉口和左冠状动脉主干(LMCA)。右图：起搏标测显示靶点位置与左心室顶部临床室性心律失常99%的匹配度。

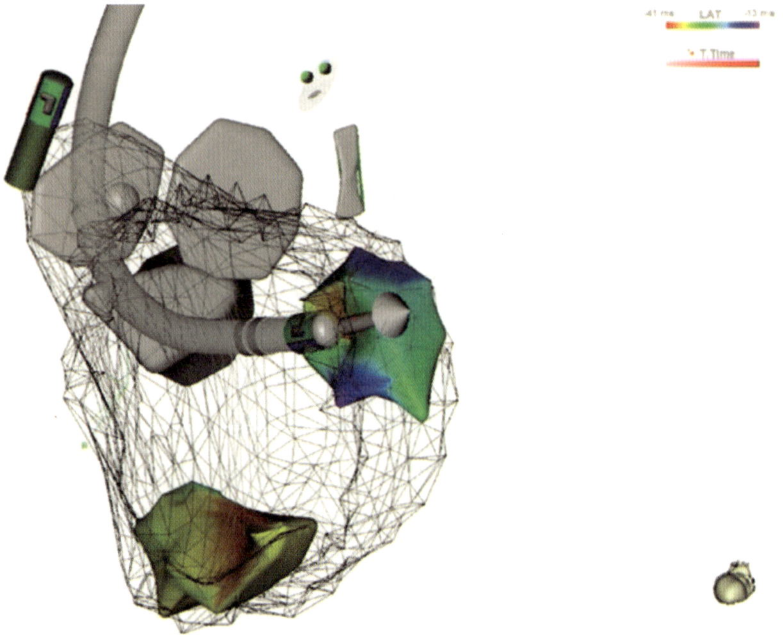

图 12.7　心腔内超声(ICE)辅助下标测的三维电解剖图：左心室、乳头肌和主动脉瓣。注意消融导管经主动脉逆行途径以脱垂式通过主动脉瓣进入左心室。

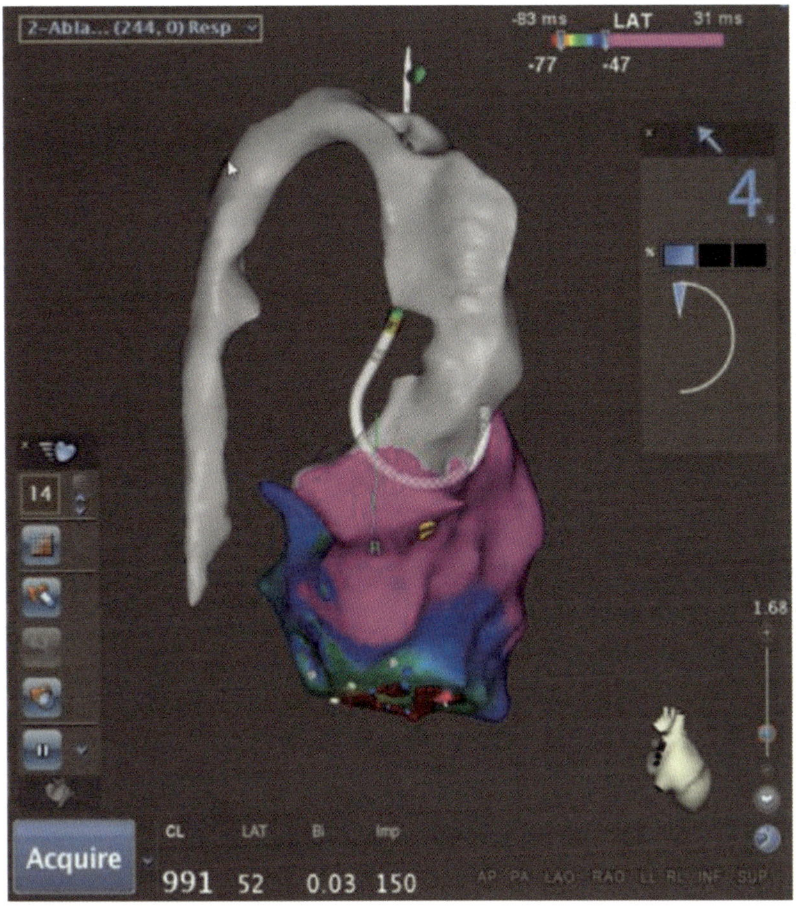

图 12.8　降主动脉、主动脉根部三维标测图，标测导管经主动脉逆行途径进入左心室。

导分支型室性心动过速的消融。

对于流出道心律失常，应通过经三尖瓣途径从右室流出道(RVOT)和肺动脉进行三维顺序标测，并通过经主动脉瓣途径对主动脉根部(Valsalva 窦)和主动脉-二尖瓣连接处(AMC)进行标测(图 12.9)。同时，通过置于冠状窦内的多极导管对心大静脉(GCV)和前室间静脉(AIVV)进行电位记录。最早激动部位由最长的腔内电图电位(VEGM)到 QRS 起始部的间期所决定。

起搏标测应在固定的起搏周长和大于舒张末期阈值 1mA 的刺激幅度下进行。在无自发性心律失常的患者中，可以通过在 RVOT 和 CS 处进行程序性刺激尝试诱发，8 个 S1 刺激后可以跟随 S2、S3 和 S4 额外刺激，如有必要，可给予异丙肾上腺素进行诱发。在左侧心腔进行手术时，必须静脉给予肝素以维持激活的凝血时间≥300s。

为确保消融导管相对于左冠脉的安全位置，并将热消融损伤风险降至最低，所有起源点位于冠脉附近的室性心律失常患者均需进行左冠脉主干和左前降支的三维重建(图 12.10)。

笔者建议，只有在符合以下标准的情况下，才能在高危区域进行消融：①有效靶点位置距离冠脉距离>5mm；②在冠状窦内或肺动脉内进行消融，最大消融功率限定为 30W，在心内膜区域进行消融最大限定功率

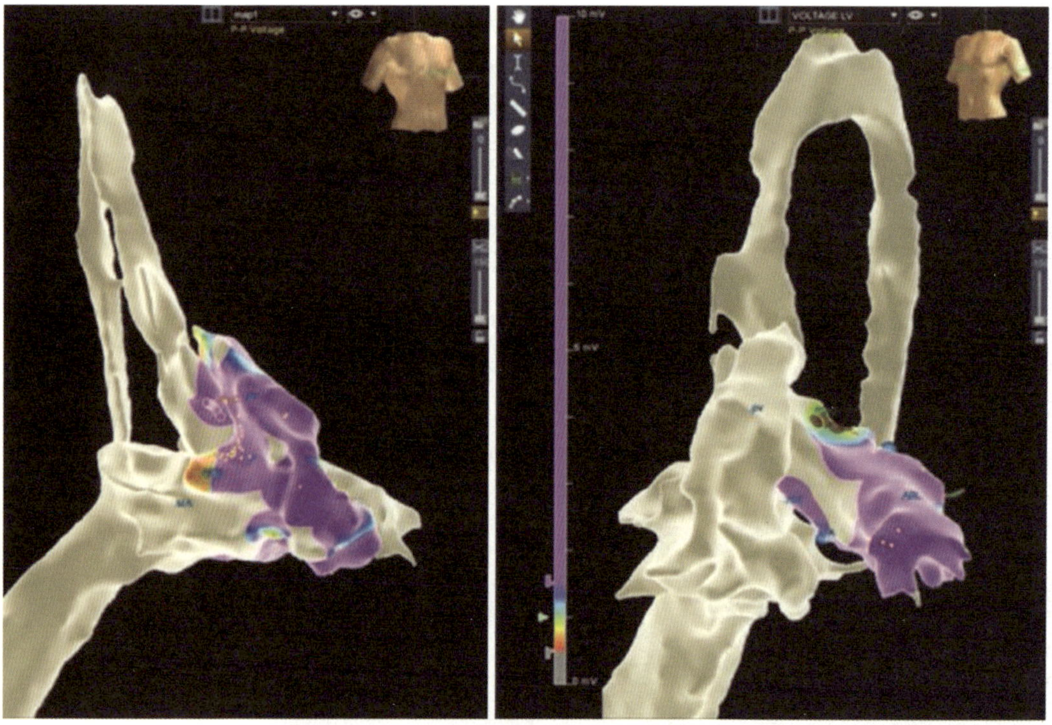

图 12.9 主动脉弓、主动脉根部、右室流出道和左室流出道的三维标测图，用于 LVOT 室早的消融。

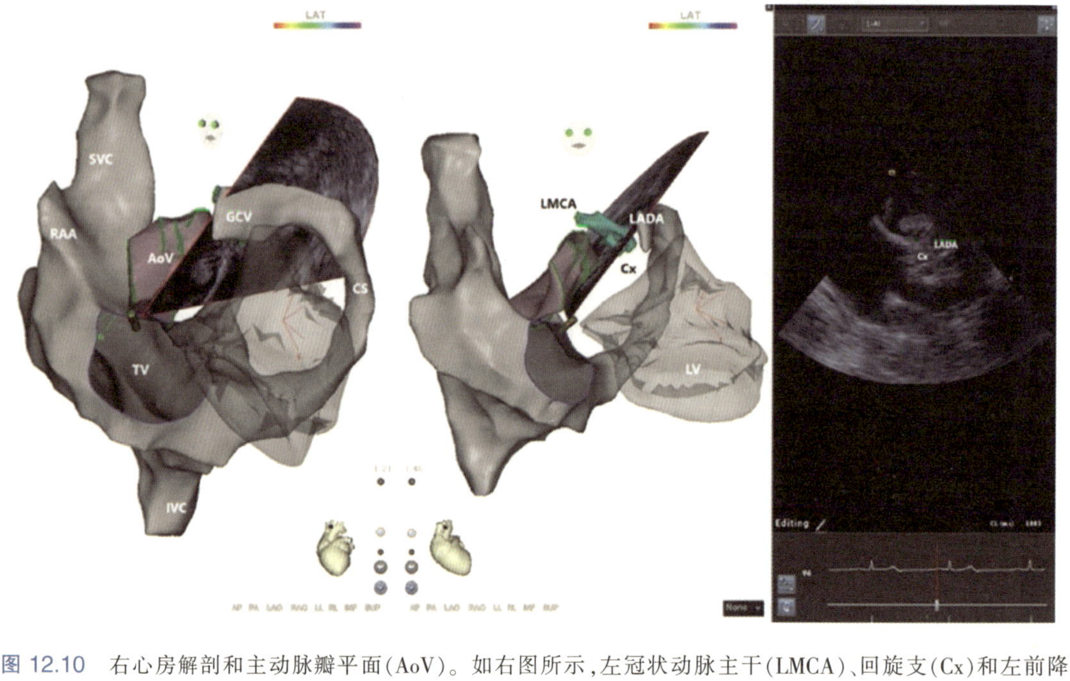

图 12.10 右心房解剖和主动脉瓣平面(AoV)。如右图所示，左冠状动脉主干(LMCA)、回旋支(Cx)和左前降支(LADA)通过 ICE 二维剪辑图进行三维重建。

为 40W；③压力触控导管矢量方向应始终朝向心外膜（向下），指向与心外膜动脉相反的方向（图 12.11）。

当消融导管标测到的心肌靶点双极电图表现为最早心室激动或局部单极电位呈 QS 型，且该心肌靶点距离冠脉>5mm 以上，室性心律失常发作期间最早心室激动距离 QRS 波起始部≥25ms 或者起搏标测显示 QRS 波匹配度≥90%（PASO 模块，CARTO 3 系统）（图 12.6），即可进行射频消融。如果标测到心律失常靶点位于心大静脉或肺动脉内，则灌注射频消融应在功率模式下采用滴定法消融（10W 至 30W），灌注流速为 24mL/min，在心内膜靶点最高消融功率限定为 40W（灌注流速为 16mL/min）。当消融导管距离冠脉<5mm 或与冠脉位置高度重叠时，应避免进行射频消融。此时，应选择最早激动靶点附近的替代消融部位（图 12.12）。当观察到室性心动过速（VT）或室性早搏（PVC）发作频率降低时，可继续巩固消融至 90s，否则，需要立即停止消融，再次寻找其他消融靶点。

分支型（FVT）和局灶性浦肯野 VT 消融方法：FVT 消融的靶点是室速发作期间的 P2 电位，通常位于中间隔。局灶性浦肯野 VT 的消融靶点是临床室速发作期间最早的浦肯野电位。消融导管可以经主动脉逆行途径或穿间隔途径进入左心室，整个过程无须 X 线透视。对于 FVT，ICE 成像可以用来实现主动脉瓣实时逐次心搏可视化，方便消融导管以脱垂式进入左心室；在没有 ICE 成像辅助下，常规凭操作经验也可经主动脉逆行途径使消融导管进入左心室。对于局灶性浦肯野 VT，笔者强烈建议在 ICE 成像指导下经穿间隔入路。通过推送导丝至上腔静脉（SVC）进行房间隔穿刺。可调弯鞘和扩张鞘

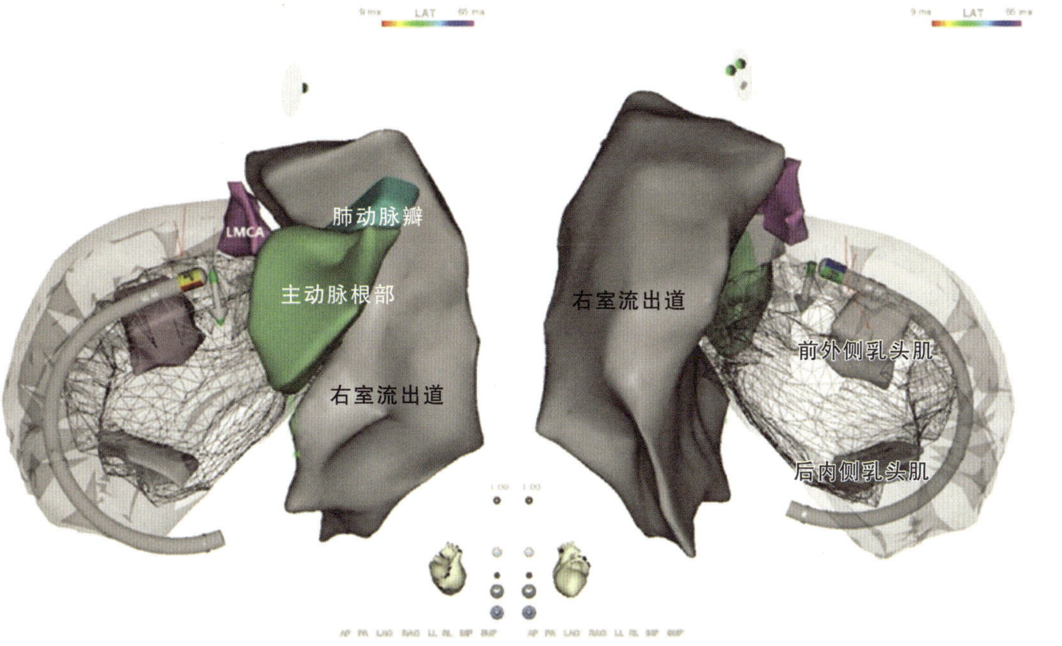

图 12.11 消融导管置于冠状窦内，深入至远端心大静脉处，位于左心室顶部心律失常最早激动部位上方。注意压力触控导管矢量（箭头）方向向下，指向心外膜，远离左冠状动脉主干（LMCA）。

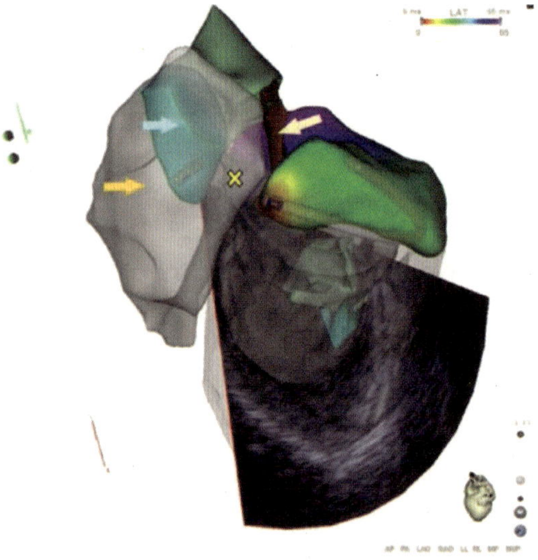

图 12.12 消融导管位于心大静脉最早激动的部位，与左冠状动脉前降支重叠（黄色箭头）。另一个成功的消融靶点位于肺动脉（X），紧挨着肺动脉瓣（蓝色箭头），距离左前降支距离>5mm。橙色箭头指向RVOT。

(Agilis, St Jude Medical INC) 沿导丝推送至上腔静脉，交换导丝为房间隔穿刺针。将整个组件从上腔静脉回撤至卵圆窝处，直至扩张鞘头端顶住卵圆窝呈“帐篷样”，并朝向左肺静脉后方，确认穿刺点既不偏前也不偏后。确定好穿刺位置后，将房间隔穿刺针从扩张鞘中向前推送，朝向左心房方向进行穿刺。穿刺成功后，小心沿穿刺针将可调弯鞘和扩张鞘推送至左心房，随后撤出扩张鞘，将消融导管沿可调弯鞘进入左心房，朝向左心室放置。

导管消融的终点是临床心律失常消除且不可诱发。无论是自主再发和(或)给予异丙肾上腺素(2~10μg/min)、心房或心室程序性电刺激、或右室短至 300ms 周长的猝发刺激，均无法再次诱发临床心律失常。

心腔内超声(ICE)通过直接显示固有的心腔内解剖结构并提供细节的解剖学标记，有助于三维导航指导下的导管消融（图 12.13）；还可以在起搏标测、激动标测和消融期间监测消融导管头端电极–心肌界面的接触；以及在零射线情况下实时评估消融电极相对于冠状动脉的可能位置关系。ICE 辅助三维标测系统的使用明显提高了手术的成功率，与此相比，在无 ICE 辅助三维标测系统指导下进行消融的患者，室速的复发风险可能高出 20 倍[40]。

零射线下室性心律失常消融的结果分析

尽管临床应用有限，但目前的研究数据提供了有趣的结果。最近，Lamberti 等[56]报道了 19 例特发性室速患者接受零射线下室速导管消融的研究结果。其中 12 例为流出道室速、3 例为分支型室速(FVT)、2 例三尖瓣环室速、1 例二尖瓣环室速、1 例左侧游离壁室速，即刻消融成功率为 100%，无并发症发生，仅 2 例患者临床心律失常出现复发。Koźluk 等[57]报道了 55 例右室室性心律失常和 24 例左室室性心律失常在零射线下进行导管消融的研究结果，均消融成功且无明显并发症。此外，在中国 7 个中心进行的 X 线指导与零射线指导下消融的对比研究结果表明，94.4%患者在零射线下进行各种室性心律失常的消融是可行的(纳入该项研究的患者中有 9 例需要进行冠脉造影，使完全零射线消融率无法达到 100%)，与常规 X 线透视指导消融相比，零射线下消融具有相同的疗效、手术时间和并发症发生率[58]。

零射线下完全可以实现在心脏左右腔

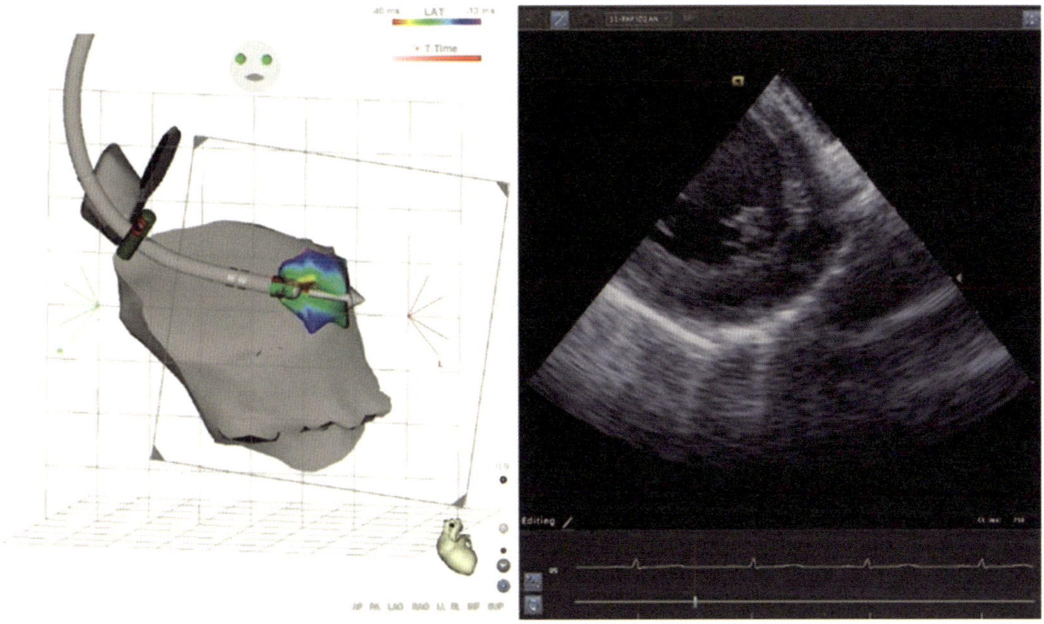

图 12.13　心腔内超声(ICE)辅助下创建的左心室三维电解剖图。创建了前外侧乳头肌的激动标测图,确定了临床心律失常最早激动靶点部位。

室进行消融,临床效果良好。但需要注意的是,零射线下消融手术的数量和心律失常的类型取决于术者的经验。孕妇、有恶性肿瘤病史或血液病病史的患者将从零射线下消融手术中获益最多。

局限性

零射线下室性心律失常消融方法的一个主要局限性在于,通过心包穿刺进行安全的心外膜入路,可能仍然需要 X 线透视以避免并发症。然而,如果对心包间隙进行微创手术,则可能无须进行 X 线透视。

总结

与常规 X 线透视消融手术相比,零射线消融手术可将癌症发病率和死亡率降低 96%,且不会增加并发症风险或降低消融成功率。先进的标测技术,如心腔内超声(ICE)辅助三维电解剖标测技术或图像整合技术,可以提供更加详细的解剖信息,从而减少 X 线透视在特发性室性心律失常消融手术中的应用。

参考文献

1. Al-Khatib SM, Stevenson WG, Ackerman MJ, Bryant WJ, Callans DJ, Curtis AB, Deal BJ, Dickfeld T, Field ME, Fonarow GC, Gillis AM, Hlatky MA, Granger CB, Hammill SC, Joglar JA, Kay GN, Matlock DD, Myerburg RJ, Page RL. 2017 AHA/ACC/HRS guideline for management of patients with ventricular arrhythmias and the prevention of sudden cardiac death: a report of the American College of Cardiology/American Heart Association task force on clinical practice guidelines and the Heart Rhythm Society. J Am Coll Cardiol. 2018;72(14):1677–749.
2. Priori SG, Blomström-Lundqvist C, Mazzanti A, Blom N, Borggrefe M, Camm J, Elliott PM, Fitzsimons D, Hatala R, Hindricks G, Kirchhof P, Kjeldsen K, Kuck KH, Hernandez-Madrid A, Nikolaou N, Norekvål

TM, Spaulding C, Van Veldhuisen DJ, ESC Scientific Document Group. 2015 ESC Guidelines for the management of patients with ventricular arrhythmias and the prevention of sudden cardiac death: the task force for the management of patients with Ventricular Arrhythmias and the Prevention of Sudden Cardiac Death of the European Society of Cardiology (ESC). endorsed by: Association for European Paediatric and Congenital Cardiology (AEPC). Eur Heart J. 2015;36(41):2793–867.
3. Yamada T, Doppalapudi H, Litovsky SH, McElderry T, Neal Kay G. Challenging radiofrequency catheter ablation of idiopathic ventricular arrhythmias originating from the left ventricular summit near the left main coronary artery. Circ Arrhythm Electrophysiol. 2016;9:e004202.
4. Yang L, Sun G, Chen X, et al. Meta-analysis of zero or near-zero fluoroscopy use during ablation of cardiac arrhythmias. Am J Cardiol. 2016;118:1511–8.
5. Gaita F, Guerra PG, Battaglia A, Anselmino M. The dream of near-zero X-rays ablation comes true. Eur Heart J. 2016;37:2749–55.
6. Casella M, Dello Russo A, Pelargonio G, Del Greco M, Zingarini G, Piacenti M, Di Cori A, Casula V, et al. Near zero fluoroscopic exposure during catheter ablation of supraventricular arrhythmias: the NO-PARTY multicentre randomized trial. Europace. 2016;18:1565–72.
7. Anselmino M, Sillano D, Casolati D, Ferraris F, Scaglione M, Gaita F. A new electrophysiology era: zero fluoroscopy. J Cardiovasc Med (Hagerstown). 2013;14:221–7.
8. Casella M, Dello Russo A, Russo E, Catto V, Pizzamiglio F, Zucchetti M, Majocchi B, et al. X-ray exposure in cardiac electrophysiology: a retrospective analysis in 8150 patients over 7 years of activity in a modern, large-volume laboratory. J Am Heart Assoc. 2018;7:e008233.
9. Razminia M, Manankil MF, Eryazici PL, Arrieta-Garcia C, Wang T, D'Silva OJ, Lopez CS, et al. Nonfluoroscopic catheter ablation of cardiac arrhythmias in adults: feasibility, safety, and efficacy. J Cardiovasc Electrophysiol. 2012;23:1078–86.
10. Cabrera JA, Sánchez-Quintana D. Cardiac anatomy: what the electrophysiologist needs to know. Heart. 2013;99(6):417–31.
11. Buckberg GD, Nanda NC, Nguyen C, Kocica MJ. What Is the heart? anatomy, function, pathophysiology, and misconceptions. J Cardiovasc Dev Dis. 2018;5(2):E33.
12. Enriquez A, Saenz LC, Rosso R, Silvestry FE, Callans D, Marchlinski FE, Garcia F. Use of intracardiac echocardiography in interventional cardiology: working with the anatomy rather than fighting it. Circulation. 2018;137:2278–94.
13. Movsowitz C, Schwartzman DS, Callans DJ, et al. Idiopathic right ventricular outflow tract tachycardia: narrowing the anatomic location for successful ablation. Am Heart J. 1996;131:930–6.
14. Rice K, Simpson J. Three-dimensional echocardiography of congenital abnormalities of the left atrioventricular valve. Echo Res Pract. 2015;2(1):R13–24. https://doi.org/10.1530/ERP-15-0003.
15. Ho SY. Structure and anatomy of the aortic root. Eur J Echocardiogr. 2009;10(1):i3–10. https://doi.org/10.1093/ejechocard/jen243.
16. Sulieman M, Asirvatham SJ. Ablation above the semilunar valves: when, why and how? Part I. Heart Rhythm. 2008;5:1485–92.
17. Santangeli P, Hutchinson MD, Supple GE, Callans DJ, Marchlinski FE, Garcia FC. Right atrial approach for ablation of ventricular arrhythmias arising from the left posterior-superior process of the left ventricle. Circ Arrhythm Electrophysiol. 2016;9:e004048.
18. McAlpine WA. Heart and coronary arteries. New York: Springer-Verlag; 1975.
19. Yamada T, McElderry HT, Doppalapudi H, Okada T, Murakami Y, Yoshida Y, Yoshida N, et al. Idiopathic ventricular arrhythmias originating from the left ventricular summit: anatomic concepts relevant to ablation. Circ Arrhythm Electrophysiol. 2010;3:616–23.
20. Lin CY, Chung FP, Lin YJ, Chong E, Chang SL, Lo LW, Hu YF, et al. Radiofrequency catheter ablation of ventricular arrhythmias originating from the continuum between the aortic sinus of Valsalva and the left ventricular summit: electrocardiographic characteristics and correlative anatomy. Heart Rhythm. 2016;13:111–21.
21. Dixit S, Marchlinski FE. Clinical characteristics and catheter ablation of left ventricular outflow tract tachycardia. Curr Cardiol Rep. 2001;3:305–13.
22. Van Herendael H, Zado ES, Haqqani H, Tschabrunn CM, Callans DJ, Frankel DS, Lin D, et al. Catheter ablation of ventricular fibrillation: importance of left ventricular outflow tract and papillary muscle triggers. Heart Rhythm. 2014;11:566–73.
23. Jadonath RL, Schwartzman DS, Preminger MW, et al. Utility of 12-lead electrocardiogram in localizing the origin of right ventricular outflow tract tachycardia. Am Heart J. 1995;130:1107–13.
24. Sekiguchi Y, Aonuma K, Takahashi A, et al. Electrocardiographic and electrophysiologic characteristics of ventricular tachycardia originating within the pulmonary artery. J Am Coll Cardiol. 2005;45:887–95.
25. Callans DJ, Menz V, Schwartzman D, et al. Repetitive monomorphic tachycardia from the left ventricular outflow tract: electrocardiographic patterns consistent with a left ventricular site of origin. J Am Coll Cardiol. 1997;29:1023–7.
26. Yamada T, Litovsky SH, Kay GN. The left ventricular ostium: an anatomic concept relevant to idiopathic ventricular arrhythmias. Circ Arrhythmia Electrophysiol. 2008;1:396–404.
27. Yamada T, Lau YR, Litovsky SH, Thomas McElderry H, Doppalapudi H, Osorio J, Plumb VJ, Neal Kay G. Idiopathic ventricular arrhythmias originating from the aortic root: prevalence, electrocardiographic and electrophysiological characteristics, and results of the radiofrequency catheter ablation. J Am Coll Cardiol. 2008;52:139–47.
28. Santangeli P, Marchlinski FE, Zado ES, Benhayon

D, Hutchinson MD, Lin D, Frankel DS, et al. Percutaneous epicardial ablation of ventricular arrhythmias arising from the left ventricular summit: outcomes and electrocardiogram correlates of success. Circ Arrhythm Electrophysiol. 2015;8:337–43.

29. Jauregui Abularach ME, Campos B, Park KM, Tschabrunn CM, Frankel DS, Park RE, Gerstenfeld EP, et al. Ablation of ventricular arrhythmias arising near the anterior epicardial veins from the left sinus of Valsalva region: ECG features, anatomic distance, and outcome. Heart Rhythm. 2012;9:865–73.
30. Nagashima K, Choi EK, Lin KY, Kumar S, Tedrow UB, Koplan BA, Michaud GF, et al. Ventricular arrhythmias near the distal great cardiac vein: challenging arrhythmia for ablation. Circ Arrhythm Electrophysiol. 2014;7:906–12.
31. Kumagai K, Fukuda K, Wakayama Y, Sugai Y, Hirose M, Yamaguchi N, Takase K, et al. Electrocardiographic characteristics of the variants of idiopathic left ventricular outflow tract ventricular tachyarrhythmias. J Cardiovasc Electrophysiol. 2008;19:495–501.
32. Vallès E, Bazan V, Marchlinski FE. ECG criteria to identify epicardial ventricular tachycardia in nonischemic cardiomyopathy. Circ Arrhythm Electrophysiol. 2010;3:63–71.
33. Belhassen B, Rotmensch HH, Laniado S. Response of recurrent sustained ventricular tachycardia to verapamil. Br Heart J. 1981;46(6):679–82.
34. Lerman BB, Stein KM, Markowitz SM. Mechanisms of idiopathic left ventricular tachycardia. J Cardiovasc Electrophysiol. 1997;8(5):571–83.
35. Sung RJ, Shapiro WA, Shen EN, Morady F, Davis J. Effects of verapamil on ventricular tachycardias possibly caused by reentry, automaticity, and triggered activity. J Clin Invest. 1983;72:350–60.
36. Kawamura M, Hsu JC, Vedantham V, Marcus GM, Hsia HH, Gerstenfeld EP, Scheinman MM, et al. Clinical and electrocardiographic characteristics of idiopathic ventricular arrhythmias with right bundle branch block and superior axis: comparison of apical crux area and posterior septal left ventricle. Heart Rhythm. 2015;12:1137–44.
37. Delacey WA, Nath S, Haines DE, et al. Adenosine and verapamil sensitive tachycardia originating from the left ventricle: radiofrequency catheter ablation. Pacing Clin Electrophysiol. 1992;15:2240–4.
38. Yamada T, Doppalapudi H, McElderry T, Okada T, Murakami Y, Inden Y, Yoshida Y, et al. Electrocardiographic and electrophysiological characteristics in idiopathic ventricular arrhythmias originating from the papillary muscles in left the left ventricle: relevance for catheter ablation. Circ Arrhythm Electrophysiol. 2010;3:324–31.
39. Yamada T, McElderry T, Doppalapudi H, Kay N. Ventricular far-field activity may provide a diagnostic challenge in identifying an origin of ventricular tachycardia arising from the left ventricular papillary muscle. Europace. 2009;11:1403–5.
40. Rivera S, Ricapito MP, Espinoza J, Belardi D, Albina G, Giniger A, Roux JF, et al. Cryoablation for ventricular arrhythmias arising from the papillary muscles of the left ventricle guided by intracardiac echocardiography and image integration. JACC Clin Electrophysiol. 2015;1:509–16.
41. Rivera S, Ricapito MP, Tomas L, Parodi J, Bardera Milina G, Banegas R, Bueti P, et al. Results of cryoenergy and radiofrequency-based catheter ablation for treating ventricular arrhythmias arising from the papillary muscles of the left ventricle, guided by intracardiac echocardiography and image integration. Circ Arrhythm Electrophysiol. 2016;9:e003874.
42. Good E, Desjardins B, Jongnarangsin K, Oral H, Chugh A, Ebinger M, Pelosi F, et al. Ventricular arrhythmias originating from a papillary muscle in patients without prior infarction: a comparison with fascicular arrhythmias. Heart Rhythm. 2008;5:1530–7.
43. Doppalapudi H, Yamada T, McElderry T, Plumb VJ, Epstein A, Kay N. Ventricular tachycardia originating from the posterior papillary muscle in the left ventricle. A distinct clinical syndrome. Circ Arrhythm Electrophysiol. 2008;1:23–9.
44. Naksuk N, Kapa S, Asirvatham SJ. Spectrum of ventricular arrhythmias arising from papillary muscle in the structurally normal heart. Card Electrophysiol Clin. 2016;8:555–65.
45. Enriquez A, Supple GE, Marchlinski FE, Garcia FC. How to map and ablate papillary muscle ventricular arrhythmias. Heart Rhythm. 2017;14:1721–8.
46. Wo HT, Liao FC, Chang PC, Chou CC, Wen MS, Wang CC, Yeh SJ. Circumferential ablation at the base of the left ventricular papillary muscles: a highly effective approach for ventricular arrhythmias originating from the papillary muscles. Int J Cardiol. 2016;220:876–82.
47. Komatsu Y, Nogami A, Kurosaki K, Morishima I, Masuda K, Ozawa T, Kaneshiro T, et al. Fascicular ventricular tachycardia originating from papillary muscles: purkinje network involvement in the reentrant circuit. Circ Arrhythm Electrophysiol. 2017;10:e004549.
48. Santoro F, Di Biase L, Hranitzky P, Sanchez JE, Santangeli P, Perini AP, Burkhardt JD, et al. Ventricular fibrillation triggered by PVCs from papillary muscles: clinical features and ablation. J Cardiovasc Electrophysiol. 2014;25:1158–64.
49. Crawford T, Mueller G, Good E, Jongnarangsin K, Chugh A, Pelosi F Jr, Ebinger M, et al. Ventricular arrhythmias originating from the papillary muscles in the right ventricle. Heart Rhythm. 2010;7:725–30.
50. Santoro F, Di Biase L, Hranitzky P, Sanchez JE, Santangeli P, Perini AP, Burkhardt JD, et al. Ventricular tachycardia originating from the septal papillary muscle of the right ventricle: electrocardiographic and electrophysiological characteristics. J Cardiovasc Electrophysiol. 2015;26:145–50.
51. Syed FF, Ackerman MJ, McLeod CJ, Kapa S, Mulpuru SK, Sriram CS, Cannon BC, et al. Sites of successful ventricular fibrillation ablation in bileaflet mitral valve prolapse syndrome. Circ Arrhythm Electrophysiol. 2016;9:e004005.
52. Bogun F, Desjardins B, Crawford T, Good E, Jongnarangsin K, Oral H, Chugh A, et al. Post-infarction ventricular arrhythmias originat-

ing in papillary muscles. J Am Coll Cardiol. 2008;51:1794–802.
53. Al'Aref SJ, Ip JE, Markowitz SM, Liu CF, Thomas G, Frenkel D, Panda NC, et al. Differentiation of papillary muscle from fascicular and mitral annular ventricular arrhythmias in patients with and without structural heart disease. Circ Arrhythm Electrophysiol. 2015;8:616–24.
54. Gaztañaga L, Marchlinski FE, Betensky BP. Mechanisms of cardiac arrhythmias. Rev Esp Cardiol (Engl Ed). 2012;65:174–85.
55. Lerman BB, Kenneth SM, Markovitz SM. Mechanisms of idiopathic left ventricular tachycardia. J Cardiovasc Electrophysiol. 1997;8:571–83.
56. Lamberti F, Di Clemente F, Remoli R, Bellini C, De Santis A, Mercurio M, Dottori S, Gaspardone A. Catheter ablation of idiopathic ventricular tachycardia without the use of fluoroscopy. Int J Cardiol. 2015;190:338–43.
57. Koźluk E, Gawrysiak M, Piątkowska A, Lodziński P, Kiliszek M, Małkowska S, Zaczek R, Piątkowski R, Opolski G, Kozłowski D. Radiofrequency ablation without the use of fluoroscopy—in what kind of patients is it feasible? Arch Med Sci. 2013;9:821–5.
58. Wang Y, Chen GZ, Yao Y, Bai Y, Chu HM, Ma KZ, Liew R, Liu H, Zhong GQ, Xue YM, Wu SL, Li YF, Zhao CX, Liu QG, Wang L Wang DW. Ablation of idiopathic ventricular arrhythmia using zero-fluoroscopy approach with equivalent efficacy and less fatigue: a multicenter comparative study. Medicine (Baltimore). 2017;96:e6080.

第 13 章

结构性心脏病室性心动过速

Ligang Ding, Yan Yao

简介

室性心动过速(ventricular tachycardia, VT)是心脏性猝死的主要原因。大多数恶性室性心动过速(VT)会增加心脏性猝死(sudden cardiac death, SCD)的风险，主要发生在结构性心脏病(structural heart disease, SHD)患者中，而植入式心律转复除颤器(implantable cardioverter defibrillators, ICD)是治疗此类患者的主要方法[1]。在这些患者中，当抗心律失常药物无效或患者依从性差时，导管消融术越来越多地作为辅助方法治疗器质性室性心律失常，减少 ICD 的植入。此外，在发展中国家，一些结构性心脏病室速患者无法负担 ICD 的昂贵费用；抗心律失常药物和导管消融可能成为预防室性心动过速和 SCD 发生的最终治疗方法。

心脏性猝死(SHD)的电生理(EP)检查，包括导管消融，常规在 X 线透视指导下进行，手术过程非常复杂且持续时间长，以至于患者和手术人员均不可避免地面临相当剂量的辐射暴露，这可能会增加癌症和遗传异常的风险[2]。近年来，零射线三维标测系统已被开发用于指导电生理射频消融[3,4]。这些新技术的临床应用可以帮助术者更好地理解和消融复杂心律失常，而且也被证明具有显著减少辐射暴露的额外优势。在本章中，笔者将讨论结构性心脏病患者室速的发病机制和相关治疗策略，并讨论导管消融对于该类患者的治疗作用，以及最有可能从射频消融治疗方法中获益的患者群体。此外，对三维标测系统在电生理射频消融中的应用进行了详细阐述。

机制

在 SHD 患者中，室速导管消融的主要

L. Ding · Y. Yao (✉)
State Key Laboratory of Cardiovascular Disease, Cardiac Arrhythmia Center, Fuwai Hospital, National Center for Cardiovascular Diseases, Chinese Academy of Medical Sciences and Peking Union Medical College, Beijing, China
e-mail: ianyao@263.net.cn

挑战在于心肌瘢痕导致的复杂心律失常。缺血性或非缺血性SHD患者中出现瘢痕引起的电解剖重构可能通过不同机制导致心律失常的发生：增强的正常自律性、异常自律性、早期或晚期后除极引起的触发活动，以及各种类型的折返[5,6]。

异位自律性和触发活动可能是局灶性VT的原因，通常还包括微折返机制。自律性室速可发生于结构性心脏病，自律性早搏可诱发折返性室速。在地高辛中毒、儿茶酚胺多形性室速、特发性流出道室性心律失常(VA)和心力衰竭情况下，延迟后除极引起的触发活动是室速的潜在机制[7]。与自律性不同，触发活动不是一种自主形成的心律，相反，触发活动是对之前激动(触发激动)的一种继发反应。

在存在结构性心脏病的情况下，折返是最常见持续性室性心律失常的潜在机制(图13.1)。结构性折返基质为瘢痕相关室速的消融提供了理论依据(图13.2)[8,9]。在没有解剖学屏障的情况下，功能性传导阻滞形成的功能性折返也可存在。功能性折返的相关机制包括主导环折返、各向异性折返和螺旋波折返[6,10]。

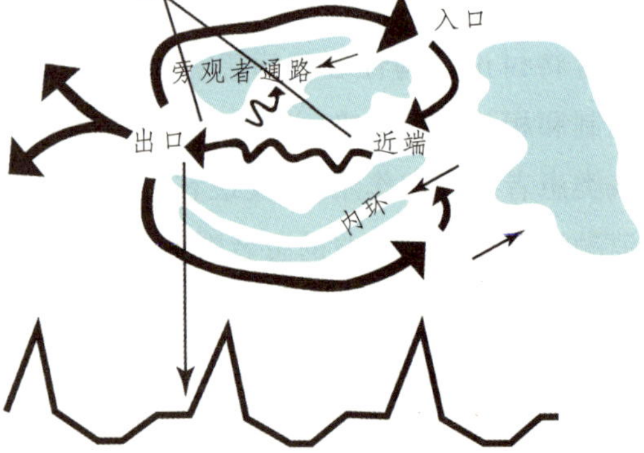

图 13.1 室性心动过速(及其组成部分)折返机制示意图。可见传导通路被瘢痕区域所包围。CP，传导通路。

射频消融前的评估与准备

消融术前，患者应进行全面的临床评估和一系列检查，以确定室速的潜在病因和相关预后。分析12导联室速心电图(ECG)对诊断至关重要。临床室速的QRS波形态有助于定位受保护峡部的折返环出口，且有助于制订手术策略[10]。

心脏成像在心脏解剖和心肌瘢痕的术前评估、心脏结构和电生理室速基质的术中整合及消融疗效的术后评估中发挥着潜在的重要作用。首先，心脏成像有助于术前确定最佳手术入路。心脏解剖的术前成像信息和三维瘢痕结构对室速消融策略有重要影响。晚期钆强化CMR(late gadolinium enhancement-CMR，LGE-CMR)可准确定义心外膜和心肌内瘢痕。有心外膜室速基质的患者进行心外膜消融可提高成功率。据报道，通过LGE-CMR确定的室速患者亚群进行心外膜消融的一线治疗可显著改善预后[11]。其次，心脏成像可用于术前排除心腔内血栓。经胸心脏超声(transthoracic echocardiography，TTE)是评估心脏结构、瓣膜功能、是否存在可移动左心室血栓的一种方便且价格低廉的有效方法(图13.3)。近年来，CMR和多排心脏计算机断层扫描(multidetector cardiac computed tomography，MDCT)已成为详细评估左心室血栓的优选成像方式。第三，心脏成像最重要的作用是指导室速消融[12-14]。整合无创心脏成像定义的心脏结构室速基质和有创电解剖标测(electroanatomic mapping，EAM)定义的电生理室速基质相关信

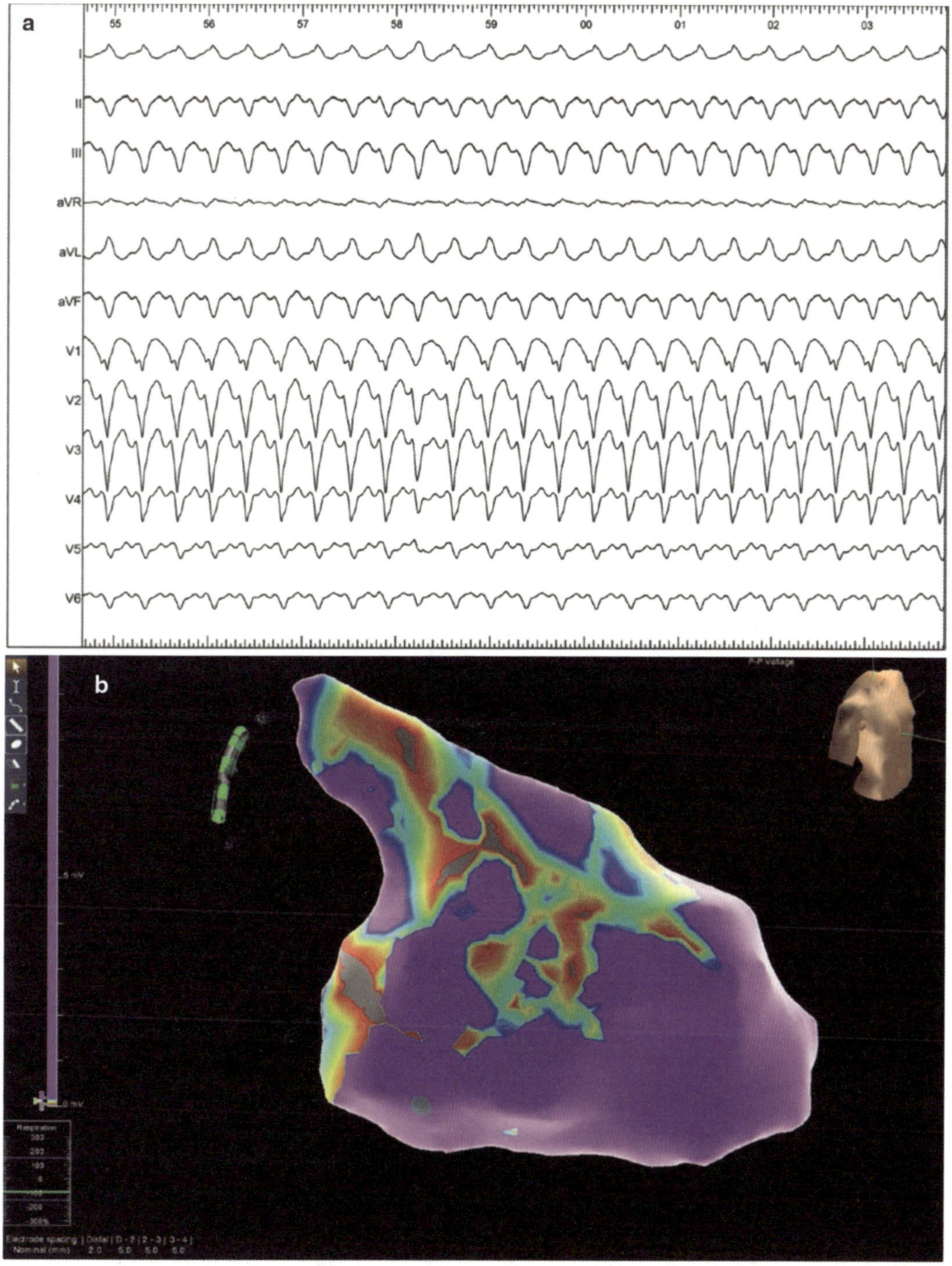

图 13.2　(a)法洛四联症修复术后患者的室性心动过速。(b)电压标测显示右室流出道游离壁存在瘢痕组织。(待续)

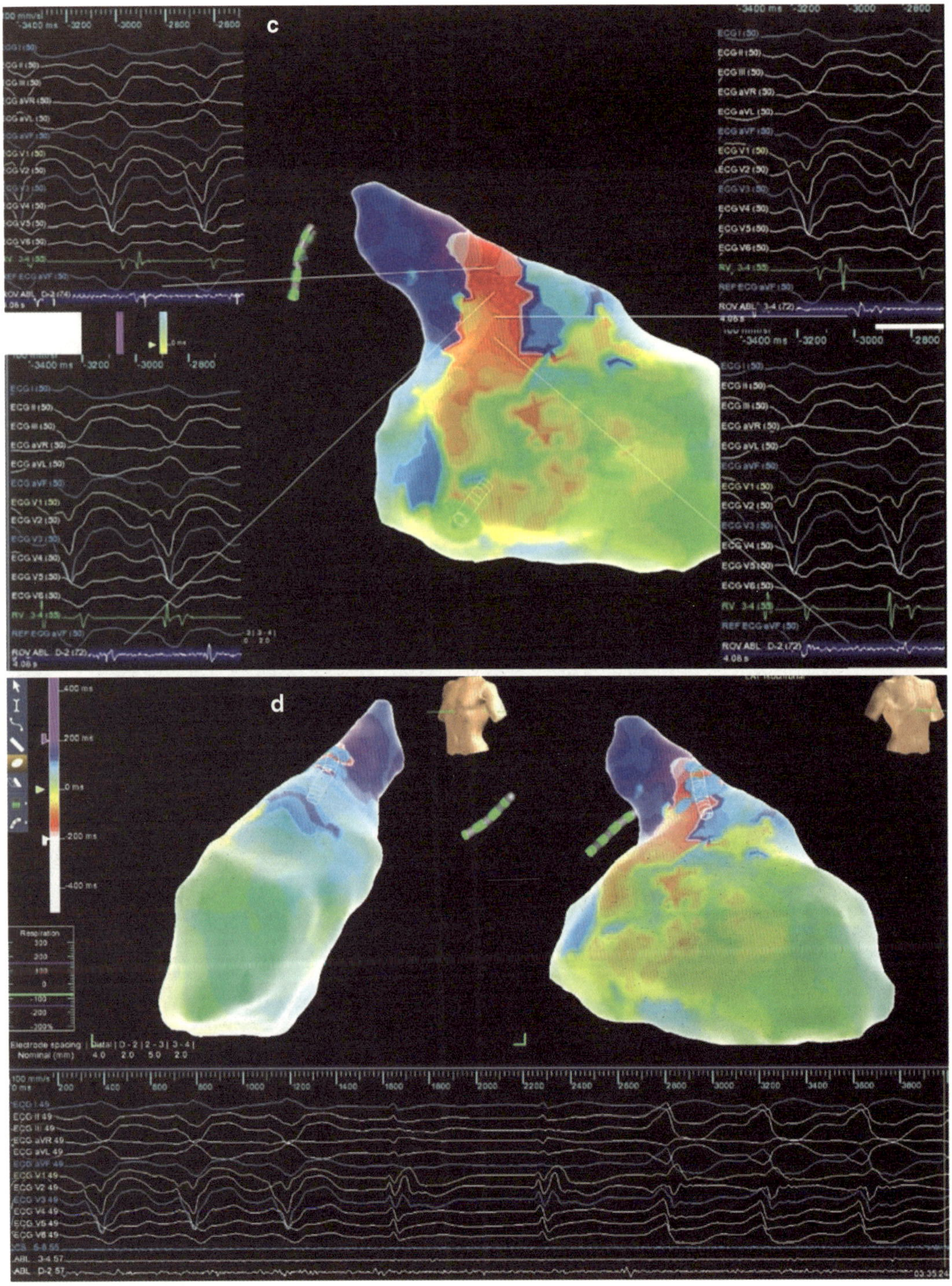

图 13.2(续) (c)激动标测显示右室流出道游离壁的中央峡部存在舒张中期电位。(d)消融终止右室流出道游离壁的室性心动过速。(待续)

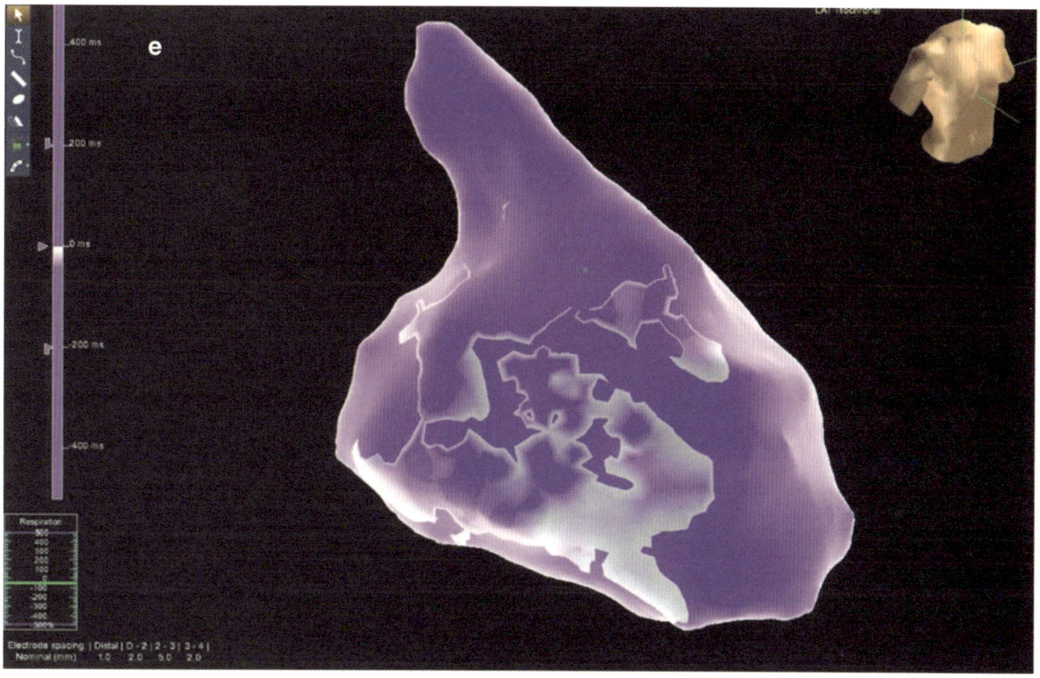

图 13.2(续)　(e)右室流出道室速的激动播散图。

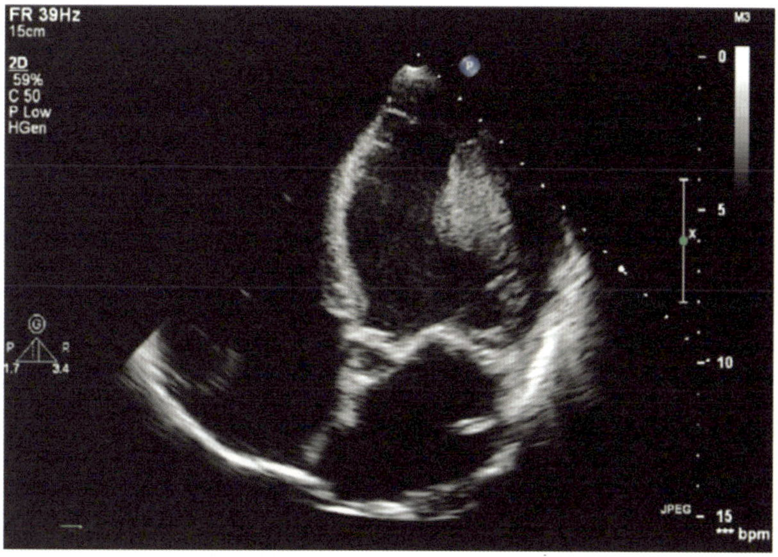

图 13.3　扩张型心肌病左室外侧壁血栓形成(感谢阜外医院 Zhenhui Zhu 医生提供了该患者的心腔内超声图像)。

息,有助于提高消融手术的安全性和有效性(图 13.4a,b)。比如,可将 MDCT/LGE-MCR 数据导入三维标测系统,并将其与 EAM 数据进行整合来定位冠状动脉[15]。

心脏成像与三维标测系统融合

应用 Carto V3 (Biosense-Webster,Diamond Bar,CA)系统或 NavX((Ensite NavX,St Jude Medical,St. Paul,MN)系统在窦律期间进行电解剖标测。使用多极高密度标测导管(如 PentaRayNav,Biosense Webster;或双十极标测导管,St. Paul,MN)完成标测。双极电位正向波锋与负向波锋之间的振幅<1.5mV 被定义为双极低电压区,单极电位振幅<5.5mV 被定义为单极低电压区。建立心内膜和(或)心外膜解剖模型后,三维电解剖模型与导入的 MDCT 模型进行整合重建。可识别的解剖参考点[如冠状窦、右室心尖部和三尖瓣环(3,6,9 和 12 点钟)或二尖瓣环(3,6,9 和 12 点钟)]被用作三维电解剖模型与心脏成像模型校准和定向的标志。对于 NavX 系统,保持冠状窦导管稳定非常重要。冠状窦导管固定可提供稳定的空间参考,并提供清晰的解剖边界,用于指导三维电解剖模型与心脏成像模型的融合重建。冠状窦导管在整个重建过程中是否稳定可通过 X 线透视监控。使用 Carto 系统时,在通过这些固定参考点作为标记进行初始校准后,使用 CartoMerge(Biosense Webster)软件进行自动模型匹配。NavX 系统具有的融合配准算法允许将三维电解剖模型动态重建到静态 MDCT 模型上(图 13.4a,b)。在模型初次配准后,通过第二组解剖标记对重建模型进行优化,智能化逐步校准,将局部不匹配的模型部位进一步对齐重建[16]。

已有明确数据表明,三维成像系统可减少 X 线透视的使用,并使接受消融的患者暴露的辐射剂量降至最低。心脏成像与三维电解剖标测系统相结合可以提供更有价值的信息,以识别室速基质的范围和具体分布,如局部异常心室激动(local abnormal ventricular activities,LAVA),并在零射线下指导消融导管操控。在致心律失常型右室心肌病(ARVC)患者中,将 MDCT 成像的心肌脂肪整合到三维电解剖系统中,心肌脂肪片段叠加在三维电解剖模型上,为识别室速基质的范围和具体分布提供了有价值的信息,并显示室速基质周围区域消融靶点的聚集。

结构性心脏病室性心动过速的诱发和标测

结构性心脏病室速的诱发

在持续性单形性室速(SMVT)患者中,程序性电刺激进行重复诱发是标准方法。重复诱发排除了正常和异常自律性机制。常规程序性电刺激方法包括从心室的两个不同部位进行最多四次额外刺激诱发,偶联间期可低至 200ms 或进入不应期,诱发成功后即可停止程序性电刺激。导管消融术后,同样的诱发条件也可再次用于诱发室速。

对于 ARVC 患者,一项研究表明,快频率(≥250 次/分钟)右室猝发刺激可能增加 ARVC 患者室速诱发的成功率。因此,作者得出结论,ARVC 患者室速的主要机制可能为局部微折返和触发活动[17]。

结构性心脏病室速的标测

用于确定潜在消融靶点的标测技术取

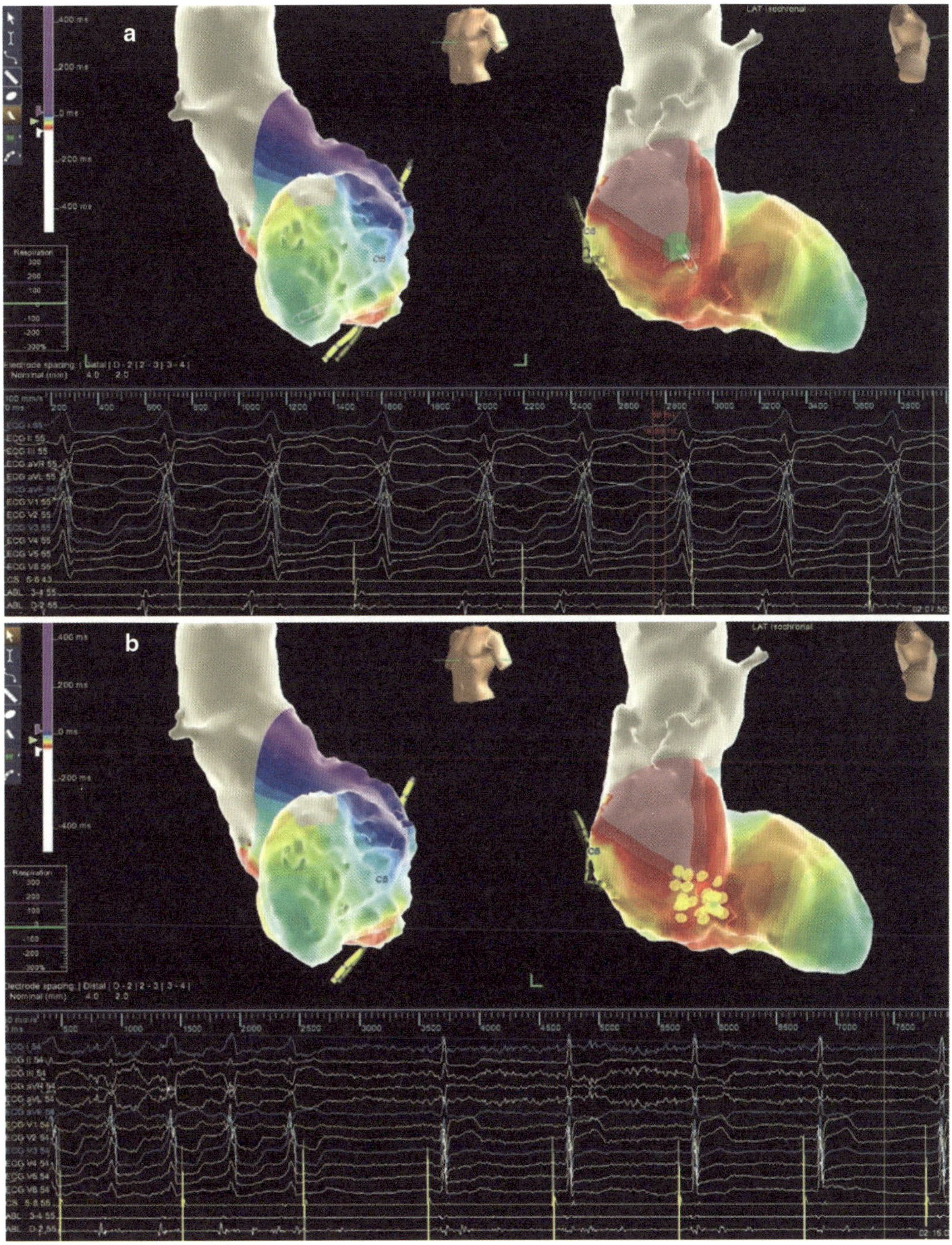

图 13.4　(a)在 NavX 标测系统结合 CT 成像指导下对 1 例 54 岁男性下壁心肌梗死患者进行射频消融。(b)左室下间隔壁消融终止室速。注意窦律期间消融导管记录的晚电位。室速终止后对靶点区域进行广泛消融。

决于室速的相关机制。激动标测和起搏标测对局灶性机制最有用，而基质标测（有或没有相关的起搏标测）和拖带标测则适用于折返机制。对于SHD患者，大多数室速导致血流动力学不稳定，无法进行激动标测或拖带标测。在过去的十五年，基质标测已经发展成为能够替代激动标测和（或）拖带标测的方法，特别适用于血流动力学不稳定的器质性室速患者消融。基质标测方法减少或避免了在长时间室性心动过速发作期间进行标测的需要。

如果稳定窦性心律或起搏节律下获得的解剖和电生理信息支持折返机制，则可通过基质标测方法对感兴趣区进行进一步确定。目前定义异常基质的标准依赖于振幅较低的异常腔内电图特征，包括宽电位、分裂电位和晚电位等。基质标测通常从目标心室电解剖图的电图特征（通常是电压）识别心室瘢痕区域开始。根据双极电图振幅可以识别瘢痕组织。从梗死区域记录的双极电图正向波锋与负向波锋之间的振幅<1.5mV（1mm电极间距，4mm远端电极，10~400Hz下滤波）[18]。极低电压（<0.5mV或更低）的区域被认定为致密瘢痕，但必须认识到，这些区域仍可包含存活的心肌细胞和折返环的关键峡部。其他研究表明，双极电压<0.1mV可用于定义电学不兴奋性[19]。将双极存活心肌电压范围更改为0.1~0.5mV，会增加之前定义“致密瘢痕”区的异质性。值得注意的是，使用不同电极尺寸和电极间距的标测导管可能会影响电压和异常电图的记录。比如，较大头端电极（3.5~4.0mm）的导管通常在异质性瘢痕区域记录到低振幅电信号，而较小头端电极（0.4~1.0mm）的导管在类似瘢痕的区域记录到高振幅电信号，从而识别存活心肌束。与此相似，减小电极间距可能会降低电压振幅和电位时程，但能更好地识别近场微弱电位，进而提高标测的分辨率。

室速患者的瘢痕区域通常较大，周长超过20cm[20]。为了限制瘢痕内的消融区域，根据起搏标测或其他电图特征，仅对瘢痕内部的关键区域进行消融。根据瘢痕边缘的起搏标测可定位室速出口。在梗死边缘区（双极电图振幅通常为0.5~1.0mV）进行射频消融，消融线大致平行于梗死边缘区。窦律期间的晚电位和室速期间的孤立电位通常出现在这些低振幅区域内，主要通过梗死区的电位传导通道产生[21,22]。目前有很多种消融策略，主要以窦律或起搏节律下标测定义的异常基质为靶点。其中一些消融策略（如晚电位和局部异常心室激动消融或瘢痕均质化消融）针对的是整个异常基质（表现为异常电图），这些异常电图由多种不同的标准所定义[23]。瘢痕去传导通道、起搏标测与室速相匹配的部位进行线性消融，以及对异常基质中更多离散部位的区域进行核心隔离消融，这些异常基质均是临床心律失常相关和（或）已被电生理检查确认为与诱发的心律失常相关。

一些随机临床试验研究了基于基质消融的策略对室速消融远期成功率的影响。VISTA试验表明，基于广泛基质消融的策略优于更加局灶激动标测消融策略[24]。随机一级预防SMASH VT试验结果表明，基于基质消融的策略可使室速事件明显减少[25]。该试验中室速患者两年内的心律失常事件减少了70%，但这项试验的积极结果尚未得到其他类似试验的验证。

常见结构性心脏病的室速消融

缺血性心脏病患者的室速

室性心动过速发生在 1%~2%的心肌梗死(MI)后患者中，一般间隔数年之久。室速的机制通常是大折返[26]；局灶非折返机制引发的室速占比仅为 5%~10%[27]。瘢痕相关室速患者通常有多个潜在折返环，导致可诱发的单形性室速不止一种形态。室速时，可能血流动力学稳定且可诱发，但大多数患者有一种或更多种不稳定的室速，血流动力学不稳定或可诱发性差，无法进行广泛的标测。稳定窦性心律期间进行基质标测确认靶点区域，可增加室速消融的成功率。

几个大型多中心临床系列试验报道了应用拖带标测和基质标测相结合消融策略的研究结果(表 13.1)。SMASH-VT(窦律下进行基质标测和消融终止室速)试验报道了近期发生室速的患者联合 ICD 植入+室速基质消融策略与单独 ICE 植入策略的对比研究结果[25]。该试验中，在未使用抗心律失常药物的前提下，平均 22.5±5 个月的随访期内，室速基质消融将 ICD 放电从 31%减少至 9%(P=0.003)，并将术后室速发作事件从 33%减少至 12%(P=0.007)。VTACH(冠心病室速消融)试验[28]研究了导管消融对缺血性心肌病患者的影响，纳入的室速患者表现为血流动力学稳定的 SMVT，其中对照组没有特定抗心律失常药物治疗(试验组与对照组中约三分之一的患者接受了胺碘酮治疗)。在平均 22.5 个月的随访中，导管消融显著延长了室速复发的时间(HR=0.61)，两年时相对风险降低 25%，绝对风险降低 18%。在 SMS(基质改良研究)试验[29]中，对于 LVEF≤40%和血流动力学不稳定的心肌梗死后室速患者，导管消融未能改善术后首次 VT/VF 复发时间这一主要终点，但导管消融使 ICD 总放电减少了 50%以上。VANISH(缺血性心肌病患者室速消融与逐步增加抗心律失常药物治疗的对比研究)试验中，随机将 ICD 患者、既往心肌梗死患者和 SMVT 患者分配至导管消融组或更积极的抗心律失常药物组[30]。在 28 个月的随访中，导管消融使复合终点(包括死亡、室速风暴和适当的 ICD 放电)的相对风险降低了 28%(P=0.04)。

扩张型心肌病患者的室速

扩张型心肌病(dilated cardiomyopathy，DCM)患者的心室肌在组织学上表现为多个区域的斑片状间质和替代性纤维化、肌纤维紊乱，以及不同程度的心肌细胞肥大和萎缩。持续性单形性室性心动过速在非缺血性扩张型心肌病中并不常见，但 80%的持续性单形性室速由瘢痕相关的折返引起，其余的则由束支折返或局灶起源引起。心肌梗死后瘢痕大多位于心内膜，与此不同，扩张型心肌病的瘢痕可能位于心肌中层或心外膜，最常发生的区域位于左心室基底侧前间隔和下外侧游离壁[11,31,32]。扩张型心肌病的导管消融结果通常较缺血性心肌病更差，原因在于致心律失常基质在心肌中层占比例更高，且无明显的基质消融靶点(即碎裂电位和晚电位)[33-35]。

致心律失常性右室心肌病/发育不良患者的室速

致心律失常性右室发育不良/心肌病(ARVC/D)的特征是在所谓的发育不良三角

表 13.1 **缺血性心脏病导管消融的临床试验**

试验	对照组治疗	患者病例数	人群疾病特征	平均随访时间(月)	终点	预后(%) 消融	预后(%) ICD	P 值
SMASH-VT	ICD	128	陈旧性心肌梗死应用 ICD 治疗室速或室颤	22.5±5.5	适合 ICD 治疗	12	33	0.007
VTACH	ICD	107	陈旧性心肌梗死,左室射血分数≤50%,稳定性室速	22.5	无室速或室颤生存	47	29	0.045
SMS	ICD	111	梗死后患者左室射血分数≤40%	27.6±13.2	无事件生存	49	52.4	0.84
VANISH	逐步升级的抗心律失常药物治疗	259	既往梗死,ICD 和持续单形性室速	27.9±17.1	复合终点,包括死亡、室速风暴和合适的 ICD 放电	59.1	68.5	0.04

SMASH-VT,窦律下进行基质标测和消融阻断室速;VTACH,冠心病室速消融;SMS,基质改良研究;VANISH,缺血性心脏患者进行室速消融治疗和逐步升级抗心律失常药物治疗对比研究;ICD,植入式心脏转复除颤器。

区域内心肌组织被纤维脂肪组织所替代，包括右室流入道、右室流出道和右室心尖部。瘢痕相关折返机制是 ARVC/D 室速最常见的原因，但局灶性机制也参与其中，有一些病例可能表现为心外膜折返伴局灶性心内膜突破[36]。

常规的室速诱发方案，包括额外刺激和递增刺激，已被证明能使大多数 ARVC 室速诱发成功。一些研究还发现，频率很快（≥250 次/分）的右室猝发刺激作为一种辅助方法能够提高 ARVC 患者的室速诱发成功率，这提示包括微折返和触发活动在内的局部机制可能是 ARVC 患者室速的机制之一[17]。标测和消融的方法与瘢痕相关室速相同，包括激动标测、拖带标测、基质标测及多种标测方法联合应用。笔者所在团队之前的研究证明非接触式标测指导下进行心内膜局部导管消融的有效性（图 13.5）[37]，对 ARVC 患者室速进行心内膜消融可以取得良好的手术即刻成功率，但复发率较高，表明 ARVC 患者室速可能还有更多心外膜基质和斑片状基质参与。自此，笔者所在团队开始采用联合心内膜–心外膜的消融策略，研究结果表明该联合手术策略的可行性和安全性，并具有明显更好的即刻和远期成功率，特别在

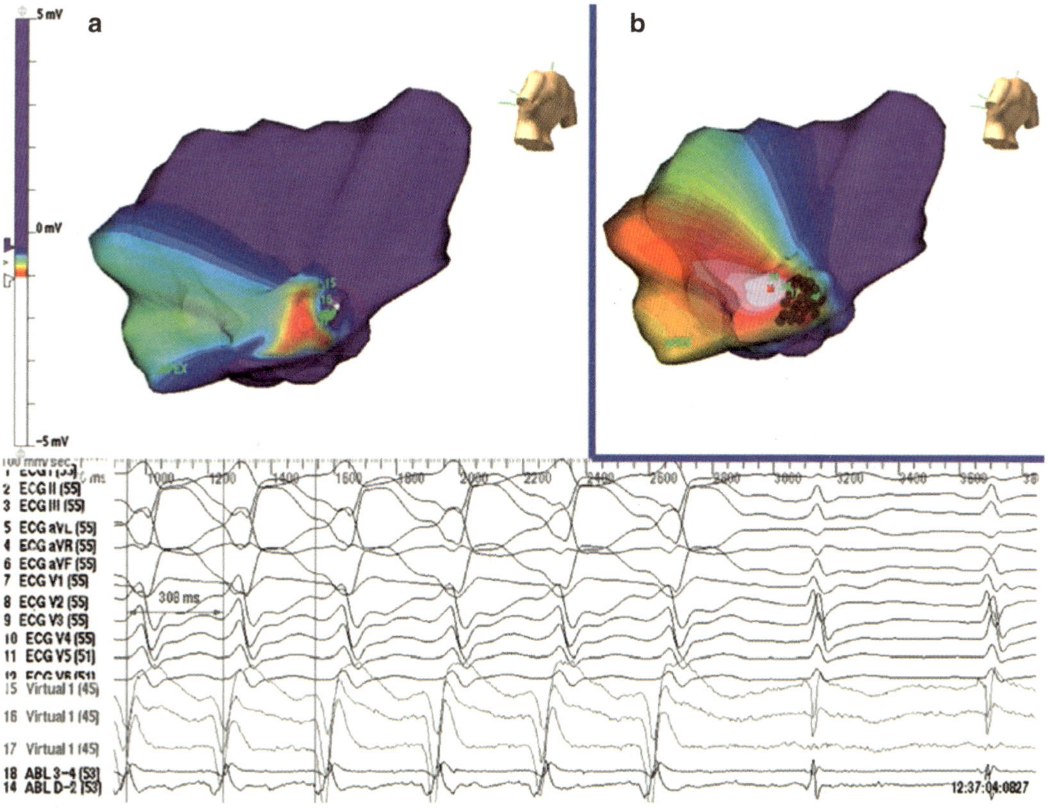

图 13.5 一例 36 岁女性患者，有 4 年心悸和先兆晕厥病史，在等电位标测指导下进行局部消融。室速起源于间隔基底侧。(a)显示室速周长为 308ms，消融终止后再次诱发。根据标测结果逐步扩大消融区域。(b)显示消融放电 23 次后室速仍可诱发，室速形态相似，在进一步尝试消融邻近部位后终止室速。His，希氏束；Apex，右室心尖部。

需要进行瘢痕去通道消融或瘢痕均质化消融时(图 13.6a–c)[38]。

肥厚型心肌病患者的室速

在患有肥厚型心肌病(hypertrophic cardiomyopathy,HCM)的高危人群中,单形性室速占发作次数的 38%[39]。伴有左室动脉瘤的 HCM 患者发生单形性室速的风险更高,伴有左室动脉瘤的 HCM 患者较不伴有左室动脉瘤的 HCM 患者室性心律失常的发作频率

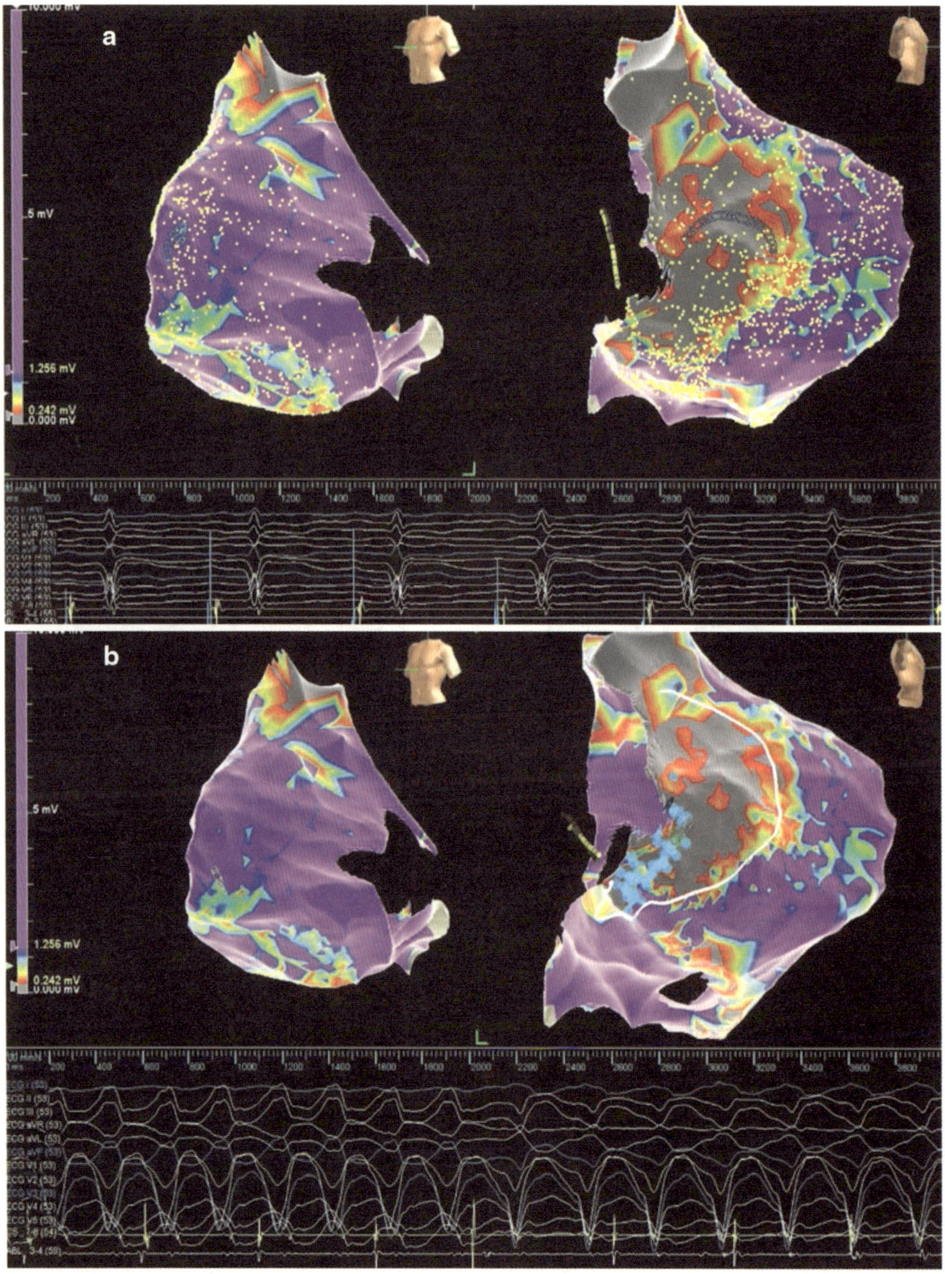

图 13.6 (a)ARVC 患者心外膜室速标测和消融。基质标测显示 RVOT 和右室基底侧壁有巨大低电压区和瘢痕。(b)右室基底侧壁区消融后室速形态发生改变。(待续)

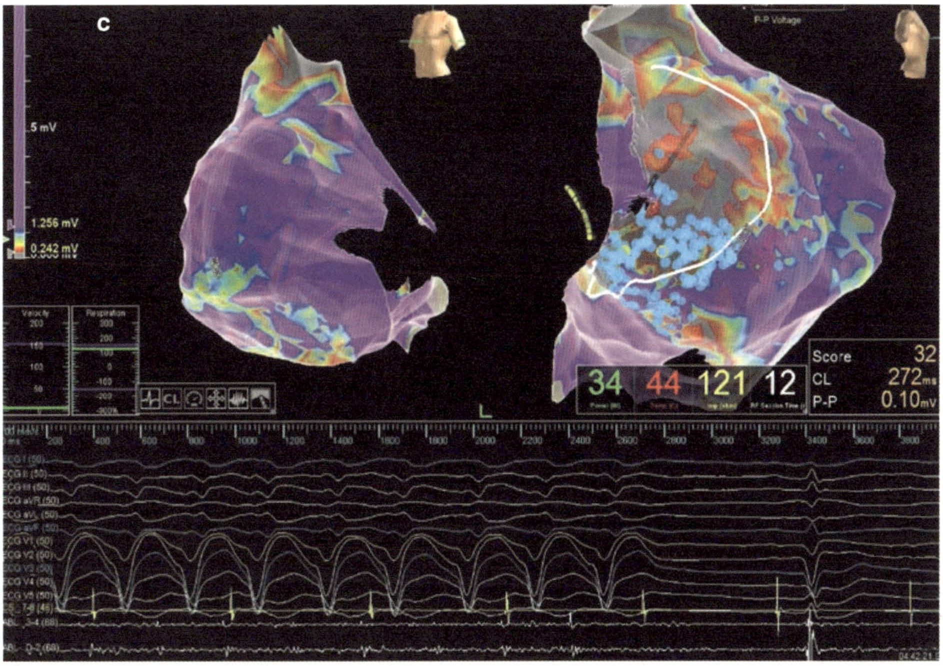

图 13.6(续)　(c)右室基底侧壁进行局部广泛消融后最终终止室速。

更高(4.7%/年 vs. 0.9%/年；$P<0.001$)。这些患者的单形性室速的机制也是瘢痕相关的折返，适合于导管消融治疗[41]。标准的单独心内膜标测和消融可能不足以消除室速相关的折返环。在这些肥厚型心肌病室速患者中，如果给予积极的抗心律失常药物治疗和抗心动过速起搏治疗不能控制室速，考虑心内膜和心外膜的联合导管消融策略是可行的且合理的[42]。

室性心动过速也可能发生在其他疾病中，包括瓣膜性心脏病、结节病、Chagas 疾病和外科术后的先天性心脏病(图 13.1)。在结节病患者中，由于存在进行性炎症和复杂的潜在基质，室性心律失常可能涉及多种机制，包括异常自律性、触发活动或瘢痕相关的折返[43]。当出现炎症时，免疫抑制治疗和抗心律失常药物的联合应用可能会减少室性心动过速的复发。然而，当上述联合治疗失败时，导管消融治疗也是可行的[44]。Chagas 疾病由鞭毛虫原生动物寄生虫克鲁兹锥虫(Trypanosoma cruz)引起，并通过噬血的三裂体昆虫媒介传播。它是拉丁美洲国家的地方病，但由于人口迁移，在非拉丁美洲国家也逐步开始流行。瘢痕相关折返引起的单形性室性心动过速可发生于任何瘢痕部位，但在心室的下外侧节段是最常见的起源部位，约占室性心动过速起源的 80%[45]。针对 Chagas 疾病患者室速，采用心内膜和心外膜的联合消融策略显著提高了远期成功率[46]。

室性心律失常标测和消融过程中最小化 X 线透视

传统上，结构性心脏病患者室性心律失常的标测和消融过程是复杂的，且需要在三维标测系统和 X 线透视指导下进行。临床实践中，零射线下进行标测和消融相当困难，但随着术者经验的积累，将X线透视最小化是合理的。

诊断和消融导管的放置

零射线下，术者可将诊断导管（如希氏束电极、右心室电极和冠状窦电极）、标测和消融导管通过三维电解剖系统指导放置于确切位置（图13.7a,b）。在三维标测系统的指导下，可以清晰地监测和观察导管的运动轨迹。此外，术者可以通过三维标测系统同时连续观察两个投照体位，如CS导管的放置：首先，在左前斜位（LAO）30°时将CS导管弯曲成90°，并指向右心房游离壁侧，然后顺时针旋转，将CS导管指向右心房下间隔侧；这样很容易将CS导管置入冠状窦口内。对于主动脉逆行途径的操作，术者可在升主动脉处将导管弯曲成倒U形，导管头端指向

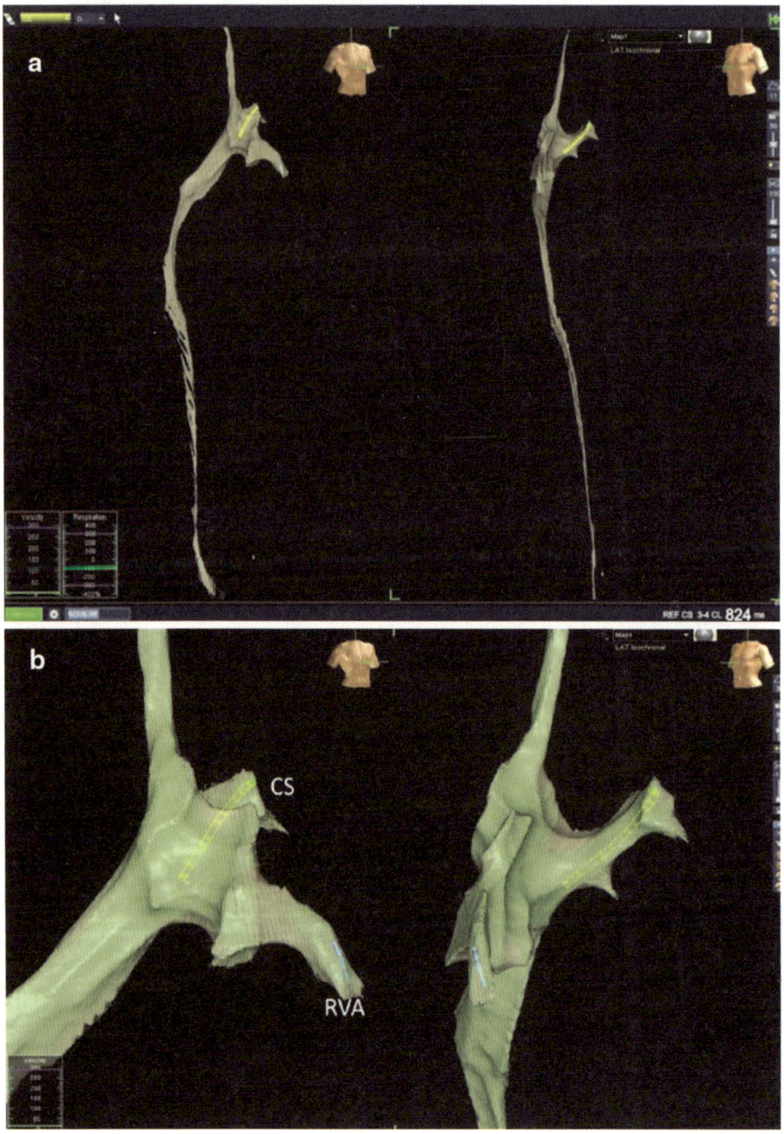

图13.7 （a）在三维标测系统指导下，导管行动轨迹可以被清晰监测和观察。（b）Ensite系统指导下冠状窦和右室电极的放置。

前主动脉，然后在右前斜位(RAO)30°视图中推送导管跨过主动脉瓣进入左心室。所有导管的操作均可在零射线三维标测系统的指导下完成。

值得注意的是，当在推送导管过程中感到阻力时，需要回撤导管并再次推送。当然，出于安全考虑，如果在推送导管过程中持续遇到阻力，这表明可能存在血管狭窄、扭曲或闭塞，此时则有必要在 X 线透视引导下推送导管。此时，也可通过血管造影来评估血管的真实情况。如果遇到血管狭窄或扭曲，可使用长导丝跨过血管狭窄段或扭曲段，再送入 Schwartz 长鞘的方法来完成导管推送。如果上述方法均不能完成导管推送，还可以选择其他血管入路，如颈内静脉、锁骨下静脉、对侧股静脉或动脉。

窦律下基质标测和消融

室速导管消融的主要挑战在于心肌瘢痕的复杂致心律失常性和室速发作期间的血流动力学不稳定状态。窦律下的基质标测可使血流动力学不稳定的室性心律失常成功标测和消融，进而将 X 线辐射剂量减少至最低[47]。通过零射线三维标测系统指导，完成心脏的三维电解剖重建。

通过消融导管或高密度标测导管(特别是 Pentaray®导管，Biosense Webster，Diamond Bar，CA，USA)完成右室/左室心内膜和心外膜的基质标测。在稳定窦律期间，使用 CARTO 系统(Biosense Webster，Diamond Bar，CA)或 Ensite NavX 系统(St Jude Medical，St Paul，MN)获得右室/左室高密度电解剖模型。房间隔穿刺或主动脉逆行途径可进入左心室心内膜进行标测和消融。房间隔穿刺途径进入左心室后，利用一个可调弯鞘管(Agilis St Jude Medical，St Paul，MN)辅助操控消融导管。消融术前延迟强化磁共振成像(ce CMR)证实存在心外膜瘢痕、心内膜标测不能确认心肌中层瘢痕、临床或诱发的室速心电图提示心外膜起源、或者心内膜消融失败时，需要进行心外膜的标测和消融。

在窦律期间，所有标测程序窦可在三维电解剖系统的指导下进行，从而将暴露的辐射剂量降至最低。对于之前在 X 线透视下的手术数据，笔者所在团队经过研究发现，通过三维电解剖标测系统指导下的手术时间与之前在 X 线透视指导下的手术时间相当，但三维建模时间更长。因此，笔者所在团队认为，精准的解剖学重建非常重要，花费更多的时间获得电压标测图和异常电图的精准解剖学重建可能会提高后续的手术消融效率。事实上，基于精准心脏三维解剖模型的消融策略提供了某些显著的技术优势，既节省了时间，又使复杂心律失常手术的难度简单化。电解剖标测可以使术者更深入地理解患者个体的心脏解剖结构；在解剖重建过程中，术者已进行了必要的导管操作，对心腔内各种解剖部位有了清晰的第一印象，对后续手术的顺利完成起到了关键作用。而且，三维解剖模型的构建使术者能够同时连续观察两个体位视图，对消融治疗具有很大的指导价值。

窦律下去通道(Dechanneling)消融和(或)瘢痕均质化消融

在窦律或起搏节律下标测时，瘢痕均质化的消融策略是针对瘢痕区域内所有异常电位(图 13.8a-c)，这些异常电位通过传统双极电压标准进行定义。即刻消融终点可以是消除所有异常电位，也可以是给予高输出

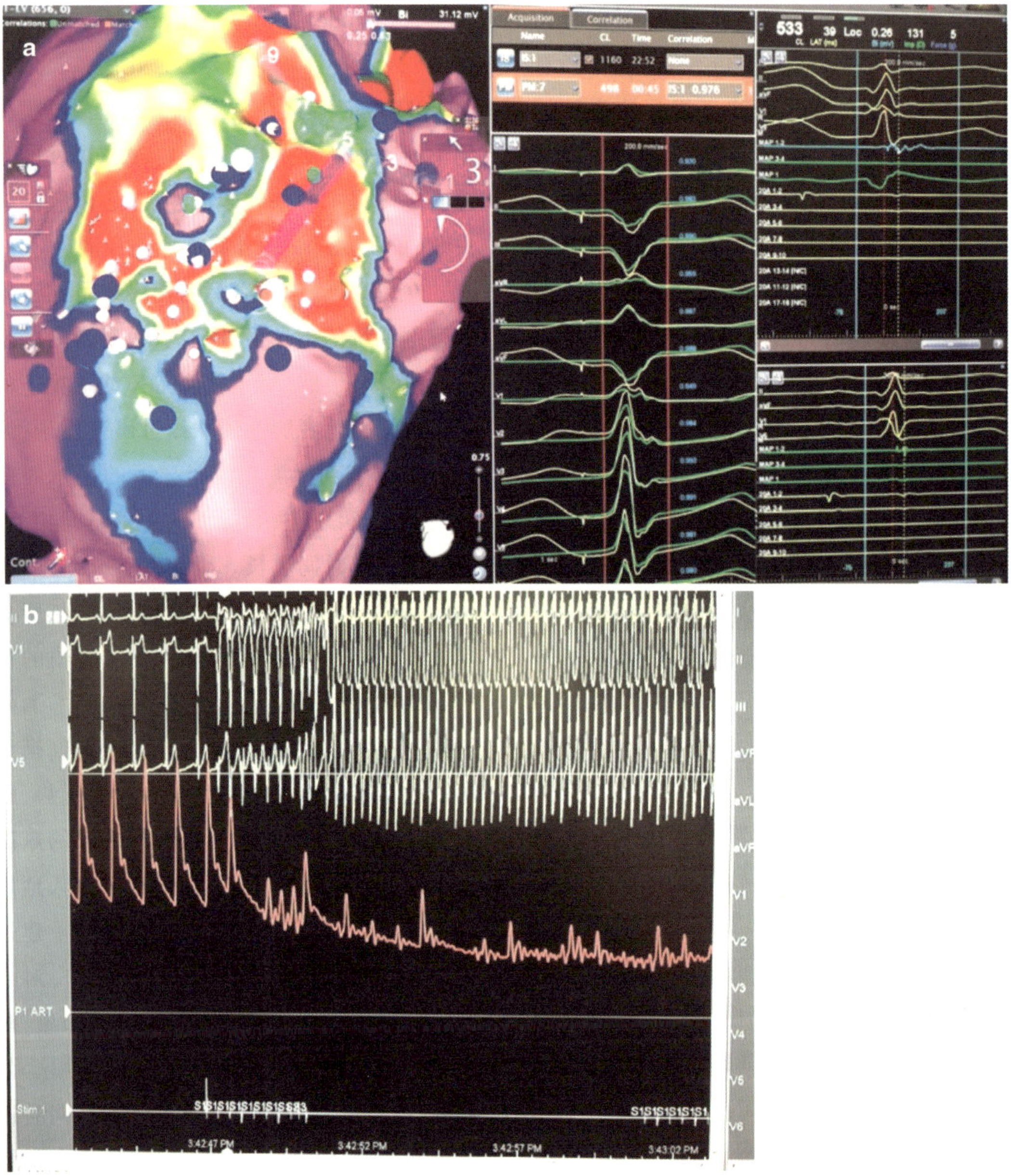

图 13.8 (a)一例陈旧性心梗(下壁)的室速患者。窦性心律时，可在下壁梗死边缘区记录到晚电位，该部位进行起搏标测产生的室速形态与临床室速形态高度相似。(b) 通常程序性电刺激诱发出血流动力学不稳定室速。(待续)

起搏(脉宽 10ms，输出 20mA)时失去局部夺获。在一项大型多中心随机试验中，纳入 118 例表现为稳定室速的缺血性心肌病患者，进行了瘢痕均质化消融策略和标准有限基质消融策略的比较研究，该研究证实了瘢痕均质化消融策略的有效性。消融术后 1 年随访，接受标准有限基质消融患者的室速无复发率仅为 52%，接受瘢痕均质化消融患者的室速无复发率为 85%。

针对瘢痕区域异常基质内的异常关键

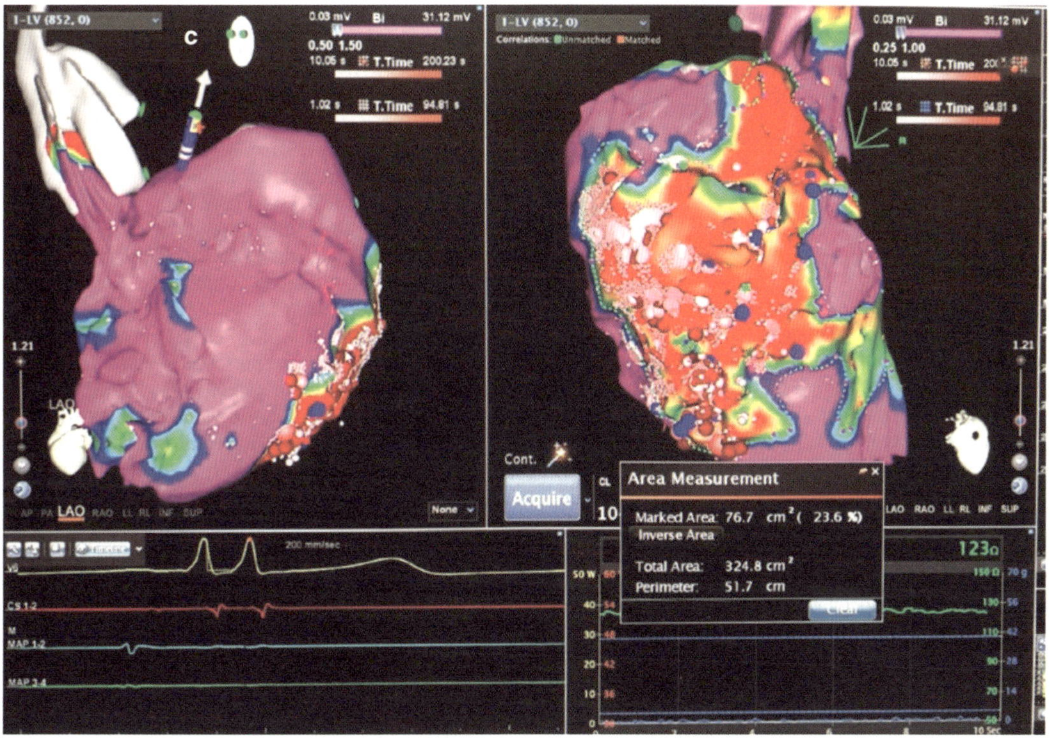

图 13.8(续)　(c)瘢痕均质化消融策略针对瘢痕区内所有的异常电位。(感谢 Cedars Sinai 医疗中心 Ivan Ho 医生提供的该患者射频消融的手术资料。)

峡部传导通道进行的消融策略称为瘢痕去通道消融。确认基质内异常传导通道(conduction channel,CC)后,窦律期间在异常传导通道入口处对所有确认的异常传导通道进行射频消融。笔者所在的中心,对血流动力学稳定或不稳定的室速患者，在室速诱发和消融之前,通常首先进行基质标测。消融术后的即刻和远期效果不劣于基质标测之前进行室速诱发和标测的策略。笔者所在中心的研究结果与其他中心报道的结果一致[9,47,48]。随着室速消融经验的积累,标测和(或)消融导管的操作可在三维标测系统指导下进行,无须 X 线透视。因此,在整个标测和消融过程中,可以实现暴露辐射剂量的最小化。

总结

一般而言,导管消融结构性心脏病患者的室速可以显著降低室速的复发率,是 ICD 治疗最好的辅助治疗方法,也是抗心律失常药物效果不佳的完美替代或辅助。目前,三维标测系统提供了精准的解剖学重建,包括电压信息和异常电图信息,用于指导后续的标测和消融,无须 X 线透视。基质成像、标测和消融方面的技术发展日新月异,未来将会更加促进室速消融预后的改善,并将辐射暴露剂量降至最低。

致谢：感谢阜外医院 Zhenhui Zhu 医生提供的心腔内超声资料，美国 Cedars-Sinai

医学中心 Ivan Ho 医生提供的室速射频消融手术资料，以及 Xiaodan Yang 女士绘制的示意图。

参考文献

1. Priori SG, Blomstrom-Lundqvist C, Mazzanti A, et al. 2015 ESC Guidelines for the management of patients with ventricular arrhythmias and the prevention of sudden cardiac death: the Task Force for the Management of Patients with Ventricular Arrhythmias and the Prevention of Sudden Cardiac Death of the European Society of Cardiology (ESC). Endorsed by: Association for European Paediatric and Congenital Cardiology (AEPC). Eur Heart J. 2015;36:2793–867.
2. Perisinakis K, Damilakis J, Theocharopoulos N, et al. Accurate assessment of patient effective radiation dose and associated detriment risk from radiofrequency catheter ablation procedures. Circulation. 2001;104:58–62.
3. Packer DL. Three-dimensional mapping in interventional electrophysiology: techniques and technology. J Cardiovasc Electrophysiol. 2005;16:1110–6.
4. Casella M, Pelargonio G, Dello RA, et al. "Near-zero" fluoroscopic exposure in supraventricular arrhythmia ablation using the EnSite NavX mapping system: personal experience and review of the literature. J Interv Card Electrophysiol. 2011;31:109–18.
5. Cherry EM, Fenton FH, Gilmour RJ. Mechanisms of ventricular arrhythmias: a dynamical systems-based perspective. Am J Physiol Heart Circ Physiol. 2012;302:H2451–63.
6. Pandit SV, Jalife J. Rotors and the dynamics of cardiac fibrillation. Circ Res. 2013;112:849–62.
7. Lerman BB. Mechanism, diagnosis, and treatment of outflow tract tachycardia. Nat Rev Cardiol. 2015;12:597–608.
8. Zhang J, Cooper DH, Desouza KA, et al. Electrophysiologic scar substrate in relation to VT: noninvasive high-resolution mapping and risk assessment with ECGI. Pacing Clin Electrophysiol. 2016;39:781–91.
9. Fernandez-Armenta J, Penela D, Acosta J, et al. Substrate modification or ventricular tachycardia induction, mapping, and ablation as the first step? A randomized study. Heart Rhythm. 2016;13:1589–95.
10. Tsuji Y, Heijman J, Nattel S, et al. Electrical storm: recent pathophysiological insights and therapeutic consequences. Basic Res Cardiol. 2013;108:336.
11. Bogun FM, Desjardins B, Good E, et al. Delayed-enhanced magnetic resonance imaging in nonischemic cardiomyopathy: utility for identifying the ventricular arrhythmia substrate. J Am Coll Cardiol. 2009;53:1138–45.
12. Andreu D, Ortiz-Perez JT, Boussy T, et al. Usefulness of contrast-enhanced cardiac magnetic resonance in identifying the ventricular arrhythmia substrate and the approach needed for ablation. Eur Heart J. 2014;35:1316–26.
13. Dickfeld T, Tian J, Ahmad G, et al. MRI-guided ventricular tachycardia ablation: integration of late gadolinium-enhanced 3D scar in patients with implantable cardioverter-defibrillators. Circ Arrhythm Electrophysiol. 2011;4:172–84.
14. Yamashita S, Sacher F, Mahida S, et al. Image integration to guide catheter ablation in scar-related ventricular tachycardia. J Cardiovasc Electrophysiol. 2016;27:699–708.
15. Soto-Iglesias D, Acosta J, Penela D, et al. Image-based criteria to identify the presence of epicardial arrhythmogenic substrate in patients with transmural myocardial infarction. Heart Rhythm. 2018;15(6):814–21.
16. Komatsu Y, Cochet H, Jadidi A, et al. Regional myocardial wall thinning at multidetector computed tomography correlates to arrhythmogenic substrate in postinfarction ventricular tachycardia: assessment of structural and electrical substrate. Circ Arrhythm Electrophysiol. 2013;6:342–50.
17. Wu LM, Bao JR, Yao Y, et al. Fast rate (≥250 beats/min) right ventricular burst stimulation is useful for ventricular tachycardia induction in arrhythmogenic right ventricular cardiomyopathy. J Geriatr Cardiol. 2016;13:70–4.
18. Stevenson WG, Friedman PL, Kocovic D, et al. Radiofrequency catheter ablation of ventricular tachycardia after myocardial infarction. Circulation. 1998;98:308–14.
19. Josephson ME, Anter E. Substrate mapping for ventricular tachycardia: assumptions and misconceptions. JACC Clin Electrophysiol. 2015;1:341–52.
20. Soejima K, Suzuki M, Maisel WH, et al. Catheter ablation in patients with multiple and unstable ventricular tachycardias after myocardial infarction: short ablation lines guided by reentry circuit isthmuses and sinus rhythm mapping. Circulation. 2001;104:664–9.
21. Harada T, Stevenson WG, Kocovic DZ, et al. Catheter ablation of ventricular tachycardia after myocardial infarction: relation of endocardial sinus rhythm late potentials to the reentry circuit. J Am Coll Cardiol. 1997;30:1015–23.
22. Arenal A, Glez-Torrecilla E, Ortiz M, et al. Ablation of electrograms with an isolated, delayed component as treatment of unmappable monomorphic ventricular tachycardias in patients with structural heart disease. J Am Coll Cardiol. 2003;41:81–92.
23. Di Biase L, Santangeli P, Burkhardt DJ, et al. Endo-epicardial homogenization of the scar versus limited substrate ablation for the treatment of electrical storms in patients with ischemic cardiomyopathy. J Am Coll Cardiol. 2012;60:132–41.
24. Di Biase L, Burkhardt JD, Lakkireddy D, et al. Ablation of stable VTs versus substrate ablation in ischemic cardiomyopathy: the VISTA randomized multicenter trial. J Am Coll Cardiol. 2015;66:2872–82.
25. Reddy VY, Reynolds MR, Neuzil P, et al. Prophylactic catheter ablation for the prevention of defibrillator therapy. N Engl J Med. 2007;357:2657–65.

26. de Chillou C, Lacroix D, Klug D, et al. Isthmus characteristics of reentrant ventricular tachycardia after myocardial infarction. Circulation. 2002;105:726–31.
27. Pogwizd SM, Hoyt RH, Saffitz JE, et al. Reentrant and focal mechanisms underlying ventricular tachycardia in the human heart. Circulation. 1992;86:1872–87.
28. Kuck KH, Schaumann A, Eckardt L, et al. Catheter ablation of stable ventricular tachycardia before defibrillator implantation in patients with coronary heart disease (VTACH): a multicentre randomised controlled trial. Lancet. 2010;375:31–40.
29. Kuck KH, Tilz RR, Deneke T, et al. Impact of substrate modification by catheter ablation on implantable cardioverter-defibrillator interventions in patients with unstable ventricular arrhythmias and coronary artery disease: results from the multicenter randomized controlled SMS (substrate modification study). Circ Arrhythm Electrophysiol. 2017;10:e004422.
30. Sapp JL, Wells GA, Parkash R, et al. Ventricular tachycardia ablation versus escalation of antiarrhythmic drugs. N Engl J Med. 2016;375:111–21.
31. Jackson JA, Leake DR, Schneiders NJ, et al. Magnetic resonance imaging in multiple sclerosis: results in 32 cases. AJNR Am J Neuroradiol. 1985;6:171–6.
32. Delacretaz E, Stevenson WG, Ellison KE, et al. Mapping and radiofrequency catheter ablation of the three types of sustained monomorphic ventricular tachycardia in nonischemic heart disease. J Cardiovasc Electrophysiol. 2000;11:11–7.
33. Oloriz T, Silberbauer J, Maccabelli G, et al. Catheter ablation of ventricular arrhythmia in nonischemic cardiomyopathy: anteroseptal versus inferolateral scar sub-types. Circ Arrhythm Electrophysiol. 2014;7:414–23.
34. Muser D, Santangeli P, Castro SA, et al. Long-term outcome after catheter ablation of ventricular tachycardia in patients with nonischemic dilated cardiomyopathy. Circ Arrhythm Electrophysiol. 2016;9:e004328.
35. Gokoglan Y, Mohanty S, Gianni C, et al. Scar homogenization versus limited-substrate ablation in patients with nonischemic cardiomyopathy and ventricular tachycardia. J Am Coll Cardiol. 2016;68:1990–8.
36. Miljoen H, State S, de Chillou C, et al. Electroanatomic mapping characteristics of ventricular tachycardia in patients with arrhythmogenic right ventricular cardiomyopathy/dysplasia. Europace. 2005;7:516–24.
37. Yao Y, Zhang S, He DS, et al. Radiofrequency ablation of the ventricular tachycardia with arrhythmogenic right ventricular cardiomyopathy using non-contact mapping. Pacing Clin Electrophysiol. 2007;30:526–33.
38. Garcia FC, Bazan V, Zado ES, et al. Epicardial substrate and outcome with epicardial ablation of ventricular tachycardia in arrhythmogenic right ventricular cardiomyopathy/dysplasia. Circulation. 2009;120:366–75.
39. Link MS, Bockstall K, Weinstock J, et al. Ventricular tachyarrhythmias in patients with hypertrophic cardiomyopathy and defibrillators: triggers, treatment, and implications. J Cardiovasc Electrophysiol. 2017;28:531–7.
40. Furushima H, Chinushi M, Iijima K, et al. Ventricular tachyarrhythmia associated with hypertrophic cardiomyopathy: incidence, prognosis, and relation to type of hypertrophy. J Cardiovasc Electrophysiol. 2010;21:991–9.
41. Dukkipati SR, D'Avila A, Soejima K, et al. Long-term outcomes of combined epicardial and endocardial ablation of monomorphic ventricular tachycardia related to hypertrophic cardiomyopathy. Circ Arrhythm Electrophysiol. 2011;4:185–94.
42. Santangeli P, Di Biase L, Lakkireddy D, et al. Radiofrequency catheter ablation of ventricular arrhythmias in patients with hypertrophic cardiomyopathy: safety and feasibility. Heart Rhythm. 2010;7:1036–42.
43. Furushima H, Chinushi M, Sugiura H, et al. Ventricular tachyarrhythmia associated with cardiac sarcoidosis: its mechanisms and outcome. Clin Cardiol. 2004;27:217–22.
44. Kumar S, Barbhaiya C, Nagashima K, et al. Ventricular tachycardia in cardiac sarcoidosis: characterization of ventricular substrate and outcomes of catheter ablation. Circ Arrhythm Electrophysiol. 2015;8:87–93.
45. Sarabanda AV, Sosa E, Simoes MV, et al. Ventricular tachycardia in Chagas' disease: a comparison of clinical, angiographic, electrophysiologic and myocardial perfusion disturbances between patients presenting with either sustained or nonsustained forms. Int J Cardiol. 2005;102:9–19.
46. Scanavacca M, Sosa E. Epicardial ablation of ventricular tachycardia in Chagas heart disease. Card Electrophysiol Clin. 2010;2:55–67.
47. Proietti R, Roux JF, Essebag V. Recent advances in ablation of ventricular tachycardia associated with structural heart disease: overcoming the challenges of functional and fixed barriers. Curr Opin Cardiol. 2016;31:64–71.
48. Proietti R, Essebag V, Beardsall J, et al. Substrate-guided ablation of haemodynamically tolerated and untolerated ventricular tachycardia in patients with structural heart disease: effect of cardiomyopathy type and acute success on long-term outcome. Europace. 2015;17:461–7.

第 **14** 章

零射线电生理在儿童中的应用

Amee M. Bigelow, John M. Clark

简介

考虑到电离辐射的已知风险，尤其是与儿童人群相关的风险，临床医生越来越努力限制其应用。事实上，低剂量甚至零射线电生理检查和射频消融的时代已经到来[1]。

——D. Bradley

上述声明强调了儿童电生理专业目前正在发生的变化，在不到十年的时间里，儿童心律失常的治疗发生了一场革命。这场革命完全得益于三维电生理标测系统的开发和完善，该系统允许导管电极零射线下可视化。始于二十一世纪新千年的导管消融术是治疗儿童心律失常的首选方法，当时的导管放置完全依赖于X线透视。如今，在几乎所有的儿童电生理(EP)实验室中，三维标测工具都能大幅度降低辐射暴露。这场远离X线透视指导的“零射线”运动是由揭示医疗辐射暴露显著增加及潜在相关健康风险的报告所推动[2-4]。1987—2009年，美国医疗辐射暴露量增加了730%。因此，对患者终身辐射剂量的追踪就变得越来越普遍和重要。

十年前，X线透视是绝大多数儿童电生理实验室导管放置和标测消融的唯一手段。如今，几乎所有的EP实验室都使用某种形式的三维电生理标测系统进行指导标测和消融。十年后，常规儿童电生理射频消融采用X线透视指导将变得非常罕见。

儿童电生理学家一直是这场革命的先行者和领导者。随着零射线消融技术在儿童心律失常领域变得越来越普遍，这些技术将扩展至成人领域。本章的目的在于讨论零射线消融技术在治疗儿童心律失常中的作用。本章提供了零射线消融技术性能和结果的相关数据，以帮助投身于零射线消融领域的

A. M. Bigelow
Division of Cardiology, Department of Pediatrics, Heart Institute, Cincinnati Children's Hospital Medical Center, Cincinnati, OH, USA
e-mail: amee.bigelow@cchmc.org

J. M. Clark (✉)
Division of Cardiology, Department of Pediatrics, Heart Center, Akron Children's Hospital, Akron, OH, USA
e-mail: jclark@akronchildrens.org

术者们将这些技术融入日常的临床实践。对于本文中所列举的研究,笔者还将对其中特定研究的重要性给出相关的解释说明。

自导管消融术开始应用以来,X 线透视次数稳步增加。儿童注册中心(1998 年)的数据显示,X 线透视的平均时间为 47.6 分钟。该注册中心最早年份(1991—1992 年)的数据显示,X 线透视的平均时间为 60 分钟[5]。接下来的大型研究是 PAPCA 注册研究,发表于 2004 年,结果显示儿童室上性心动过速(supraventricular tachycardia,SVT)消融的平均 X 线透视时间为 38.3 分钟[6]。

减少辐射剂量的兴趣来源于辐射产生的相关风险。Clay 等在电生理手术中使用辐射剂量仪进行估算,在儿童心律失常消融过程中,单次 15 分钟的双平面 X 线辐射暴露会给患者带来约 1:5000 的致命恶性肿瘤终生风险[7]。根据早期登记数据推断,这些患者在每次消融手术中罹患终生癌症的风险高达 1:1000。对于单一消融手术,患者的风险大于医生。但在整个职业生涯中,医务人员的辐射暴露风险会显著增高。根据心脏病实践中的辐射安全专家共识文件估计,一个忙碌的介入心脏病专家,在整个职业生涯中,由于职业辐射暴露,罹患致命恶性肿瘤的风险约为 4%[3]。该文件共识建议在临床实践中实行辐射剂量"尽可能低到合理可行程度"(as low as reasonably achievable,ALARA)方案。

由于上述原因,降低辐射剂量仍然受到广泛关注。已在优化 X 线透视使用方面做出了一些努力。Gellis 等开发了一个"ALARA"方案,有助于在使用 X 线透视时将辐射剂量降至最低[8]。但最大的获益将来自于零射线三维导航标测系统的临床应用。

三维标测:解决什么问题?

总体而言,零射线标测或电解剖标测系统(electroanatomic mapping systems,EAM)通过计算机在三维空间内定位电极导管,然后在显示屏上显示其位置。可以重建出相关的血管和心腔,构建出一个解剖模型,导管可以在其中进行操作。

目前临床中有两种标测系统影响了患者治疗的方向:CARTO®系统(Biosense Webster)和 Ensite 系统(Abbott,Abbott Park,Ill,USA)。CARTO 系统是应用于临床的第一个三维标测系统,Worley 于 1998 年首次发布了其在临床中的应用情况[8]。该系统主要技术手段为磁导航。患者卧位于手术台上,手术床下方即为一排磁铁组合。一种专用导管头端装有磁性探测器,通过检测到的导管头端磁场强度,计算机可在三维空间中对导管头端进行精确定位。Ensite 系统主要通过电阻抗测量发挥作用。患者躯干上有三组电极贴片,以产生前后、上下和左右三个方向的正交电场。任何导管电极均可检测到三个方向的正交电场,系统通过计算该导管电极相对于患者腹部参考电极的位置进行三维空间定位。

每种标测系统都有其自身的优势。CARTO 系统不需要参考电极,只要患者在手术台磁垫上方保持相对静止,即可获得良好的三维解剖建模稳定性。然而,在 CARTO 系统早期版本中进行解剖建模是一个缓慢而乏味的过程,重建解剖模型与实体解剖相差甚远(图 14.1)。该系统需要一个头端带有磁性探测器的专用消融导管,这使得与冷冻消融导管的兼容性很差。Eniste 系统则可以

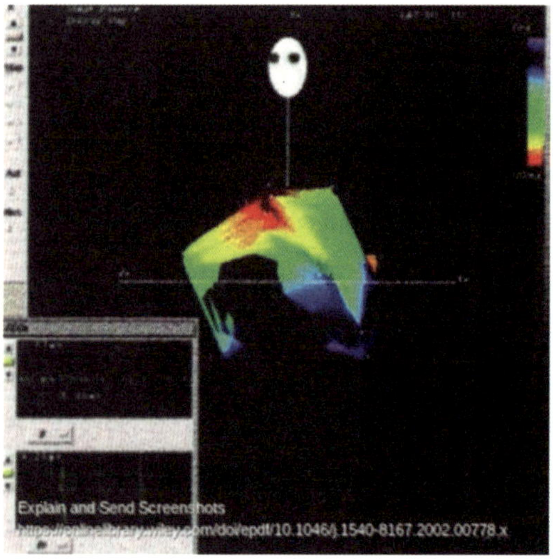

图 14.1 早期 CARTO 系统重建的解剖模型。

在很短时间内完成细致的解剖学建模（图 14.2），但由于其基于电阻抗的相关技术，任何改变电阻抗的因素均可导致解剖学模型移位。这些因素包括肺内的空气容量，以及体内的液体量和分布。该系统可以兼容任何品牌或类型的导管，这使得冷冻消融成为临床中可供选择的消融方式。

2002 年，Drago 等首次报道了应用 CARTO 系统进行零射线下的导管消融[9]。该研究中，对 21 例右侧显性旁道的儿童进行了射频消融，其中 9 例儿童患者未使用 X 线透视。虽然这标志着导管消融一个新里程碑式的突破，但很长时间都未能在其他电生理实验室完成。究其原因，最初的 CARTO 系统仅与一根导管兼容，即射频消融导管。在零射线下进行消融意味着仅使用这一根消融导管完成全部所有手术操作流程，这几乎是不可能实现的。唯一符合零射线下导管消融适应证的仅为右侧显性旁道患者，其他心律失常都需要不止一根导管来完成所有操作，因此不适合进行零射线消融手术。5 年以后，才陆续有其他电生理团队报道零射线消融手术，但均在 Ensite 系统指导下完成。

CARTO 系统的早期版本存在很多缺陷，使其无法成为零射线消融手术的可行工具。随着 CARTO 3 系统的发布，这些障碍基本上得到了解决。新千年的第二个十年，一些电生理中心逐步开始在临床中应用 CARTO 3 系统进行零射线消融手术，努力减少 X

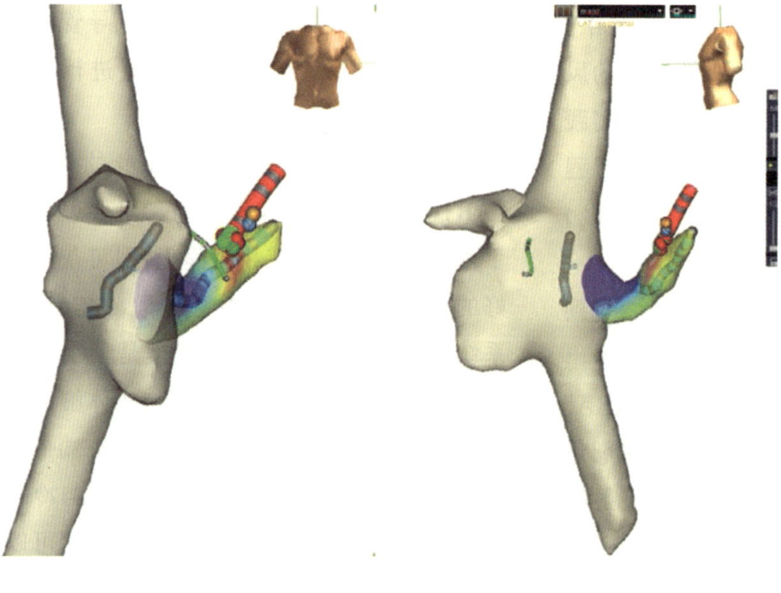

图 14.2 早期 EnSite 系统构建的典型解剖模型。

线透视的应用。

正如 Pass 所指出的，“减少辐射剂量的努力对患者和医务人员都有巨大的潜在益处，可减少确定性和随机性风险”[10]。

如前所述，Gellis 报道了 Pass 医生实验室的“尽可能低到合理可行程度(ALARA)”方案实施经验，该方案试图通过 X 线透视仅完成导管放置，以此来减少辐射暴露。与另一项已发表的研究结果（应用 X 线透视+CARTO 3 系统）[11]相比，Gellis 电生理团队报道仅使用 X 线透视的消融手术总辐射剂量更少。值得注意的是，虽然这项研究清楚地证明了通过减少非必要 X 线透视来降低辐射暴露，但也证明了使用电解剖标测系统在减少辐射暴露方面的重要性。该研究结果证明仅通过 X 线透视完成消融手术的辐射暴露低于当时应用电解剖标测系统完成消融手术的辐射暴露。但时隔一年后，Pass 团队再次报道了使用同一电解剖标测系统(CARTO 3)消融的经验，同时仍遵循他们自己制订的“尽可能低到合理可行程度(ALARA)”方案。用 Pass 医生自己的话说，“当应用 CARTO 3 系统进行消融时……我们观察到平均辐射剂量从 93mGy/例下降至 13mGy/例，下降了近 7 倍”[10]。获益于新版本 CARTO 系统的其他研究团队，如 Berul 医生团队，指出“在高水平辐射暴露下具有潜在风险，特别是在经历快速体细胞生长和细胞成熟的儿童人群中。”他们报道，在使用 CARTO 3 系统进行消融[12]后，所有的辐射暴露剂量都降低了 60%~70%。

CARTO 的竞争对手是 EnSite，EnSite 标测系统引发了这场革命。作为一个非专用的“开放式”系统，它兼容所有可用的标测和消融导管。而且 EnSite 系统还能对房间隔穿刺针和某些导丝进行三维定位。所有这些特点使其成为广泛应用零射线消融的领先标测系统。Tuzcu 是通过 EnSite 系统进行零射线消融的第一人。他在 2007 年报道了自己团队的早期经验，并注意到“在这些(X 线透视)操作过程中，患者和医务人员可能会面临大量的辐射暴露。”他的研究中纳入了 28 例右侧相关室上速儿童病例，接受了射频消融治疗。在 28 例消融病例中，有 24 例在完全不使用 X 线透视下完成消融，这 24 例中的 22 例达到了术后即刻成功，无并发症发生[13]。

同年，笔者所在的中心报道了他们自己在儿童电生理实验室使用 EnSite 系统的经验。30 例儿童患者接受室上速消融，其中 80%的患者不需要 X 线透视，6 例需要 X 线透视的患者中有 5 例仅在房间隔穿刺时进行 X 线透视辅助，手术即刻成功率为 100%，无并发症发生[14]。在接下来的 5 年中，所有发表零射线消融手术的研究中使用的都是 EnSite 系统。随着 CARTO 3 系统的发布，2013 年左右开始陆续报道应用 CARTO 3 系统进行零射线消融的研究。现如今，这两种标测系统在大多数情况下都可以应用于零射线消融手术。这两种标测系统的优点之一是在整个手术过程中可以对导管电极进行持续定位，无须启动 X 线透视来确定导管是否移动。当然，这两种系统仍有继续改进的空间，以利于未来更好地开展零射线消融手术。

在儿童电生理实验室进行零射线消融的心律失常

右侧旁道

虽然所有心律失常都可以在零射线下完成消融手术,但困难程度各不相同。右侧旁道显然是儿童零射线消融的首选。导管离开股鞘进入股静脉后,在电解剖标测系统上清晰可见,当导管被推送至下腔静脉时,它的运动轨迹和方向实时被三维系统所追踪。如果导管误入肾静脉或肝静脉时,很容易被观察到。当导管进入肝脏时,需要将导管稍微向左侧移动,再向上推送几英寸(1 英寸≈2.54cm)即可抵达右心房,此时从导管头端电极腔内电图上可以看到心房电位。在优化标测系统和收集呼吸补偿后,即可以重建相关解剖学模型。室上速消融常规需要重建上腔静脉(SVC)、下腔静脉(IVC)、右心房、冠状窦(CS)和三尖瓣环的解剖模型。His 电图的位置被识别和标记。笔者所在中心早期的经验是通过良好的心房和心室电位来重建三尖瓣环。然而,随着时间的推移,术者通常会发现,通过推送导管跨过三尖瓣环进入右心室并在右心室内移动,三尖瓣环会自动建模成功。在构建成功的解剖模型中,尽量放置足够多的导管以便能够进行精准的起搏、电生理检查、标测和消融。所有心腔内导管置入均可直接经股静脉入路,因此在进行右侧旁道消融时使用 X 线透视的唯一原因是缺乏标测系统的使用经验。X 线透视不能比电解剖标测系统更好地定位希氏束。Ergul 发表了 Tuzcu 团队使用 EnSite 系统对前间隔旁道进行零射线消融的研究结果。在 24 例患者中,达到了 96%的手术即刻成功率,仅有 8%的复发率,无并发症发生[15]。

Gaita 在阐释他们团队对右侧旁道消融使用 CARTO 3 时指出,“由于儿童患者的预期寿命长,X 线透视的使用会使儿童患者暴露于辐射之下,进而产生潜在的有害影响。”Scaglione 报道了 Gaita 团队的研究,该研究纳入了 44 例儿童患者共 47 个旁道,消融即刻成功率为 100%,复发率为 15%,无并发症发生[16]。

房室结折返性心动过速

房室结折返性心动过速(AV nodal reentrant tachycardia,AVNRT)是无须 X 线透视的另一种最简单的心律失常。导管放置与解剖模型重建与上述内容相同,但更多的关注点在于 Koch 三角区。对希氏束进行识别和标记,或者将导管保留在希氏束区域,以便连续记录 His 电图。重建冠状窦解剖模型后,常规将冠状窦导管保留在原位,这样就可以完美实时定位 Koch 三角。如果应用 EnSite 标测系统,则术者可以根据实际情况决定使用射频消融(RF)或者冷冻消融。如果应用 CARTO 3 系统,由于冷冻导管与 CARTO 系统的相对不兼容性,则射频消融(RF)成为首选消融方式,正如 Ceresnak 医生在 2016 年所指出的:“CARTO 3 系统需要使用特定的、专门设计的 Biosense-Webster 消融导管。如果选择冷冻消融,则使用 CARTO 3 系统会出现特殊问题。”幸运的是,他的团队集思广益找到了解决这个问题的方法。通过使用“跨接导线(jumper cable)”,他们可以“欺骗”CARTO 3 系统,使其在采取冷冻消融策略时可视化冷冻消融导管[17]。作为跨接导线的替代方法,Scaglione 使用

CARTO 3 系统将冷冻消融导管定位在慢径路区域，然后将其与 CARTO 系统断开，并插入冷冻消融控制台立即进行消融，但这种方法会导致在消融过程中失去冷冻消融导管的可视性。鉴于冷冻消融的高安全性，笔者认为这是一个可接受的解决方案。他们的研究报道了 21 例 AVNRT 患者的消融，其中 19 例完成零射线消融，2 例患者需要 X 线透视辅助将导管从股静脉推送至心腔，这是 CARTO 系统仅存的潜在障碍。研究结果显示消融手术即刻成功率为 100%，随访两年有 5 例复发，无消融相关并发症发生[18]。Alvarez 报道了一项研究的相关经验，该研究将常规 X 线透视下与使用 EnSite 系统完成 AVNRT 消融进行比较。每组 25 例患者，EnSite 系统消融组中 24/25 例患者完成了零射线消融。两组的所有其他研究结果，包括成功率、并发症发生率、手术时间和复发率均相同[19]。Gist 报道了笔者所在团队成员使用 EnSite 系统进行 AVNRT 零射线消融的学习曲线（表 14.1）。将刚开始零射线消融两年的经验与最近两年的经验进行比较，笔者所在团队发现手术时间缩短了 20%。无论是在学习曲线的早期还是晚期，患者均完成零射线消融，手术成功率、并发症发生率和复发率均相同[20]。

其他右侧相关机制的心动过速

不太常见机制的心动过速也可以在零射线下完成消融，包括心房扑动、异位心动过速和心房内折返。典型的心房扑动在儿童中较为罕见，但容易治疗。三尖瓣环和峡部解剖易于界定，可以通过标准电生理手术形成线性阻滞。

异位房性心动过速（ectopic atrial tachycardia，EAT）采用电解剖标测系统消融可能

表 14.1 早期与近期 AVNRT 消融学习曲线的比较

研究结果与对照			
变量	早期（n=27）	近期（n=35）	P 值
女性	17(63%)	23(66%)	0.8
平均年龄（岁）	14±5	14+7	0.8
平均身高(cm)	160±21	156+21	0.4
平均体重(kg)	55±16	56±22	0.8
平均消融靶点数量	6±3	6±3	1
平均消融时间	25±14	25+12	0.9
导管头端大小(4mm)	26(96%)	32(91%)	0.4
短暂性房室阻滞	12(44%)	13(38%)	0.6
手术时间	202±76	160±61	0.014
在手术室时间	265±72	221±63	0.01
程序设置时间	63+15	61±17	0.63
手术成功率	27(100%)	34(97%)	1
复发率	4(15%)	3(9%)	0.69

AVNRT 消融的学习曲线。所有参数在早期组和近期组均相似，但近期组手术时间较短。

比 X 线透视指导下消融更好。电解剖标测系统能够构建一个激动标测图，可以图形化显示心房内除极顺序(图 14.3 和图 14.4)，在左心耳异位心动过速患者中已经证明了激动标测的重要性。Dieks 报道了她的团队使用 EnSite 系统指导局灶性房性心动过速的消融经验。在 10 年的时间内，他们团队尝试进行了 16 次 EnSite 系统指导下的消融，其中 14 次消融达到即刻手术成功。与其他已发表的系列研究相比，Dieks 团队的消融成功率更高，X 线透视次数更低[21]。无论采用何种消融策略，心房内折返性心动过速(intra-atrial reentrant tachycardia，IART)都是一种棘手难处理的心律失常，最常见于复杂的先天性心脏病患者中，因此更需要 X 线透视。然而，由于这些患者在一生中都要经历多次手术，这也是需要尽量减少术中辐射暴露的原因之一。

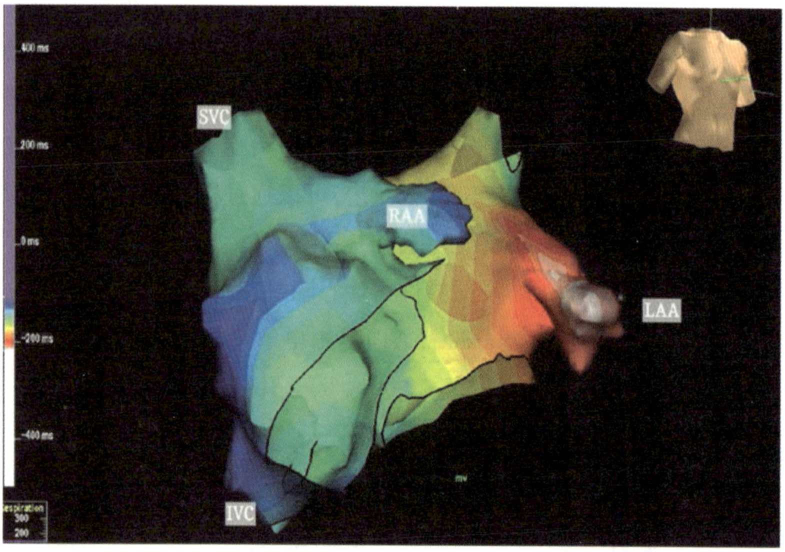

图 14.3 左心耳异位心动过速患者的激动标测图。白色和红色代表最早心房激动的区域。SVC，上腔静脉；IVC，下腔静脉；RAA，右心耳；LAA，左心耳。

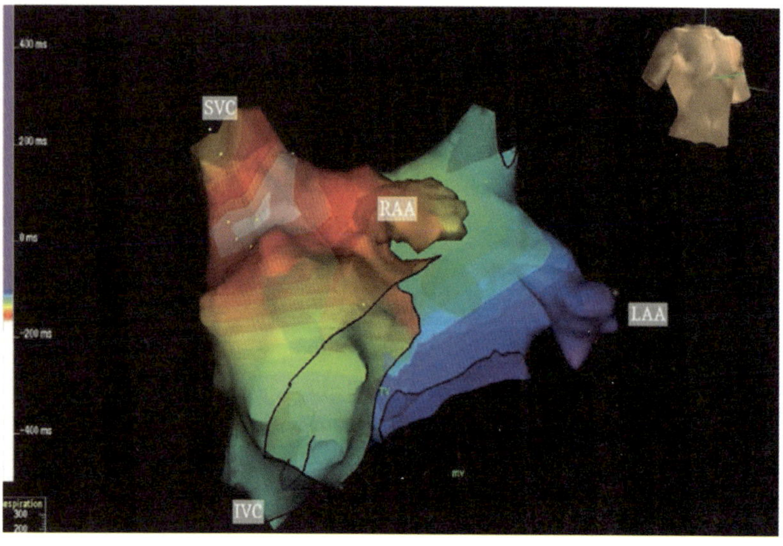

图 14.4 与图 14.3 同一患者，消融后的解剖标测图。注意在窦房结附近区域标测到最早激动。

三维标测系统能够提供激动标测图和电压标测图，进而提高手术消融的成功率。电压标测图可以帮助定义瘢痕区域,这些瘢痕区域可能参与心律失常折返环的形成。这类人群并没有固定的消融方法,每例患者都需要个体化评估和治疗。然而,有研究报道称，对于复杂先天性心脏病（complex congenital heart disease,CHD）患者的这种心律失常,可以进行零射线消融[22]。

左侧相关机制的心动过速

左侧相关机制心律失常的治疗问题与右侧相关机制心律失常完全相同,此外还需要考虑操作入路因素。在常规电生理实验室中,有三种方法可以作为左侧心动过速的消融手术入路:经未闭的卵圆孔、经房间隔穿刺或经主动脉逆行途径。上述这些入路方法将分别进行阐述。

卵圆孔未闭(patent foramen ovale,PFO)在某种程度上对电生理学家来说是一个埋藏的宝藏。发现左侧旁道的天然入路会让人感觉交了好运。如果存在卵圆孔未闭,则可在电解剖系统上轻松识别。当重建左房解剖模型时,导管将沿未闭的卵圆孔顺利地进入左心房。导管朝向房间隔向上推送,则行进路线偏左偏后。进入左心房后,如果导管未进入肺静脉内而在左心房,导管头端电极通常会记录到良好的心房电图。在重建过程中,如果发现存在卵圆孔未闭,则术者应暂停手术,短暂期盼患者的心动过速机制为左侧隐匿性旁道。然后,继续按照标准的手术策略完成消融。

如果不存在卵圆孔未闭,则可选择穿间隔途径或经主动脉逆行途径。如果患者的身材大小允许经主动脉逆行途径进行手术,则消融可在零射线下完成。在电解剖标测系统指导下将消融导管推送至左心室,与X线透视辅助在技术上无任何不同。腔内电图和放置的冠状窦导管电极有助于消融导管头端在二尖瓣环上的定位。采用三维标测系统指导取代曾经习惯的X线透视指导,术者不需要很长的时间就会完全适应。Gaita 完全接受了这种零射线消融方法,他指出,“由于儿童患者的预期寿命更长,X线透视的使用将会使儿童暴露于辐射之下而产生潜在的有害影响。”他的团队报道了21例儿童左侧旁道的零射线消融治疗。其中2例患者经卵圆孔未闭完成消融,其余患者经主动脉逆行途径完成消融。所有病例均无须X线透视。研究结果显示,消融手术即刻成功率达到100%,没有并发症发生[16]。

如果需要经穿间隔入路,目前的选择是通过食管超声(TEE)或心腔内超声(ICE)辅助完成房间隔穿刺。笔者所在的中心更优选TEE辅助,其优势在于不受静脉入路问题的限制,而且对任何身材的患者都适用。然而,TEE的缺点是更耗时,且需要第二位医生的帮助。但对于那些希望学习TEE方法的医生来说,学习曲线相对简单。一根导丝从股静脉推送至上腔静脉(SVC),通过双腔TEE视图确认导丝的位置。房间隔扩张鞘和长鞘沿导丝推送至上腔静脉,在TEE上可视化。然后撤出导丝,交换为房间隔穿刺针。继续TEE双腔视图,房间隔长鞘和扩张鞘套件整体回撤直至接触房间隔，然后将TEE视图更改为主动脉瓣正面视图,从这个角度可以观察到薄薄的房间隔膜清晰可见。操控房间隔扩张鞘将膜性房间隔顶成“帐篷样”,此时需注意观察扩张鞘的头端(图14.5),紧接着推送房间隔穿刺针进入左心房。注射生理盐

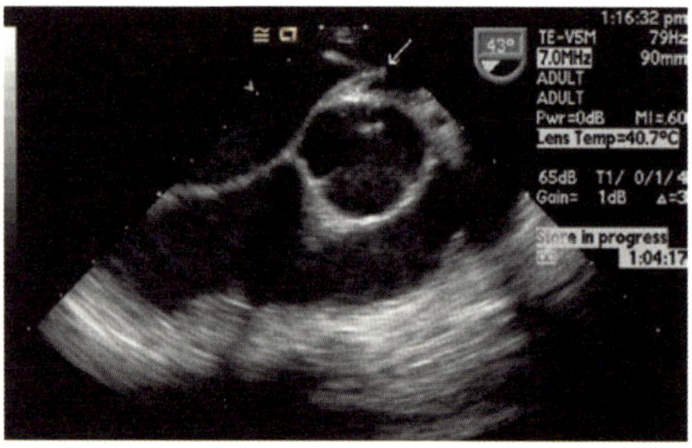

图 14.5 典型的经食管彩超引导房间隔穿刺。箭头指示扩张鞘的头端，在推送房间隔穿刺针进入左心房前扩张鞘将房间隔顶成“帐篷样”。

水以确认穿刺针在左心房位置，然后将鞘沿穿刺针推送至左心房。随后按照标准方案继续完成消融手术。笔者所在中心于 2006 年开始采用这种房间隔穿刺方法，并于 2008 年公布了研究结果[23]。从那时起，上述方法为笔者所在中心的标准方法，其他团队则报道通过心腔内超声（ICE）辅助完成房间隔穿刺操作[24]。

许多电生理实验室正在以零射线为目的处理所有心律失常。在 Gersak 实验室，他们完成了连续 43 例儿童室上速消融，目的是实现零射线。通过电解剖标测系统（EAM）和心腔内超声（ICE），他们团队的消融成功率为 100%，完全实现零射线且无任何并发症。他们的结论是，辐射暴露的随机和确定性效应在儿童人群中会产生更大的风险。因此，在儿童心律失常导管消融手术中，期待更多努力超越 ALARA 原则的应用，完全实现零射线消融[25]。

在 Aziz 实验室，他们报道儿童室上速消融的 X 线透视时间减少了 88%，54%的病例实现了完全零射线消融。这些研究是他们首次进行零射线消融的研究结果，还没有经历过任何的学习曲线[26]。Wan 在经历零射线消融学习曲线的过程中报道了非常类似的研究结果[27]。

室性心律失常

室性心律失常的零射线消融会带来更大挑战，通常需要特殊的导管和鞘管才能成功消融基质。在这种情况下，需要更长的学习曲线才能完全实现零射线消融。室性心律失常消融的常见方法是在右室流出道（RVOT）内放置螺旋导管，这需要一个长鞘管。但鞘管在电解剖标测系统上无法显示，为了解决这个问题，术者必须注意到这样一个事实，即鞘管将导管电极与躯干表面贴片之间产生的电场进行了绝缘。这意味着，每当导管电极撤回鞘管内时，电解剖标测系统显示导管会发生变形。因此，确定鞘管头端何时正好位于导管的近端电极很重要。理解了这一事实，就可能顺利将螺旋导管电极送入右室流出道。首先，送入特定的鞘管，通过该鞘管，将一根可调弯导管推送至主肺动脉（main pulmonary artery，MPA）。接下来，将鞘管沿导管推送直至看到导管近端电极在电解剖标测系统上变形，这提示术者鞘管头端正好位于主肺动脉。此时，撤出可调弯导管，沿位于 MPA 的鞘管送入螺旋导管。当螺旋导管远端电极头端露出鞘管时，将导管保持固定位并将鞘管回撤，该操作使螺旋导管盘旋置于 MPA 中，然后再将其回撤并定位于右室流出道。这项操作技术可以帮助那些想实现零射线消融的术者完全避免 X 线透视。利用这项技术，Von Bergen 等能够在五分之三的室性心律失常消融中实现完全零射线[28]。在 Tuzcu 实验室，早期的研究结果显示，6/17 例室性心动过速患者完成了零射线消融；后期的研究结果显示，19/35 例室性心动过速患者完成了零射线消融[29,30]。图 14.6 显示了一例左心室流出道(LVOT)心动过速患者的三维解剖标测图，从右心室和左心室进行标测。

特殊考虑

对于儿童电生理学家来说，其他特别重要的问题是复杂先天性心脏病和婴幼儿患者。如前所述，患有严重复杂性先天性心脏病(CHD)的患者在其一生中要经历更多的放射学检查，并且每次检查都需要面临更多的辐射暴露，他们可能是从电解剖标测系统中受益最多的患者群体。大多数关于复杂先天性心脏病患者的零射线消融都是散在孤立的个案报道[22,31]。笔者所在中心报道了两例患有预激综合征(WPW)和复杂先天性心脏病(CHD)的新生儿接受零射线消融手术[32]。一例新生儿患者有 Ebstein 畸形，另一例新生儿患者有肺动脉闭锁。这两例消融手术都是在零射线下完成的，在 3 年的随访过程中，两例患儿心律失常都没有复发。

婴幼儿体积小是导管消融术并发症的已知风险，小于 15kg 的患者风险更大[5]。标测和消融导管主要是为成人患者开发的，在患者体型下限，可用导管的弯曲度和硬度会对患者造成损伤。不管导管如何放置，上述风险都是真实存在的。EnSite 系统也面临类似的技术难题，用于 EnSite 系统的电极贴片总表面积为 $1380cm^2$，而新生儿的平均躯干表面积只有 $900cm^2$。大多数电极贴片的凝胶比例较大，只有一小部分是金属丝网，因此在不干扰电极贴片金属丝导电的前提下，可

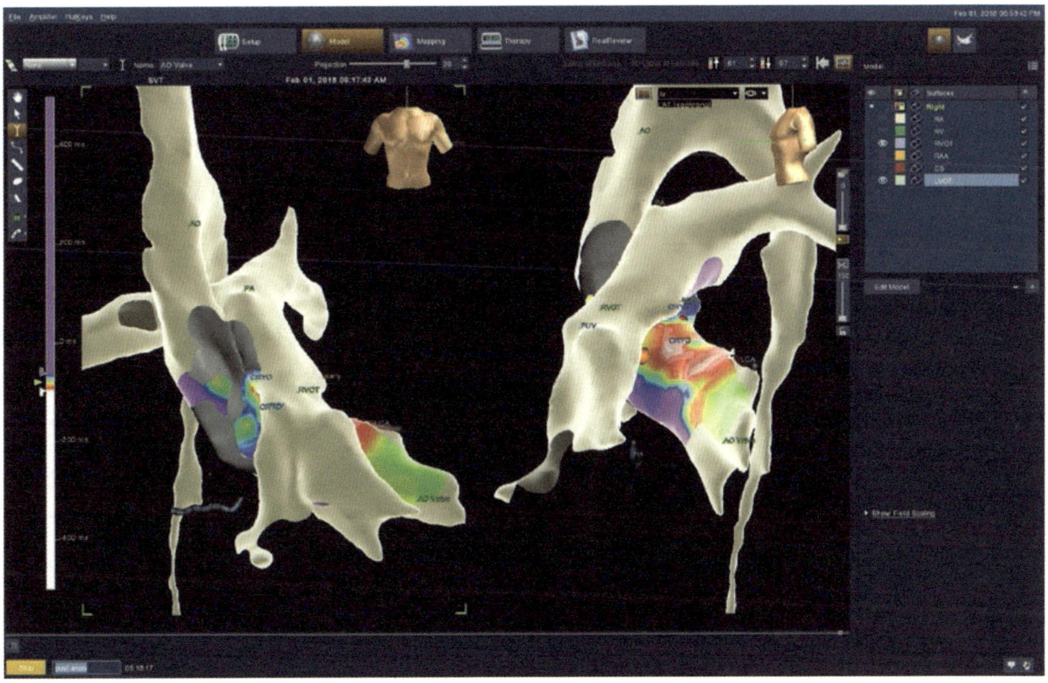

图 14.6　左室流出道(LVOT)心动过速患者的前后位和侧位视图。重建的解剖模型显示了 LVOT 和 RVOT 的三维解剖关系。

以去除多达90%的凝胶垫。在X线透视下观察电极贴片，可以确定其中金属丝网的分布范围。根据情况可以创建一个模板，将多余的凝胶从电极贴片中移除，这是一个不太理想但比较实际的解决方法。

获益

在儿童电生理学中，零射线消融的优势包括避免使用铅防护设备、消除随机效应引起的并发症风险、允许孕妇更安全地完成消融手术、改善预后，以及未来消融手术的潜在便携性。

穿戴铅围裙、防护甲状腺的铅围脖和护目镜被认为是电生理专业的绝对要求。但电解剖标测系统的临床应用增加了移除这些繁琐防御装备的可能性。Stec等报道了他们团队完成连续188例室上速消融的经验，该研究的目的是进行零射线消融[33]。在188例室上速消融中，179例完成了零射线消融。基于这些数据，并注意到"需要铅围裙和护目镜来保护医务人员避免辐射暴露会增加在工作场所的不适感，以及颈部、背部和关节部位出现相关病症的风险"，他们积极推广"无铅"消融。笔者所在中心已经遵循"无铅"消融原则在临床应用长达10年之久，与之相关的工作舒适度提高很可能是最终推动大多数电生理实验室进行零射线消融的动力。

远期随机效应的并发症风险很低，以至于电生理学家们习惯于忽视。然而，最近一篇发表的文章提出了一个清醒的观点。Roguin等报道了31例患有头颈部肿瘤的医生[34]，这些医生群体包括介入性心脏病学家、放射学家和电生理学家。在31例医生肿瘤患者中，26例确定的肿瘤发病部位局限在一侧。归纳总结26例肿瘤起源单侧的图表中显示，22例位于颅脑左侧，1例位于颅脑中线，只有3例位于颅脑右侧。鉴于X射线源始终位于放射介入医生的左侧，发现该医生群体中85%的头颈部肿瘤位于左侧令人非常不安。

妊娠期心律失常是另一种不常见但较为棘手的情况。现在有许多中心报道了在电解剖标测指导下对孕期心律失常进行零射线消融手术的效果[35-44]。考虑到X线透视的风险，以及妊娠期服用抗心律失常药物的风险，零射线消融可能最终成为妊娠期心律失常的首选治疗方法。采用零射线消融方法，不仅使妊娠心律失常患者获益，参与手术的医务人员也获益良多。笔者所在中心在过去的12年间，大多数心律失常患者都采用零射线消融方法，很多医务人员即便是在怀孕期间也能够在电生理实验室正常工作。

电生理手术的便携性指日可待。这首先需要常规的零射线消融手术变得非常普遍，然后电生理学家们才会接受零射线消融的便携性。当然，需要考虑电生理手术的便携性，主要是因为有些罕见的心动过速性心肌病患者需要床旁ECMO支持，在这种情况下，选择消融治疗可以挽救生命。但将接受ECMO支持的患者送往电生理实验室充满风险。消除X线透视的需要有可能消除对固定电生理实验室的需要。在重症监护病房(intensive care unit,ICU)进行消融手术在技术上是可行的。虽然笔者所在的中心尚未开展在ICU对接受ECMO支持的患者进行消融，但他们已经开发出了一种可以随时随地轻松进行消融的相关流程。笔者所在中心的电生理射频消融系统可以在一个便携式推车上进行操作，它可以被运送到任何需要进行消融手术的房间。到目前为止，笔者团队已经在所在医院电生理实验室之外的各个手术室进行了消融，共计完成了 100 多例消融手术。笔者团队的早期数据已于近期发表[45]。笔者认为，虽然目前他们团队进行的电生理便携式消融手术在全世界独一无二，但随着全球各大电生理中心经验的积累，这种电生理便携式消融手术将变得更加普遍。

除了最大限度减少辐射暴露外，三维标测系统还具有其他优势。Ceresnak 等报道，当电解剖标测系统用于指导预激综合征(WPW)导管消融时，与单独使用 X 线透视进行消融相比，手术即刻成功率有所提高[46]。这是一项多中心回顾性研究，Tuzcu 团队报道了来自单中心类似的研究结果[47]。

展望

从目前发展态势来看，儿童电生理学的未来是令人期待的。毫无疑问，除了最困难或最复杂的病例，消融手术完全不需要 X 线透视。正如 Giuseppe stabile 所指出的，"一旦决定采用电解剖标测导航系统消融来减少辐射暴露，下一步就仅仅是学习曲线和信心的问题"[48]。关于未来尚不清楚的是，加速转型升级的工具和技术将会发生哪些变化，以及谁将主导这场革命。目前迫切需要解决的是电解剖标测系统能够实时显示长鞘、扩张鞘、导丝和穿刺针，这些简单工具的可视化将显著提高零射线消融手术的可接受度。一旦零射线变得司空见惯，就需要走得更远，才能进一步实现完全零射线的电生理实验室。正如 L Szydlowski 所指出的，"零射线消融积累的经验越来越多，室上速消融完全可以在零射线下完成，还要着手培养新一代的零射线电生理消融专家"[33]。

事实上，零射线消融的时代已经到来。

参考文献

1. Kean AC, LaPage MJ, Yu S, Dick M 2nd, Bradley DJ. Patient and procedural correlates of fluoroscopy use during catheter ablation in the pediatric and congenital electrophysiology lab. Congenit Heart Dis. 2015;10(3):281–7.
2. Beels L, Bacher K, De Wolf D, Werbrouck J, Thierens H. Gamma-H2AX foci as a biomarker for patient X-ray exposure in pediatric cardiac catheterization: are we underestimating radiation risks? Circulation. 2009;120(19):1903–9.
3. Limacher MC, Douglas PS, Germano G, et al. ACC expert consensus document. Radiation safety in the practice of cardiology. American college of cardiology. J Am Coll Cardiol. 1998;31(4):892–913.
4. Broga D. Ionizing radiation exposure of the population of the united states. National Council on Radiation. 1st edn. Wiley: Hoboken, NJ: 2009. https://doi.org/10.1118/1.3245881.
5. Kugler JD, Danford DA, Houston K, Felix G. Radiofrequency catheter ablation for paroxysmal supraventricular tachycardia in children and adolescents without structural heart disease. Pediatric EP society, radiofrequency catheter ablation registry. Am J Cardiol. 1997;80(11):1438–43.
6. Van Hare GF, Javitz H, Carmelli D, et al. Prospective assessment after pediatric cardiac ablation: demographics, medical profiles, and initial outcomes. J Cardiovasc Electrophysiol. 2004;15(7):759–70.
7. Clay MA, Campbell RM, Strieper M, Frias PA, Stevens M, Mahle WT. Long-term risk of fatal malignancy following pediatric radiofrequency ablation. Am J Cardiol. 2008;102(7):913–5.
8. Gellis LA, Ceresnak SR, Gates GJ, Nappo L, Pass RH. Reducing patient radiation dosage during pediatric SVT ablations using an "ALARA" radiation reduction protocol in the modern fluoroscopic era. Pacing Clin Electrophysiol. 2013;36(6):688–94.
9. Drago F, Silvetti MS, Di Pino A, Grutter G, Bevilacqua M, Leibovich S. Exclusion of fluoroscopy during ablation treatment of right accessory pathway in children. J Cardiovasc Electrophysiol. 2002;13(8):778–82.
10. Pass RH, Gates GG, Gellis LA, Nappo L, Ceresnak SR. Reducing patient radiation exposure during paediatric SVT ablations: use of CARTO(R) 3 in concert with "ALARA" principles profoundly lowers total dose. Cardiol Young. 2015;25(5):963–8.
11. Miyake CY, Mah DY, Atallah J, et al. Nonfluoroscopic imaging systems reduce radiation exposure in children undergoing ablation of supraventricular tachycardia. Heart Rhythm. 2011;8(4):519–25.
12. Clark BC, Sumihara K, McCarter R, Berul CI, Moak JP. Getting to zero: impact of electroanatomical map-

ping on fluoroscopy use in pediatric catheter ablation. J Interv Card Electrophysiol. 2016;46(2):183–9.
13. Tuzcu V. A nonfluoroscopic approach for electrophysiology and catheter ablation procedures using a three-dimensional navigation system. Pacing Clin Electrophysiol. 2007;30(4):519–25.
14. Smith G, Clark JM. Elimination of fluoroscopy use in a pediatric electrophysiology laboratory utilizing three-dimensional mapping. Pacing Clin Electrophysiol. 2007;30(4):510–8.
15. Ergul Y, Tola HT, Kiplapinar N, Akdeniz C, Saygi M, Tuzcu V. Cryoablation of anteroseptal accessory pathways in children with limited fluoroscopy exposure. Pediatr Cardiol. 2013;34(4):802–8.
16. Scaglione M, Ebrille E, Caponi D, et al. Zero-fluoroscopy ablation of accessory pathways in children and adolescents: CARTO3 electroanatomic mapping combined with RF and cryoenergy. Pacing Clin Electrophysiol. 2015;38(6):675–81.
17. Ceresnak SR, Nappo L, Janson CM, Pass RH. Tricking CARTO: cryoablation of supraventricular tachycardia in children with minimal radiation exposure using the CARTO3 system. Pacing Clin Electrophysiol. 2016;39(1):36–41.
18. Scaglione M, Ebrille E, Caponi D, et al. Single center experience of fluoroless AVNRT ablation guided by electroanatomic reconstruction in children and adolescents. Pacing Clin Electrophysiol. 2013;36(12):1460–7.
19. Alvarez M, Tercedor L, Almansa I, et al. Safety and feasibility of catheter ablation for atrioventricular nodal re-entrant tachycardia without fluoroscopic guidance. Heart Rhythm. 2009;6(12):1714–20.
20. Gist K, Tigges C, Smith G, Clark J. Learning curve for zero-fluoroscopy catheter ablation of AVNRT: early versus late experience. Pacing Clin Electrophysiol. 2011;34(3):264–8.
21. Dieks JK, Muller MJ, Schneider HE, et al. Catheter ablation of pediatric focal atrial tachycardia: ten-year experience using modern mapping systems. Pediatr Cardiol. 2016;37(3):459–64.
22. Zambito MP, Samuel BP, Vettukattil JJ, Ratnasamy C. Fluoroless catheter ablation of intraatrial reentrant tachycardia status post fontan procedure: fluoroless catheter ablation in fontan patient. Int J Cardiol. 2015;201:126–8.
23. Clark J, Bockoven JR, Lane J, Patel CR, Smith G. Use of three-dimensional catheter guidance and transesophageal echocardiography to eliminate fluoroscopy in catheter ablation of left-sided accessory pathways. Pacing Clin Electrophysiol. 2008;31(3):283–9.
24. Mah DY, Miyake CY, Sherwin ED, et al. The use of an integrated electroanatomic mapping system and intracardiac echocardiography to reduce radiation exposure in children and young adults undergoing ablation of supraventricular tachycardia. Europace. 2014;16(2):277–83.
25. Jan M, Zizek D, Rupar K, et al. Fluoroless catheter ablation of various right and left sided supraventricular tachycardias in children and adolescents. Int J Cardiovasc Imaging. 2016;32(11):1609–16.
26. Nagaraju L, Menon D, Aziz PF. Use of 3D electroanatomical navigation (CARTO-3) to minimize or eliminate fluoroscopy use in the ablation of pediatric supraventricular tachyarrhythmias. Pacing Clin Electrophysiol. 2016;39(6):574–80.
27. Wan G, Shannon KM, Moore JP. Factors associated with fluoroscopy exposure during pediatric catheter ablation utilizing electroanatomical mapping. J Interv Card Electrophysiol. 2012;35(2):235–42.
28. Von Bergen NH, Bansal S, Gingerich J, Law IH. Nonfluoroscopic and radiation-limited ablation of ventricular arrhythmias in children and young adults: a case series. Pediatr Cardiol. 2011;32(6):743–7.
29. Ozyilmaz I, Ergul Y, Akdeniz C, Ozturk E, Tanidir IC, Tuzcu V. Catheter ablation of idiopathic ventricular tachycardia in children using the EnSite NavX system with/without fluoroscopy. Cardiol Young. 2014;24(5):886–92.
30. Akdeniz C, Gul EE, Celik N, Karacan M, Tuzcu V. Catheter ablation of idiopathic right ventricular arrhythmias in children with limited fluoroscopy. J Interv Card Electrophysiol. 2016;46(3):355–60.
31. Giaccardi M, Chiodi L, Del Rosso A, Colella A. 'Zero' fluoroscopic exposure for ventricular tachycardia ablation in a patient with situs viscerum inversus totalis. Europace. 2012;14(3):449–50.
32. Bigelow AM, Arnold BS, Padrutt GC, Clark JM. Non-fluoroscopic cardiac ablation of neonates with CHD. Cardiol Young. 2017;27(3):592–6.
33. Stec S, Sledz J, Mazij M, et al. Feasibility of implementation of a "simplified, no-X-ray, no-lead apron, two-catheter approach" for ablation of supraventricular arrhythmias in children and adults. J Cardiovasc Electrophysiol. 2014;25(8):866–74.
34. Roguin A, Goldstein J, Bar O, Goldstein JA. Brain and neck tumors among physicians performing interventional procedures. Am J Cardiol. 2013;111(9):1368–72.
35. Szumowski L, Szufladowicz E, Orczykowski M, et al. Ablation of severe drug-resistant tachyarrhythmia during pregnancy. J Cardiovasc Electrophysiol. 2010;21(8):877–82.
36. Wu H, Ling LH, Lee G, Kistler PM. Successful catheter ablation of incessant atrial tachycardia in pregnancy using three-dimensional electroanatomical mapping with minimal radiation. Intern Med J. 2012;42(6):709–12.
37. Hogarth AJ, Graham LN. Normal heart ventricular tachycardia associated with pregnancy: successful treatment with catheter ablation. Indian Pacing Electrophysiol J. 2014;14(2):79–82.
38. Raman AS, Sharma S, Hariharan R. Minimal use of fluoroscopy to reduce fetal radiation exposure during radiofrequency catheter ablation of maternal supraventricular tachycardia. Tex Heart Inst J. 2015;42(2):152–4.
39. Bigelow AM, Crane SS, Khoury FR, Clark JM. Catheter ablation of supraventricular tachycardia without fluoroscopy during pregnancy. Obstet Gynecol. 2015;125(6):1338–41.
40. Chen G, Sun G, Xu R, et al. Zero-fluoroscopy catheter

ablation of severe drug-resistant arrhythmia guided by ensite NavX system during pregnancy: two case reports and literature review. Medicine (Baltimore). 2016;95(32):e4487.
41. Prolic Kalinsek T, Jan M, Rupar K, Razen L, Antolic B, Zizek D. Zero-fluoroscopy catheter ablation of concealed left accessory pathway in a pregnant woman. Europace. 2017;19(8):1384.
42. Kozluk E, Piatkowska A, Kiliszek M, et al. Catheter ablation of cardiac arrhythmias in pregnancy without fluoroscopy: a case control retrospective study. Adv Clin Exp Med. 2017;26(1):129–34.
43. Rossi L, Penela D, Villani GQ. Intracardiac echocardiography catheter-guided zero fluoroscopy transeptal puncture technique for ablation of left-sided accessory pathway in a pregnant woman. Europace. 2017;19(11):1825.
44. Lahiri A, Srinath SC, Chase D, Roshan J. Zero fluoroscopy radiofrequency ablation for typical atrioventricular nodal reentrant tachycardia (AVNRT). Indian Pacing Electrophysiol J. 2017;17(6):180–2.
45. Bigelow AM, Smith PC, Timberlake DT, et al. Procedural outcomes of fluoroless catheter ablation outside the traditional catheterization lab. Europace. 2017;19(8):1378–84.
46. Ceresnak SR, Dubin AM, Kim JJ, et al. Success rates in pediatric WPW ablation are improved with 3-dimensional mapping systems compared with fluoroscopy alone: a multicenter study. J Cardiovasc Electrophysiol. 2015;26(4):412–6.
47. Tuzcu V. Significant reduction of fluoroscopy in pediatric catheter ablation procedures: long-term experience from a single center. Pacing Clin Electrophysiol. 2012;35(9):1067–73.
48. Solimene F, Donnici G, Shopova G, et al. Trends in fluoroscopy time during radiofrequency catheter ablation of supraventricular tachycardias. Int J Cardiol. 2016;202:124–5.

第 15 章

射频导管消融的并发症及预防

Andres C. Klein，Riccardo Proietti，Félix Ayala-Paredes

简介

在全球电生理实验室中，减少 X 线透视是一种世界趋势；为了减少对患者的影响，也为了减少对电生理实验室医务人员的影响，必须要尽量减少 X 线透视，因为每天都有更多的人处于辐射暴露之下。与任何新方法一样，安全是一个不容忽视也必须引起足够重视的主要考虑因素。X 线透视的使用时间如此之久，以至于临床电生理术者都习惯了低分辨率的 X 线透视，但 X 线透视的使用并未明显减少射频消融的相关并发症。

随着新技术的发展，如非常精准的三维解剖标测系统、压力触控导管、血管内超声和其他技术，帮助术者确定了更多关于导管位置及其与心脏解剖结构之间相关关系的有用信息，这使得 X 线透视成为一种可有可无的工具。

在接下来的篇幅中，笔者将介绍如何在大多数心律失常病例中使用尽可能低的 X 线透视来完成消融手术，以及如何预防和管理相关的并发症。

射频消融（RF）的过程越复杂，出现并发症的概率越大。心房颤动消融是目前需要释放消融能量最多的病种，当非肺静脉触发灶（基质改良）需要消融时尤甚。在最近一项来自日本的系列研究中，纳入了 10 795 例患者，总体并发症发生率为 3%，其中心包积液占 1%，大出血占 1%，中风占 0.05%，心房食管瘘占 0.02%[1]。

另一个需要多次射频消融的病种是室

A. C. Klein
Division of Cardiology (Arrhythmia Service),
University of Ottawa Heart Institute,
Ottawa, ON, Canada

Canadian Working Group on Radiation Reduction
in Arrhythmia Management, Toronto, ON, Canada
e-mail: aklein@ottawaheart.ca

R. Proietti
University of Padua, Padua, Italy

F. Ayala-Paredes (✉)
Canadian Working Group on Radiation Reduction
in Arrhythmia Management, Toronto, ON, Canada

Division of Cardiology, Centre Hospitalier
Universitaire de Sherbrooke,
Sherbrooke, QC, Canada
e-mail: felix.ayala-paredes@usherbrooke.ca

性心律失常。一项关于特发性室性早搏消融的多中心研究中，纳入了 1185 例患者，X 线透视时间为 30±24 分钟，射频消融时间为 12±11 分钟，总并发症发生率为 5.5%（主要并发症发生率为 2.4%，包括心脏压塞发生率为 0.8%、主要腹股沟并发症发生率为 1.3%，1 例完全性房室传导阻滞，未报道中风和死亡）[2]。在一项来自中国的特发性室性早搏消融单中心系列研究中，纳入了 1231 例患者，并发症发生率为 2.7%，主要是心包积液和心包填塞，但也报道了中风和 2 例死亡[3]。最后，在一项室性心律失常患者[其中 51.6% 的患者为结构性心脏病（structural heart disease，SHD）]射频消融的回顾性研究中，SHD 患者的主要并发症发生率为 6.3%，而非 SHD 患者的主要并发症发生率为 2.1%；SHD 患者的死亡率为 2.5%，而非 SHD 患者的死亡率为 0.12%[4]。

对于室上速射频消融，一份 20 多年前对儿童射频消融的研究报告和 3 个不同的注册研究显示，并发症发生率在 1996 年前为 3.2%（n=3653），1999—2001 年并发症发生率为 4%（n=2761），2014—2015 年并发症发生率为 3.6%（n=1417）；53%的室上速患者进行了冷冻消融，0.1%的患者出现完全性房室传导阻滞；三维标测系统的使用将 X 线透视时间从之前注册研究的 47.6±40 分钟减少到最后一次注册研究的 7±12 分钟[5]。

一份关于 2000—2013 年美国 519 951 例成人患者消融治疗的报告显示，5.46%的患者至少有一种并发症（发生率从 2000 年的 3.07%上升至 2013 年的 7.04%）（2.57%的患者主要是穿刺部位出血或血肿，1.3%的患者出现心包并发症）；室性心动过速消融的并发症发生率最高，为 9.9%，其次是房颤消融的并发症发生率，为 7.21%，而室上速消融的并发症发生率仅为报告并发症的 3.29%[6]。

在意大利六个电生理中心进行的一项前瞻性多中心随机对照的 NO-PARTY 试验中，比较了最小 X 线透视导管射频消融（minimally fluoroscopic radiofrequency catheter ablation，MFA）与常规 X 线透视指导下室上性心动过速消融（ConvA）的研究结果，231 例患者在电生理检查后进行了射频消融，并发症发生率为 1.1%（P=ns）。消融手术并发症如下：MFA 组中有一例动静脉瘘，后压迫成功；ConvA 组有两例 I 度房室传导阻滞，在 48 小时内自行恢复。平均随访时间为 12+4 个月，其间未发生与手术相关的并发症[7]。Sommer 等报道了一项队列研究，纳入了 1000 例采用接近零射线方法的房颤消融患者，结果显示总体并发症发生率为 2.0%，包括股动脉假性动脉瘤（n=10，1%）、动静脉瘘（n=1，0.1%）、心包积液（n=7，0.7%）、膈神经麻痹（n=1，0.1%）和中风（n=1，0.1%）；平均手术时间为 120 分钟，平均透视时间为 0.90 分钟，平均透视剂量为 345.1cGy/cm^2[8]。

术者要预防的并发症主要有三种：血管入路相关穿孔和出血、血栓栓塞并发症和正常传导系统受损。下面笔者将讨论如何避免和管理这些并发症。

出血

（1）血管入路。静脉和动脉穿刺都具有出血的内在风险。在一些电生理中心，有些情况下需要进行 X 线透视以显示股骨头，用于指导高位动脉穿刺，在消融手术结束后也可能使用动脉闭合装置，为了避免堵塞股动脉分叉部位，需要在使用动脉闭合装置后进行动脉造影加以确认。为了减少X线透视，可以在血管超声辅助下进行动脉穿刺，但在动脉闭合装置使用后仍然需要进行动脉造影确认；如果穿刺点与股动脉分叉部位距离过近，则需要手动按压。目前，大多数电生理消融手术仅需要静脉穿刺，不需要任何特殊设备或X线透视辅助，但血管内超声仍然得到术者的广泛认可，以降低意外动脉穿刺的风险。一些电生理中心经左侧肘前静脉入路从上方放置不可调弯的冠状窦6F导管，该区域比常规的腹股沟入路更容易压迫，出血风险更低。在经主动脉逆行途径进行的左侧消融手术中，笔者所在的中心经常使用7F动脉鞘管，术后常规进行手动压迫，由经过训练的护士在隔壁动脉压迫室内完成，这使得笔者团队繁忙的消融手术工作流程效率显著增加。动脉闭合装置和"八字形"缝合线[9,10]的应用使得撤出7F动脉鞘管后出血明显减少，即便给予了完全抗凝。最后，三维标测系统的临床应用有助于减少所需导管的数量，在笔者所在的中心，对于大部分心律失常消融手术，常规仅使用两条入路，更少的穿刺意味着并发症发生的风险也更小。

(2)导管放置。当血管穿刺成功后，导管需要沿着血管走行到达心腔；除非暴力推送导管，否则很难出现血管穿孔和出血；消融导管沿血管前行期间，绝不能使用射频能量(当消融导管进入血管系统，需将消融功率保持在零值，直至到达靶点部位才能开始消融，要谨防意外触碰消融踏板启动消融)。如果导管推送过程中遇到异常阻力，则首先要尝试更换更柔软、更小的导管；也可以尝试更换一根长导丝，然后将其连接到三维标测系统(请参阅第5章)以确认其位置，并将该导丝作为长鞘管的轨道(尤其是有血管周围疾病的患者经主动脉逆行途径进行消融)；如果导丝行进也不顺利，则需要X线透视和血管造影来确认相关的解剖变异。可调弯导管被推送出鞘管后可以完全弯曲，这种方法可以避免导管进入较小的血管分支。经下腔静脉进入右心房通常比较顺利，偶尔会进入肝静脉或膈静脉；所有三维标测系统在这个水平都可以使导管可视化，而且通过精细操控导管如轻微后撤、旋转和推送即可抵达右心房，此时三维标测系统可以记录到心房电图。经主动脉逆行途径推送导管则遇到不同的挑战。导管行进至主动脉弓处通过三维标测系统构建三维解剖图，然后通过推送、旋转和回撤导管等操作技巧使导管顺利前行。大多数电生理中心常规在X线透视下通过选择性血管造影完成导管推送。在零射线下，冠状动脉无法可视化，除非重建出主动脉窦，否则无法估测冠脉开口的位置。当升主动脉建模成功后，术者可弯曲消融导管，通过RAO和LAO体位指导将其顺利推送入左心室。心腔内超声(ICE)有助于显示主动脉窦，也能够显示冠状动脉开口。本书心房颤动零射线消融一章中广泛讨论了零射线下房间隔穿刺技术，如果不使用ICE或TEE，很难避免血管穿孔和出血。

(3)消融。在心腔内任何部位，导管施加的压力越大，输出的功率越大，导致穿孔和出血的概率就越高。导管的接触压力和功率设置与X线透视无关，但众所周知，X线透视可以用来评估心脏轮廓和心脏运动，进而排除穿孔和出血。为了预防穿孔，术者可以有不同的选择：使用特制导管显示接触压力(Carto系统和Abbot系统均有压力触控导管)；但由于每天针对所有心律失常消融均使用这种压力触控导管的成本太高，术者还应根据靶点位置仔细设置消融功率，采取滴定消融的方法。大多数脆弱敏感部位，如下腔静脉与三尖瓣峡部交界处、冠状窦、右心耳、上腔静脉、右室流出道和主动脉窦等部位，非灌注导管消融功率设置很少超过 20~30W，而灌注导管消融功率设置需要超过 20W。左心房需要采用滴定法消融，设置消融功率为 30~40W（高功率短时程消融作为房颤消融的一种新策略除外）。即便术者做出了很大努力避免并发症发生，但如果 X 线透视发现“静默的心脏”提示已经发生穿孔时，通常为时已晚，术者应更快地发现并发症，并及时做出反应：血流动力学监测（如果患者使用了大量镇静药物或全身麻醉，需要观察动脉压力曲线或实时动脉压监测）和随时可用的心脏彩超（大多数电生理中心目前都配备心脏彩超设备）容易识别穿孔和即将发生的心脏压塞，是术者判断并发症最好的辅助工具。应警惕每一次意外的血压下降（即便与高迷走神经反应相关），应及时查找原因并做出临床反应。如果在脆弱敏感部位消融，出现阻抗突然升高和气化爆裂是导管头端碳化和穿孔的不祥标志，应立即停止消融，通过心脏彩超迅速判断是否出现并发症，如果无并发症发生，则射频消融手术继续进行。最后，如果需要心包穿刺，利用超声引导穿刺是目前放置引流管的推荐方法，即便出现并发症，也很少需要 X 线透视。

血栓栓塞并发症

进入血管系统中的致血栓物质越多，血栓形成的风险越高。抗凝水平和出血风险之间也相互关联。应该指出的是，任何出血并发症都比血栓栓塞并发症更好处理；如果需要平衡出血和血栓栓塞的风险，在任何情况下或消融过程中，宁愿选择出血以减少血栓栓塞风险。

笔者所在的中心，无论进行左侧还是右侧消融，完成静脉穿刺后常规给予 5000U 普通肝素，如果需要通过左侧动脉入路，则切换到完全抗凝（根据消融类型进行靶向 ACT 监测）。在房颤消融中，目前大多数电生理中心在不间断给予华法林基础上进行消融，也有证据表明，房颤消融时不间断给予达比加群与华法林一样安全[11]。房扑消融也需要不间断给予抗凝，虽然目前几乎没有相关临床证据，但房扑消融在不间断给予华法林基础上消融比肝素桥接更安全[12]。

使用三维标测系统时，可以减少置入导管的数量，这也有助于降低血栓栓塞并发症的风险。

房室传导阻滞

在 AVNRT、希氏束旁旁道或任何间隔部位的消融（如某些流出道室性心律失常）中，都存在房室传导阻滞的相关风险。为了避免房室结或希氏束损伤，需要始终可视化监测消融导管运动，但在 X 线透视中很难实现，因为这将意味着持续面临辐射暴露；即便是最保守的电生理中心也不会在每次消融时都应用 X 线透视。三维标测系统可以始终可视化所有导管，不仅在同时显示的标准 RAO 视图和 LAO 视图中，根据消融目标靶区域，在其他多种角度也能实现导管可视化，具有无限可能性。

通过三维标测系统完成所有心律失常的消融，笔者团队习惯于在重建的解剖模型中标记出希氏束区域（仅使用两个导管，不额外放置希氏束导管)，这样可以避免导管在消融过程中靠近并损伤希氏束。

正如在AVNRT零射线消融章节中描述的，在重建的解剖模型中标记出所有希氏束电位，标测的His区域平均面积为1.44cm^2；很明显，His束占据的面积并不大，但His束随着每一次心跳和呼吸容易产生移位，而重建的解剖模型是一个相对静止的结构。笔者认为，在零射线下，不应在距离标记His区域最低位置(以远)小于10mm的范围内进行消融(图15.1a，b)[13]。希氏束旁旁道的消融也是一个挑战，但术者应该谨记，任何旁道都有一个心室插入端(本例为希氏束旁旁道)，也有一个心房插入端。一些个案报道显示，这种插入端(如主动脉窦)可能距离希氏束区域很远，在此处进行消融是安全的[14]。

安全和成本像鱼与熊掌不可兼得，冷冻消融成本更高，但提供了无与伦比的安全

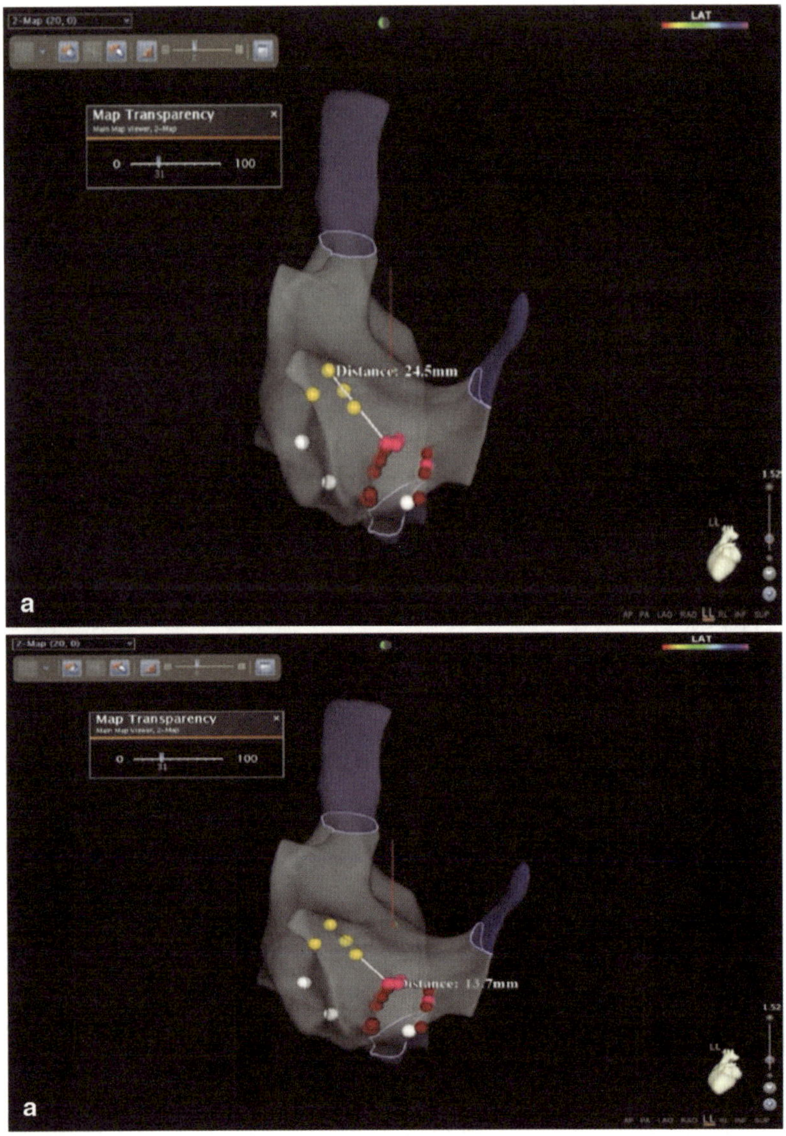

图15.1 (a,b)Carto 3系统，两幅图均为左前斜体位(LAO)。(a)显示成功消融靶点与记录His电位最高位置之间的距离(通常是His导管所在的部位，很安全的24.5mm距离)。(b)显示His电位在向下很远的位置被记录到，成功消融靶点与记录His电位最低位置之间的距离为13.7mm。

性，可以处理 His 束或房室结附近间隔区域的消融。任何冷冻导管都可以与 Abbot Nav-X 系统或 Boston Rythmia 系统兼容使用；Carto 系统需要使用 Navistar 标测消融导管，以重建解剖模型进行导航；一些电生理中心使用 Navistar 消融导管和冷冻消融导管，特别是针对年轻患者；如 AVNRT 零射线消融章节所述，笔者团队将之前应用过的 Navistar 消融导管放置于新病例胸部区域（通常在导管床下）下方的袋子中，然后通过十级 NAV 导管重建解剖模型，经过“欺骗”Carto 系统后冷冻导管将跟其他任何导管一样可以进行可视化消融。尚无数据显示为了降低并发症必须要进行冷冻消融，但如果术者认为 1%的并发症风险都不可接受，则可以选择较新的冷冻导管进行消融，疗效与射频消融类似，但风险更低[15]。

导管缠绕打结

零射线下，X 线透视一个强制性的需求是预防导管缠绕打结。到目前为止，当使用三维标测系统减少或消除 X 线透视时，只有导管远端可以达到可视化要求。有一些罕见的情况是当导管在血管中前行时发生环状打结，笔者所在中心在零射线下完成 700 多例消融手术，其中 3 例发生了导管缠绕打结现象。总体而言，发生导管缠绕打结的第一个特征是当以常规方式旋转导管时导管没有反应。当试图撤出导管时，被环状襻所阻碍难以回撤入腹股沟水平的导引鞘管内。更进一步地努力回撤，导管环状襻就会变小，甚至部分“缩回”至导引鞘管，进而导致消融导管被卡住（环状襻始终在鞘管外），容易造成既不能回撤导管也不能推送导管的尴尬境地。用一根“环状”导管从对侧腹股沟入路进入血管，套住打结导管的头端使其松开环状襻，这样可以有效避免进行血管外科手术。导管缠绕打结既可以发生在静脉内，也可以发生在动脉内。笔者的建议是，一旦发现导管未按标准方式旋转，请务必使用 X 线透视，推送导管迫使环状襻进入心腔（几乎不可能在下腔静脉或主动脉中松开环状襻），进而旋转导管以松开环状襻，然后在零射线下继续完成消融手术（图 15.2）。

最后，笔者团队在零射线下使用 Rhythmia 系统的 Orion 网篮标测导管时也发生了一个非常罕见的导管缠绕打结病例：当病例消融结束后，术者将网篮标测导管恢复原位试图撤出，顺利回撤至腹股沟水平，但无法撤出体外。X 线透视显示消融导管在网篮标测导管条状电极之间发生了缠绕打结。术者将 Orion 网篮标测导管推送回心房，调整松开条状电极，先撤出消融导管，然后轻松顺利撤出篮式标测导管。针对这种情况，笔者建议常规在网篮标测导管位于心腔时撤出其他所有导管，此时条状电极还处于散开状态，不容易发生缠绕打结现象。

总结

对任何心律失常消融而言，零射线法是 X 线透视法的一种可行且安全的替代方法。笔者在本章中已经论述了一些方法和技巧预防和处理零射线消融可能出现的并发症。导管可视化技术的最新进展将有助于零射线消融手术的广泛开展。

最后，提醒术者们应该谨记，零射线消融的主要目的是使手术更安全（对患者和术者）。因此，在必要时应毫不犹豫地使用几

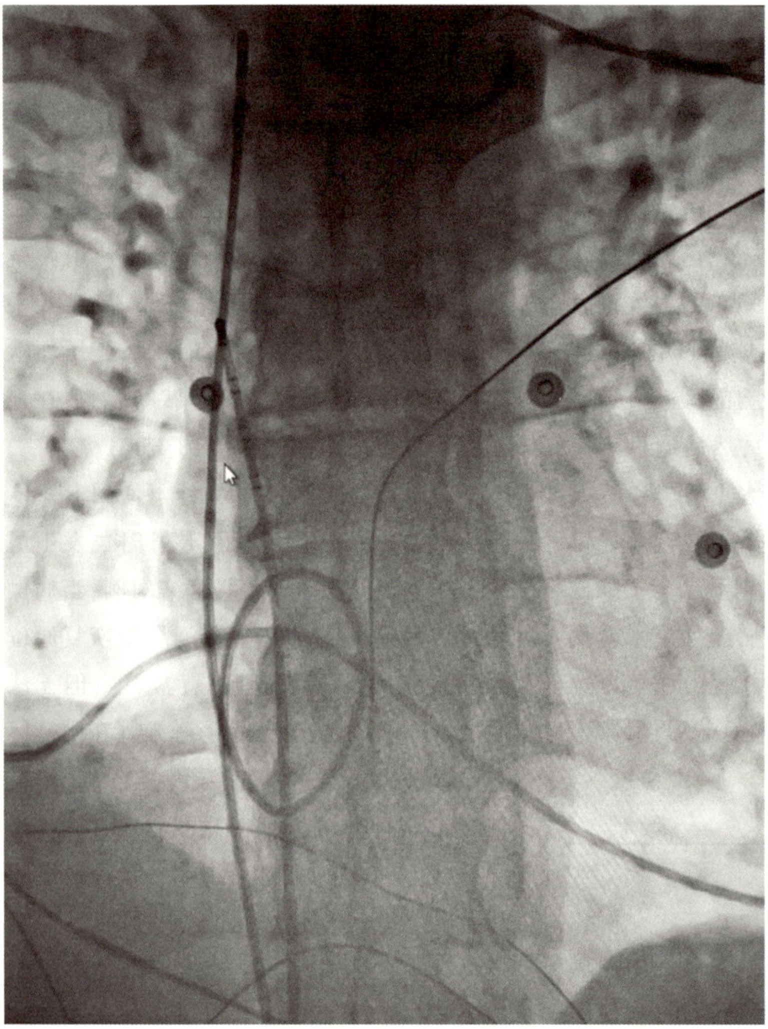

图 15.2 将一根缠绕打结形成环形襻的消融导管（位于下腔静脉水平）向前推送，直至进入右心房。然后很容易旋转导管（导管头端几乎位于颈部水平）松开环状襻。如果术者试图直接撤回导管，环状襻就会变小，“缩回”至腹股沟水平的导引鞘管，容易导致消融导管被卡住，陷入既不能向前推送也不能回撤的尴尬境地。

秒钟的 X 线透视，以避免出现进一步的并发症。

参考文献

1. Murakawa Y, Yamane T, Goya M, Inoue K, Naito S, Kumagai K, Miyauchi Y, Morita N, Nogami A, Shoda M, Okumura K, Hirao K, Japanese Heart Rhythm Society Members. Influence of substrate modification in catheter ablation of atrial fibrillation on the incidence of acute complications: analysis of 10 795 procedures in J-CARAF study 2011–2016. J Arrhythm. 2018;34(4):435–40.
2. Latchamsetty R, Yokokawa M, Morady F, Kim HM, Mathew S, Tilz R, Kuck KH, Nagashima K, Tedrow U, Stevenson WG, Yu R, Tung R, Shivkumar K, Sarrazin JF, Arya A, Hindricks G, Vunnam R, Dickfeld T, Daoud EG, Oza NM, Bogun F. Multicenter outcomes for catheter ablation of idiopathic premature ventricular complexes. JACC Clin Electrophysiol. 2015;1(3):116–23.
3. Wang JS, Shen YG, Yin RP, Thapa S, Peng YP, Ji KT, Liao LM, Lin JF, Xue YJ. The safety of catheter ablation for premature ventricular contractions in patients without structural heart disease. BMC Cardiovasc Disord. 2018;18(1):177.
4. Ogunbayo GO, Charnigo R, Darrat Y, Shah J, Patel R, Suffredini J, Wilson W, Parrott K, Kusterer N, Biase LD, Natale A, Morales G, Elayi CS. Comparison of complications of catheter ablation for ventricular arrhythmias in adults with versus without structural heart disease. Am J Cardiol. 2018;122(8):1345–51.
5. Dubin AM, Jorgensen NW, Radbill AE, Bradley DJ, Silva JN, Tsao S, Kanter RJ, Tanel RE, Trivedi

B, Young ML, Pflaumer A, McCormack J, Seslar SP. What have we learned in the last 20 years? A comparison of a modern era pediatric and congenital catheter ablation registry to previous pediatric ablation registries. Heart Rhythm. 2019;16(1):57–63. https://doi.org/10.1016/j.hrthm.2018.08.013. pii: S1547-5271(18)30800-2

6. Hosseini SM, Rozen G, Saleh A, Vaid J, Biton Y, Moazzami K, Heist EK, Mansour MC, Kaadan MI, Vangel M, Ruskin JN. Catheter ablation for cardiac arrhythmias: utilization and in-hospital complications, 2000 to 2013. JACC Clin Electrophysiol. 2017; 3(11):1240–8.
7. Casella M, Dello Russo A, Pelargonio G, Del Greco M, Zingarini G, Piacenti M, Di Cori A, Casula V, Marini M, Pizzamiglio F, Zucchetti M, Riva S, Russo E, Narducci ML, Soldati E, Panchetti L, Startari U, Bencardino G, Perna F, Santangeli P, Di Biase L, Cichocki F, Fattore G, Bongiorni M, Picano E, Natale A, Tondo C. Near zerO fluoroscopic exPosure during catheter ablAtion of supRavenTricular arrhYthmias: the NO-PARTY multicentre randomized trial. Europace. 2016;18(10):1565–72.
8. Sommer P, Bertagnolli L, Kircher S, Arya A, Bollmann A, Richter S, Rolf S, Hindricks G. Safety profile of near-zero fluoroscopy atrial fibrillation ablation with non-fluoroscopic catheter visualization: experience from 1000 consecutive procedures. Europace. 2018;20(12):1952–8.
9. Aytemir K, Canpolat U, Yorgun H, Evranos B, Kaya EB, Sahiner ML, Ozer N. Usefulness of 'figure-of-eight' suture to achieve haemostasis after removal of 15-French calibre femoral venous sheath in patients undergoing cryoablation. Europace. 2016;18:1545–50.
10. Kottmaier M, Bourier F, Reents T, Reiter A, Kornmayer M, Semmler V, Telishevska M, Koch-Büttner K, Deiss M, Brooks S, Grebmer C, Lennerz C, Kolb C, Hessling G, Deisenhofer I. Safety and feasibility of subcutaneous purse-string suture of the femoral vein after electrophysiological procedures on uninterrupted oral anticoagulation. Am J Cardiol. 2017;119(11):1781–4.
11. Calkins H, Willems S, Gerstenfeld EP, Verma A, Schilling R, Hohnloser SH, Okumura K, Serota H, Nordaby M, Guiver K, Biss B, Brouwer MA, Grimaldi M, RE-CIRCUIT Investigators. Uninterrupted dabigatran versus warfarin for ablation in atrial fibrillation. N Engl J Med. 2017;376(17):1627–36.
12. Finlay M, Sawhney V, Schilling R, Thomas G, Duncan E, Hunter R, Virdi G, Abrams D, Sporton S, Dhinoja M, Earley M. Uninterrupted warfarin for periprocedural anticoagulation in catheter ablation of typical atrial flutter: a safe and cost-effective strategy. J Cardiovasc Electrophysiol. 2010;21(2):150–4.
13. Chaumont J, Al Baridi E, Roux J-F, Badra M, Arseneau F, Ayala-Paredes F. His area is closer than expected to RF ablation lesions in AVNR Tachycardia. Abstract 612. CCS Congress. October 30, 2012. Toronto. Canada. Can J Cardiol. 2012;28(5):S327.
14. Liao Z, Zhan X, Wu S. Successful radiofrequency ablation of a parahisian accessory pathway from the right coronary cusp. Int J Cardiol. 2015;186:41–2.
15. Wells P, Dubuc M, Klein GJ, Dan D, Roux JF, et al. Intracardiac ablation for atrioventricular nodal reentry tachycardia using a 6 mm distal electrode cryoablation catheter: prospective, multicenter, North American study (ICY-AVNRT). J Cardiovasc Electrophysiol. 2018;29(1):167–76.

第 16 章

妊娠期零射线导管消融的安全性

Matevž Jan, David Žižek, Vesna Fabjan Vodušek, Bor Antolič

简介

妊娠期间所有类型心律失常的发生率均较高。Li 等报道，每 10 万例未经选择的妊娠相关住院患者中，有 166 例发生心律失常[1]。大多数症状性心律失常是良性的，窦性心动过速最常见。室上性心动过速（Supra-ventricular tachycardia，SVT）是最常见的持续性心动过速，其次是心房颤动（atrial fibrillation，AF）和心房扑动（atrial flutter，AFL）。室性心动过速（ventricular tachycardias，VT）也可发生，但不常见。此外，既往有心动过速病史的女性患者中，妊娠期间经常出现各种类型心动过速复发。SVT、AF/AFL 和 VT 的复发率分别高达 50%、52%和 27%[2]。幸运的是，临床中典型快速性心律失常在正常妊娠期间很少见。

当母体的心动过速影响血流动力学时，可能会导致胎儿相关的不良并发症。因此，早期识别心动过速类型，然后及时有效地治疗是妊娠期患者管理的主要目标。心律失常的治疗依赖于抗心律失常药物（antiarrhythmic drugs，AAD）和导管消融（catheter ablation，CA）。某些抗心律失常药物会穿透胎盘屏障，在选择药物时应谨慎考虑，以防止对胎儿造成不良影响。导管消融治疗各种类型心律失常目前被认为是非妊娠患者的首选治疗方法，在妊娠期间是否进行导管消融临床存在争议[3-5]。首先，导管消融是一种侵入性手术，与手术相关的并发症可能会对孕妇和胎儿造成伤害。其次，导管消融常规使用 X 线透视，由此产生的辐射暴露可能对产妇健康和胎儿发育有害。

本章将重点论述零射线导管消融方法

M. Jan (✉)
Department of Cardiovascular Surgery, University Medical Centre Ljubljana, Ljubljana, Slovenia

D. Žižek · B. Antolič
Department of Cardiology, University Medical Centre Ljubljana, Ljubljana, Slovenia

V. Fabjan Vodušek
Department of Gynecology and Perinatology, University Medical Centre Ljubljana, Ljubljana, Slovenia
e-mail: vesna.fabjan@mf.uni-lj.si

及其在妊娠期间的安全性。

妊娠期生理变化与心律失常的发生相关

妊娠期间，心血管生理发生了一些变化，导致两种主要的血流动力学改变：全身血管阻力下降和心输出量增加。心血管和血流动力学改变最早开始于妊娠第四周，并在产后持续数月。心输出量的最大变化开始于22~24 周。全身血管阻力降低，心率增加 15~20 次/分，血液容量增加引起前负荷增加。这些变化导致心输出量比基线增加 30%~50%。由于血浆容量增加 50%，同时红细胞质量增加 30%，也会导致生理性稀释性贫血[6]。

妊娠子宫压迫下腔静脉会引起下肢静脉淤滞，且维生素 K 依赖性凝血因子增加和游离蛋白 S 减少与高凝状态相关[7]，这些因素增加了妊娠期间的血栓栓塞风险。

分娩期间，疼痛、焦虑和宫缩时自体血回流，会导致心输出量逐渐增加。子宫每收缩一次，每搏量和心率都会上升和下降，峰值比产前值高出 50%[8]。

无论是阴道分娩还是剖宫产分娩后，心输出量都会在排空的子宫收缩时达到峰值，子宫肌层静脉的血液会自动回流至全身静脉系统。此外，收缩的子宫会提起腔静脉，导致更多的静脉血回流到心腔，进而增加每搏输出量。事实上，在足月阴道分娩后的前 10分钟内，心输出量增加约 59%，每搏量增加约 71%[9]。上述血流动力学变化作为一种"自然压力反应"，很明显会引发心脏相关的各种症状和体征。因此，心律失常是有或无结构性心脏病妊娠期女性最常见的心脏并发症[7]。

妊娠期零射线导管消融的相关研究结果

目前全世界已广泛开展导管消融治疗各种快速型心律失常。最近的研究表明，导管消融能够消除相关心律失常症状，降低死亡率[10,11]。随着越来越多的电生理中心开始在不同患者群体中开展导管消融，医生们逐渐认识到需要专门的安全措施来减少特殊亚群体患者的并发症。

只有少数病例报道和一小部分系列患者可在妊娠期间实现完全零射线消融（表16.1）。根据所列研究数据表明，可对各种室上性心动过速(SVT)和频繁发作的室性早博(PVC)进行导管消融。目前还没有关于零射线消融用于妊娠期结构性心脏病室性心动过速和房颤的研究报道。有文献报道了非妊娠患者室上速(SVT)、频发室性早博(PVC)和其他快速型心律失常的零射线消融和 X 线透视消融的非随机对照研究，结果表明无论是否 X 线透视，手术时间和消融成功率都是相似的[21-25]。而且，零射线消融和 X 线透视消融的并发症发生率均相似。

妊娠期导管消融的潜在并发症

导管消融手术相关的并发症包括辐射暴露、血管入路并发症(入路部位相关的出血、血肿、动静脉瘘、深静脉血栓形成、气胸)、导管操作并发症(瓣膜损伤、心肌壁/冠状窦穿孔伴心包填塞、冠状动脉夹层)，以及射频消融并发症(房室传导阻滞、心肌壁穿孔伴心脏压塞、冠状动脉堵塞、血栓栓塞性中风或短暂性脑缺血发作)。根据心动过速

表 16.1 关于妊娠期零射线消融的相关研究

作者,发表年份	病例数量	心动过速类型	消融手术适应证	预后	并发症
Ferguson (2011)[12]	1	局灶性房性心动过速	无休止,耐药的心动过速导致心动过速相关心肌病	成功	否
Leiria (2014)[13]	1	房室折返性心动过速	耐药的复发性心动过速伴晕厥	成功	否
Bigelow (2015)[14]	1	房室结折返性心动过速	无休止,耐药的心动过速	成功	否
Chen (2016)[15]	2	室性早搏;房室折返性心动过速	耐药的频发室性早搏;频发且症状非常明显的房室折返性心动过速	两种消融手术均成功	否
Kozluk (2017)[16]	11	3 例预激综合征;2 例房室结折返性心动过速;1 例持续交界重复性心动过速;3 例房性心动过速;2 例室性早搏	未指定	1 例复发	否
Karbarz (2017)[17]	1	预激综合征	复发且症状非常明显的心动过速	成功	否
Prolič Kalinšek (2017)[18]	1	房室折返性心动过速	耐药的复发且症状非常明显的心动过速	成功	否
Rossi (2017)[19]	1	房室折返性心动过速	耐药性心动过速	成功	否
Jan (2018)[20]	1	局灶性房性心动过速	无休止,耐药的心动过速导致心动过速相关心肌病	成功	否

的类型,导管消融最常见的并发症列于表16.2。关于妊娠期导管消融并发症发生率的研究数据非常有限。但笔者推测,妊娠期不同类型心动过速的消融安全性与非妊娠患者的消融安全性类似。

心脏压塞和完全性房室传导阻滞等重要的血流动力学并发症可导致胎儿低氧血症,在最坏的情况下,可导致胎儿窘迫甚至宫内死亡。最终结果取决于低氧血症的持续时间。短期持续的低氧血症伴快速有效的心肺复苏和母体血流动力学损伤的逆转通常不会对胎儿的发育造成长期影响。但如果低氧血症持续 10 分钟以上,通常会造成严重的胎儿窘迫,并导致一定程度的急性缺血性脑损伤。一些病例通过胎心监测(cardiotocogram,CTG)观察妊娠期产科并发症(如子宫破裂、剧烈宫缩、胎盘早剥等)发生时子宫的血流灌注情况,以此推断出低氧血症的

表 16.2　**根据心动过速类型导管消融并发症的相关研究**

作者,发表年份	病例数量	心动过速类型	并发症类型	并发症发生率	是否使用X线透视	是否纳入怀孕患者
Gupta (2013)[26]	系统性综述	心房颤动	全部	2.9%	是	否
			中风/短暂性脑缺血发作	0.6%		
			心脏压塞	1%		
			深静脉血栓/肺栓塞	0.15%		
			气胸	0.2%		
			血胸	0.2%		
			血管并发症	1.4%		
Rodriguez-Entem (2013)[27]	119(冷冻+射频消融组)	房室结折返性心动过速	射频消融组完全性房室传导阻滞	1%	是	否
Estner (2005)[28]	506	房室结折返性心动过速	完全性房室传导阻滞(术中+随访)	1%	是	否
Ceresnak (2015)[29]	650(冷冻+射频消融)	房室折返性心动过速	未指定	0	是	否
Busch (2018)[30]	413	房性心动过速	全部	2.4%	是	否
			血管并发症	1%		
			心包积液	1%		
			膈神经麻痹	0.02%		
			非致命性心房食管瘘	0.02%		
Latchamsetty (2015)[31]	1185	特发性室性早搏	全部	2.4%	是	否
			心脏压塞	0.8%		
			血管并发症	1.3%		
			完全性房室传导阻滞	0.1%		
Peichl (2014)[32]	473	结构性心脏病相关室速	全部	8%	是	否
			心脏穿孔	0.6%		
			血栓栓塞	0.8%		
			完全性房室传导阻滞	1%		
			血管并发症	4.7%		

10 分钟“黄金抢救期”[33]。

导管消融过程中常用药物的安全性

在左侧消融手术中，比如需要在左心房、左心室或主动脉根部进行消融时，普通肝素(unfractionated heparin，UFH)为常用的抗凝药物。严重的不良反应是出血和肝素诱导的血小板减少。妊娠期使用肝素似乎相对安全(FDA 推荐等级 C)。

硫酸鱼精蛋白是一种用于逆转肝素作用的药物。它可以在消融手术期间使用，逆转手术结束后的肝素效应，或者在肝素导致出血不良反应时使用。鱼精蛋白在妊娠期和产后常见的不良反应包括低血压、慢心率、过敏反应、呼吸困难和呕吐。虽然没有证据表明在怀孕期间使用鱼精蛋白会造成伤害，但尚缺乏对怀孕患者的充分研究，因此 FDA 将其列为推荐等级 C。

异丙肾上腺素是导管消融期间用于诱导心动过速的药物，通常与快速或程序性心房心室刺激一起使用。它是一种非选择性 β 肾上腺素受体激动剂，是肾上腺素[激素的单苯酰衍生物，称为 epinephrine(通用名)；肾上腺素和去甲肾上腺素的混合物，又称为 adrenaline(专利名)]的异丙胺类似物。常见的不良反应包括紧张、头痛、头晕、恶心、视力模糊、心悸、心绞痛、低血压、呼吸困难、震颤、虚弱和苍白。FDA 将异丙肾上腺素列为推荐等级 C。

总结

零射线下对各种心律失常进行消融正在成为一种成熟的方法，与基于 X 线透视方法相比，其成功率和安全性相当。对于零射线消融，似乎妊娠心动过速患者是理想目标人群。以病例报道或小型回顾性系列病例研究的有限证据表明，妊娠期导管消融有效，且无母婴并发症。然而，证据依然不足，这方面还需要进一步研究，特别是比较抗心律失常药物治疗和零射线或极少 X 线透视消融治疗的风险。应谨慎使用药物治疗，全面了解生理变化(怀孕期间容量分布增加需要使用的标准药物剂量是非妊娠患者的两倍，或缩短给药间隔以达到有效的血浆浓度)。零射线三维导航系统的最新进展有助于减少消融期间的辐射暴露，且这种新技术的临床应用可以降低孕妇进行消融手术的门槛，进而避免使用潜在有害和低效的药物。

因此，临床上还是要采取相对谨慎的策略。在妊娠期心血管疾病管理仍然普遍遵循 ESC 指南建议的前提下，首先尝试将抗心律失常药物(ADD)作为一线治疗方法，并针对抗心律失常药物不耐受且伴有严重症状的心动过速患者进行导管消融治疗 (IIb 类适应证)[6]。如果发生心动过速性心肌病或血流动力学受损导致的胎儿窘迫，抗心律失常药物的临床应用时程应缩短，并考虑紧急进行导管消融。在缺乏明确相关指南和临床证据的情况下，治疗管理的决策应采用多学科联合治疗方法，并与患者进行仔细且有充分记录的风险效益知情同意。

迄今为止，当面对妊娠心律失常患者时，侵入性消融手术显然是最后的选择。尽管如此，基于在非妊娠的一般患者中获得零射线消融的信心和临床效果，电生理术者应认真做好针对妊娠患者的零射线消融手术成功的各项准备。在没有任何零射线消融经验的电生理中心，孕妇绝不应该是首先开展零射线消融的患者群体。

参考文献

1. Li JM, Nguyen C, Joglar JA, Hamdan MH, Page RL. Frequency and outcome of arrhythmias complicating admission during pregnancy: experience from a high-volume and ethnically-diverse obstetric service. Clin Cardiol. 2008;31(11):538–41.
2. Silversides CK, Harris L, Haberer K, Sermer M, Colman JM, Siu SC. Recurrence rates of arrhythmias during pregnancy in women with previous tachyarrhythmia and impact on fetal and neonatal outcomes. Am J Cardiol. 2006;97(8):1206–12.
3. Blomström-Lundqvist C, Scheinman MM, Aliot EM, Alpert JS, Calkins H, Camm AJ, Campbell WB, Haines DE, Kuck KH, Lerman BB, Miller DD, Shaeffer CW Jr, Stevenson WG, Tomaselli GF, Antman EM, Smith SC Jr, Alpert JS, Faxon DP, Fuster V, Gibbons RJ, Gregoratos G, Hiratzka LF, Hunt SA, Jacobs AK, Russell RO Jr, Priori SG, Blanc JJ, Budaj A, Burgos EF, Cowie M, Deckers JW, Garcia MA, Klein WW, Lekakis J, Lindahl B, Mazzotta G, Morais JC, Oto A, Smiseth O, Trappe HJ, American College of Cardiology; American Heart Association Task Force on Practice Guidelines; European Society of Cardiology Committee for Practice Guidelines. Writing Committee to Develop Guidelines for the Management of Patients with Supraventricular Arrhythmias. ACC/AHA/ESC guidelines for the management of patients with supraventricular arrhythmias—executive summary: a report of the American College of Cardiology/American Heart Association Task Force on Practice Guidelines and the European Society of Cardiology Committee for Practice Guidelines (Writing Committee to Develop Guidelines for the Management of Patients With Supraventricular Arrhythmias). Circulation. 2003;108(15):1871–909.
4. Priori SG, Blomström-Lundqvist C, Mazzanti A, Blom N, Borggrefe M, Camm J, Elliott PM, Fitzsimons D, Hatala R, Hindricks G, Kirchhof P, Kjeldsen K, Kuck KH, Hernandez-Madrid A, Nikolaou N, Norekvål TM, Spaulding C, Van Veldhuisen DJ, Task Force for the Management of Patients with Ventricular Arrhythmias and the Prevention of Sudden Cardiac Death of the European Society of Cardiology (ESC). 2015 ESC Guidelines for the management of patients with ventricular arrhythmias and the prevention of sudden cardiac death: The Task Force for the management of patients with Ventricular Arrhythmias and the Prevention of Sudden Cardiac Death of the European Society of Cardiology (ESC)Endorsed by: Association for European Paediatric and Congenital Cardiology (AEPC). Europace. 2015;17(11):1601–87.
5. Kirchhof P, Benussi S, Kotecha D, Ahlsson A, Atar D, Casadei B, Castella M, Diener HC, Heidbuchel H, Hendriks J, Hindricks G, Manolis AS, Oldgren J, Popescu BA, Schotten U, Van Putte B, Vardas P, ESC Scientific Document Group. 2016 ESC Guidelines for the management of atrial fibrillation developed in collaboration with EACTS. Eur Heart J. 2016;37(38):2893–962.
6. European Society of Gynecology (ESG); Association for European Paediatric Cardiology (AEPC); German Society for Gender Medicine (DGesGM), Regitz-Zagrosek V, Blomstrom Lundqvist C, Borghi C, Cifkova R, Ferreira R, Foidart JM, Gibbs JS, Gohlke-Baerwolf C, Gorenek B, Iung B, Kirby M, Maas AH, Morais J, Nihoyannopoulos P, Pieper PG, Presbitero P, Roos-Hesselink JW, Schaufelberger M, Seeland U, Torracca L, ESC Committee for Practice Guidelines. ESC Guidelines on the management of cardiovascular diseases during pregnancy: the Task Force on the Management of Cardiovascular Diseases during Pregnancy of the European Society of Cardiology (ESC). Eur Heart J. 2011;32(24):3147–9.
7. Drenthen W, Pieper PG, Roos-Hesselink JW, van Lottum WA, Voors AA, Mulder BJ, van Dijk AP, Vliegen HW, Yap SC, Moons P, Ebels T, Van Veldhuisen DJ, ZAHARA Investigators. Outcome of pregnancy in women with congenital heart disease: a literature review. J Am Coll Cardiol. 2007;49(24):2303–11.
8. Ueland K, Hansen JM. Maternal cardiovascular dynamics. II. Posture and uterine contractions. Am J Obstet Gynecol. 1969;103(1):1–7.
9. Kjeldsen J. Hemodynamic investigations during labour and delivery. Acta Obstet Gynecol Scand Suppl. 1979;89:1.
10. Marrouche NF, Brachmann J, Andresen D, Siebels J, Boersma L, Jordaens L, Merkely B, Pokushalov E, Sanders P, Proff J, Schunkert H, Christ H, Vogt J, Bänsch D, CASTLE-AF Investigators. Catheter ablation for atrial fibrillation with heart failure. N Engl J Med. 2018;378(5):417–27.
11. Tung R, Vaseghi M, Frankel DS, Vergara P, Di Biase L, Nagashima K, Yu R, Vangala S, Tseng CH, Choi EK, Khurshid S, Patel M, Mathuria N, Nakahara S, Tzou WS, Sauer WH, Vakil K, Tedrow U, Burkhardt JD, Tholakanahalli VN, Saliaris A, Dickfeld T, Weiss JP, Bunch TJ, Reddy M, Kanmanthareddy A, Callans DJ, Lakkireddy D, Natale A, Marchlinski F, Stevenson WG, Della Bella P, Shivkumar K. Freedom from recurrent ventricular tachycardia after catheter ablation is associated with improved survival in patients with structural heart disease: an International VT Ablation Center Collaborative Group study. Heart Rhythm. 2015;12(9):1997–2007.
12. Ferguson JD, Helms A, Mangrum JM, DiMarco JP. Ablation of incessant left atrial tachycardia without fluoroscopy in a pregnant woman. J Cardiovasc Electrophysiol. 2011;22(3):346–9.

13. Leiria TL, Martins Pires L, Lapa Kruse M, Glotz de Lima G. Supraventricular tachycardia and syncope during pregnancy: a case for catheter ablation without fluoroscopy. Rev Port Cardiol. 2014;33(12):805.e1–5.
14. Bigelow AM, Crane SS, Khoury FR, Clark JM. Catheter ablation of supraventricular tachycardia without fluoroscopy during pregnancy. Obstet Gynecol. 2015;125(6):1338–41.
15. Chen G, Sun G, Xu R, Chen X, Yang L, Bai Y, Yang S, Guo P, Zhang Y, Zhao C, Wang DW, Wang Y. Zero-fluoroscopy catheter ablation of severe drug-resistant arrhythmia guided by Ensite NavX system during pregnancy: two case reports and literature review. Medicine (Baltimore). 2016;95(32):e4487.
16. Koźluk E, Piątkowska A, Kiliszek M, Lodziński P, Małkowska S, Balsam P, Rodkiewicz D, Piątkowski R, Zyśko D, Opolski G. Catheter ablation of cardiac arrhythmias in pregnancy without fluoroscopy: a case control retrospective study. Adv Clin Exp Med. 2017;26(1):129–34.
17. Karbarz D, Stec PJ, Deutsch K, Śledź J, Stec S. Zero-fluoroscopy catheter ablation of symptomatic preexcitation from non-coronary cusp during pregnancy. Kardiol Pol. 2017;75(12):1351.
18. Prolič Kalinšek T, Jan M, Rupar K, Ražen L, Antolič B, Žižek D. Zero-fluoroscopy catheter ablation of concealed left accessory pathway in a pregnant woman. Europace. 2017;19(8):1384.
19. Rossi L, Penela D, Villani GQ. Intracardiac echocardiography catheter-guided zero fluoroscopy transeptal puncture technique for ablation of left-sided accessory pathway in a pregnant woman. Europace. 2017;19(11):1825.
20. Jan M, Ružič Medveščček N, Fabjan VV. Zero-fluoroscopy catheter ablation of focal atrial tachycardia in a pregnant woman with tachycardia induced cardiomyopathy. Zdrav Vestn. 2018;87(3–4):163–6.
21. Jan M, Žižek D, Rupar K, Mazić U, Kuhelj D, Lakič N, Geršak B. Fluoroless catheter ablation of various right and left sided supra-ventricular tachycardias in children and adolescents. Int J Cardiovasc Imaging. 2016;32(11):1609–16.
22. Stec S, Śledź J, Mazij M, Raś M, Ludwik B, Chrabąszcz M, Śledź A, Banasik M, Bzymek M, Młynarczyk K, Deutsch K, Labus M, Śpikowski J, Szydłowski L. "Feasibility of implementation of a simplified, No-X-Ray, no-lead apron, two-catheter approach" for ablation of supraventricular arrhythmias in children and adults. J Cardiovasc Electrophysiol. 2014;25(8):866–74.
23. Fernández-Gómez JM, Moriña-Vázquez P, Morales Edel R, Venegas-Gamero J, Barba-Pichardo R, Carranza MH. Exclusion of fluoroscopy use in catheter ablation procedures: six years of experience at a single center. J Cardiovasc Electrophysiol. 2014;25(6):638–44.
24. Wang Y, Chen GZ, Yao Y, Bai Y, Chu HM, Ma KZ, Liew R, Liu H, Zhong GQ, Xue YM, Wu SL, Li YF, Zhao CX, Liu QG, Lin L, Wang L, Wang DW. Ablation of idiopathic ventricular arrhythmia using zero-fluoroscopy approach with equivalent efficacy and less fatigue: a multicenter comparative study. Medicine (Baltimore). 2017;96(6):e6080.
25. Razminia M, Willoughby MC, Demo H, Keshmiri H, Wang T, D'Silva OJ, Zheutlin TA, Jibawi H, Okhumale P, Kehoe RF. Fluoroless catheter ablation of cardiac arrhythmias: a 5-year experience. Pacing Clin Electrophysiol. 2017;40(4):425–33.
26. Gupta A, Perera T, Ganesan A, Sullivan T, Lau DH, Roberts-Thomson KC, Brooks AG, Sanders P. Complications of catheter ablation of atrial fibrillation: a systematic review. Circ Arrhythm Electrophysiol. 2013;6(6):1082–8.
27. Rodriguez-Entem FJ, Expósito V, Gonzalez-Enriquez S, Olalla-Antolin JJ. Cryoablation versus radiofrequency ablation for the treatment of atrioventricular nodal reentrant tachycardia: results of a prospective randomized study. J Interv Card Electrophysiol. 2013;36(1):41–5.
28. Estner HL, Ndrepepa G, Dong J, Deisenhofer I, Schreieck J, Schneider M, Plewan A, Karch M, Weyerbrock S, Wade D, Zrenner B, Schmitt C. Acute and long-term results of slow pathway ablation in patients with atrioventricular nodal reentrant tachycardia--an analysis of the predictive factors for arrhythmia recurrence. Pacing Clin Electrophysiol. 2005;28(2):102–10.
29. Ceresnak SR, Dubin AM, Kim JJ, Valdes SO, Fishberger SB, Shetty I, Zimmerman F, Tanel RE, Epstein MR, Motonaga KS, Capone CA, Nappo L, Gates GJ, Pass RH. Success rates in pediatric WPW ablation are improved with 3-dimensional mapping systems compared with fluoroscopy alone: a multicenter study. J Cardiovasc Electrophysiol. 2015;26(4):412–6.
30. Busch S, Forkmann M, Kuck KH, Lewalter T, Ince H, Straube F, Wieneke H, Julian Chun KR, Eckardt L, Schmitt C, Hochadel M, Senges J, Brachmann J. Acute and long-term outcome of focal atrial tachycardia ablation in the real world: results of the german ablation registry. Clin Res Cardiol. 2018;107(5):430–6.
31. Latchamsetty R, Yokokawa M, Morady F, Kim HM, Mathew S, Tilz R, Kuck KH, Nagashima K, Tedrow U, Stevenson WG, Yu R, Tung R, Shivkumar K, Sarrazin JF, Arya A, Hindricks G, Vunnam R, Dickfeld T, Daoud EG, Oza NM, Bogun F. Multicenter outcomes for catheter ablation of idiopathic premature ventricular complexes. JACC Clin Electrophysiol. 2015;1(3):116–23.
32. Peichl P, Wichterle D, Pavlu L, Cihak R, Aldhoon B, Kautzner J. Complications of catheter ablation of ventricular tachycardia: a single-center experience. Circ Arrhythm Electrophysiol. 2014;7(4):684–90.
33. Rennie J, Rosenbloom L. How long have we got to get the baby out? A review of the effects of acute and profound intrapartum hypoxia and ischaemia. Obstet Gynaecol. 2011;13:169–74.

第 17 章

零射线电生理实验室使用三维标测系统的成本优化

Pablo Moriña Vazquez, Félix Ayala-Paredes

简介

在电生理实验室中,X 线透视作为引导导管进入心腔的一种手段,辐射和 X 线暴露天数是累积性的。电生理内科医生和其他医务人员逐渐意识到需要减少 X 线透视使用,这不仅是为了减少辐射暴露对患者的影响,也是为了减少对每天暴露在辐射中的电生理医务人员产生更大的影响(本书第 2 章专门论述这一问题)。在本章中,笔者将介绍如何增加三维标测系统的使用率,以及如何证明预期成本增加的合理性。

P. Moriña Vazquez
Arrhythmia and Pacing Unit,
Hospital Juan Ramon Jiménez, Huelva, Spain

F. Ayala-Paredes (✉)
Division of Cardiology, Centre Hospitalier
Universitaire de Sherbrooke, Sherbrooke, Canada
e-mail: felix.ayala-paredes@usherbrooke.ca

电生理实验室的成本构成

将成本仅归因于所用手术耗材的想法过于简单,不否认手术耗材或延展耗材相关成本在整个成本中的重要性,但需要考虑的是耗材成本在世界各地存在很大差异,许多国家都接受电生理手术中一次性耗材的再次使用。笔者将分析电生理实验室成本的所有组成部分,以及如何通过三维标测系统采取不同的策略从实际角度控制成本。

- **电生理实验室建设**:在任何电生理实验室中,成本最高的实际上是 X 线透视设备。它需要专门建造一个特殊的房间,带有辐射屏蔽装置,并需要一个支撑单面平板或双面平板系统重量的结构。建设一个新电生理实验室的成本是任何三维标测系统市场价格的 4~5 倍。我们可以认为,无论如何,确实需要 X 线透视来完成电生理检查和射频消融手术,但如果 90%的电生理手术可以在无X线透视下完成呢？现实即是如此。大多数单中心报道了他们在零射线消融手术(所有心律失常：包括左侧和心房颤动)方面的经验，在90%~100%的病例中实现了完全零射线消融[1-4]。即便是经验不足的术者或新术者报道他们的结果时，也有80%~90%的病例在不需要任何X线透视的情况下完成[5,6]。因此，电生理实验室不需要X线透视是非常令人期待的，这样就可以去除电生理实验室购买X线透视设备的成本。这种零射线消融电生理实验室已经在儿童电生理中心进行了试运行，包括左侧消融，临床消融效果相当，并发症发生率相同，并且在任何环境下都不需要X线透视(无论在导管室还是在使用零射线消融方法的手术室)[7]。可以肯定的是，在传统电生理实验室或导管室之外，仅使用三维标测系统消融大部分心律失常将是未来几年的常态，它降低了新建造昂贵导管室或电生理实验室的成本。在极少数需要X线透视的消融手术中，使用移动式数字X线设备(在所有电生理中心广泛使用)是一种节约成本的选择，这一做法能够满足消融的需求，且仅增加了少量成本。

• **耗材、导管和电极贴片**：正如世界各地的电生理中心重复使用一次性导管一样(2001年公布的一项调查结果显示，美国49%的电生理实验室在一定程度上存在重新处理和重复使用导管的情况[8])，大多数三维标测系统供应商都制订了不同的策略，以强制电生理中心术者们遵守至少部分系统配件一次性使用政策。EnSite NavX™是最常用的三维标测系统之一，它是一个开放式平台。任何导管都可以在此平台中使用，因此，该系统的贴片较其他系统更为昂贵。现在，已经发布了EnSite Precision™系统(最新版本)，配备使用带磁传感器的专用诊断消融导管，性能更佳。Carto™系统从一开始就使用带磁传感器的专用消融导管，成本至少是标准消融导管的四倍，所需贴片以非常低的价格销售，鼓励术者在临床心律失常病例开始电生理检查时即配好电极贴片，以便诊断结束后立即使用Carto™系统进行消融治疗。Rthymia™系统最初即推出了一种专门的、性能卓越的超高密度诊断标测网篮导管，其市场售价约为任何标准消融导管的十倍，现在还提供了与Carto™系统功能相匹配的、带传感器功能的专用导管。然而，耗材定价与其销量之间存在一定联系。一家公司销售的耗材越少，耗材的销售价格就越高。换句话说，电生理中心可以根据消融手术量进行议价：如果一家三维标测系统每天使用3~5次，而不是一周只使用一两次，耗材价格可能会下降。在笔者所在的电生理中心，有严格的单导管使用政策，从三家三维电生理标测系统供应商中选择一家，计算使用4~5根导管的标准电生理消融手术成本，与供应商进行谈判，就捆绑式零射线消融组件套装(电极贴片、消融导管和冠状窦导管：笔者团队认为对于大多数心律失常消融病例，双导管方法足够)的额外成本达成一致。现在笔者所在中心对每例心律失常消融患者均使用该零射线消融组件套装。达成第一份协议后，笔者团队联系了其他两家三维标测系统供应商，并告知他们，如果想在临床中继续应用他们的产品，就必须匹配上述捆绑式零射线消融组件套装的价格。他们后来的确做到了这一点。作为一种对医方和供应商双方均有益的妥协，笔者团队从未取消任何一种复杂心律失常的消融手术(在过去，由于三维标测系统需要供应商提供电生理技术服务人员，电生理检查结束后需要进行三维标测消融的病例不得不安排择期进行），即便需要电生理技术服务人员这部分成本尚未计算在内，也会降低医院和耗材成本。临床消融手术对技术人员的支持越来越少，供应商公司甚至可以在笔者所在电生理中心培训他们的技术人员，这样就可以大大节省相关开支（笔者团队电生理中心已经完全独立，而且消融手术工作量非常大）。随着时间推移，器械公司会不断推出新的但价格昂贵的导管供临床选择，使用这些导管必然会增加临床成本，因此需要器械公司制订相应的策略加以应对。此外，大多数简单心律失常病例仅需要普通导管，而对于复杂消融病例，基于传感器、灌注和压力触控的新型导管已经成为标配。普通非压力触控、非灌注导管的临床需求明显减少，导致大量生产的普通导管剩余量增多。而且，与零射线消融方法相比，X 线透视下进行的非灌注导管消融手术病例也越来越少。每个国家和医疗机构在购买三维标测系统时都有自己的政策（购买时要保证耗材成本更低，而不是租赁和更高的耗材成本），在任何情况下，各个电生理中心都可以根据自己的消融手术量与一家或多家供应商达成协议，实现双赢。

- **患者和医务人员工作强度**：为了预防癌症（无论是患者还是医务人员），或腰椎病（在加拿大，电生理医师的发病率是非介入心脏病医师的四倍[9]）和颈椎病，电生理医生的健康问题需要格外关注。对于需要侵入性电生理手术的妊娠患者，任何剂量的辐射暴露都是不安全的（在笔者所在中心前 300 例零射线消融病例中，有 4 例是孕妇患者），大多数电生理实验室政策都禁止已经怀孕的工作人员继续工作，以避免辐射暴露的风险。越来越多的女性医生、护士和技术人员也选择了电生理消融工作，虽然女性群体在大多数电生理实验室中仍属小众，但呈现逐渐增长趋势。2003 年，美国只有 8%的心脏病医生是女性[10]，但最近的一项德国调查研究显示，在电生理领域接受培训的女性心脏病医生从 2010 年的 26%增加至 2015 年的 38%[11]。NO-PARTY 试验是一项来自意大利的临床随机研究，该研究将患者随机分配到常规 X 线透视组和最低 X 线透视组（MFA），通过 EnSite NavXTM 系统进行室上性心律失常消融治疗。研究表明，在 MFA 组进行消融治疗的患者中，72%的患者完全实现了零射线消融治疗。这足以使 MFA 组患者癌症发病率和死亡率风险降低 96%，大多数欧洲国家能够负担三维标测系统应用所带来的成本增加[6]。另一项关于儿童群体进行消融手术的成本效应研究中，经济模型显示每台手术有效辐射暴露剂量减少 2.8mSv，所产生的额外成本对大多数国家而言并不具有成本效益，但当补充儿童校正系数后，使用三维标测系统则具有成本效益[12]。如果在这些经济模型中采用适度减少辐射暴露为患者进行消融手术，想象一下，电生理医生（离 X 线更近）和其他工作人员在繁忙的电生理实验室中面临持续的辐射暴露，应该将辐射剂量减少到多少才能降低健康成本？目前尚无经济模型对上述问题进行回答。所有介入心脏病医生都将 X 线视为朋友，在 X 线透视辅助下帮助技术成长进步。然而，更新一代的介入心脏病医生们将看到在零射线电生理实验室工作的优势。再次强调，成本效应是一个不断变化的目标，在大多数经济模型中仅计算三维标测系统的增量成本。一旦零射线消融技术被广泛采用，硬件成本就会降低；一旦 X 线透视使用越来越少，有效的辐射暴露剂量减少将更加明显。与此同时，电生理医生不能等待，应该在妊娠心律失常患者需要进行专业治疗时做好零射线消融准备，或者在更常见的情况下，满足女性医务工作者希望在怀孕期间继续在电生理实验室进行工作的职业诉求。

在电生理实验室对所有心律失常病例采用三维标测系统的成本控制

如前所述，对日常心律失常病例使用三维标测系统条件已经具备：在三维系统指导下，没有无法解决的心律失常病例，对于复杂心律失常，目前的技术手段也足以满足零射线消融手术的需要。零射线消融技术为患者和医院系统节省了成本。

手术中较少的血管入路置入导管（三维标测系统其他辅助功能可进行弥补）使患者在消融术后当天即可出院。仅在同一侧腹股沟区进行两次穿刺最终将减少血管并发症发生率，并有助于患者早期下床活动和出院，这也为患者和医院系统节省了成本。

在零射线电生理实验室工作的女性医护人员怀孕不再是一个问题。如果她决定继续工作，则有充足的时间准备替代人员或者只要认为对孕妇和婴儿没有伤害，就可以一直工作下去。电生理团队可以选择更多女性医护人员，潜在地为医院节省成本。

由于尚未进行成本分析，在这里简要归纳零射线对电生理团队的好处：一旦电生理团队采用了零射线消融技术，无须再回到之前的“X 线透视”时代，也不用再承受铅衣的重量；未来也不用再将癌症和脊柱问题的预防成本考虑在内。那时老一代的电生理术者将退休，而新一代的电生理术者将充分享受零射线消融电生理实验室所带来的益处。

导管反复使用是另一种节省成本的方法，但如前所述，大多数三维标测系统供应商都有硬件或软件设置来强制电生理术者一次性使用相关耗材，详情请参见下文。如果您所在电生理中心必须要遵循一次性使用政策，那么降低成本的唯一方法就是按照本文之前所论述的减少导管应用的数量。如果您所在的电生理中心可以重复使用导管，则环氧乙烷[13]或过氧化氢等离子体[14]灭菌是一种可接受的选择，使用环氧乙烷[13]灭菌时，建议再次使用导管之前要有 15 小时以上的解毒期。

接下来将讨论的使用特定三维标测系统时降低成本的方法可能会受到当地法规约束。需要注意的是，这些方法可能会受到当地医疗法规制约，并且器械供应商也并不鼓励反复使用耗材。但某些耗材重复使用并不会对患者造成伤害，读者可根据当地政策决定是否采用这些方法。

• EnSite NavX™系统：该系统的电极贴片是一次性使用耗材。但在大多数国家，由于卫生和污染等原因，不允许重复使用电极贴片。实际上，该电极贴片可以用于一名以上的心律失常患者，前提是手术系统记录的是同一名患者。从第一个病例开始，直到当天手术结束或启用了新的贴片，电极贴片可以一直使用。对于没有保险的人群或低收入国家，这种方法（一天内重复使用电极贴片）可以在应用零射线消融技术时将三维电生理手术成本至少降低三到四倍，使患者避免了昂贵的花费。

• Carto™系统：成本主要是消融导管。

即便您所在的电生理中心允许重复使用消融导管，强生公司的内部软件也会使带有导航星的导管在 24 小时后无法使用。散在报道显示，如果将强生公司消融导管在当天的最后一例手术中使用，夜间进行消毒，则在第二天早上，即 24 小时效期之前，仍然能够在第一例手术中再次使用。在遵循一次性使用政策的电生理中心，仅在没有发现心律失常靶点的情况下，或者在需要冷冻消融的情况下，通过以下方式降低电生理消融手术的成本：将需要消融的心律失常病例（通常为房扑消融）作为第一例使用强生公司消融导管，如果下一个病例不需要进行消融治疗，或者选择了冷冻消融，在将消融导管简单去污后，保留当天的第一根 Navistar 消融导管，并将其放置于下一个患者床垫或导管床下的塑料袋中，仍与 Carto 系统相连接。然后使用十级 Nav 导管（通常与标准十级导管售价相同）或所需的任何其他带传感器的导管来重建心脏解剖模型。另一根四极导管辅助完成电生理检查，如果电生理检查结果阴性不需要进行消融治疗，则仅使用了两个便宜的诊断导管，无须 X 线透视，也不影响一次性使用政策，而且重复使用的消融导管位于患者体外。当使用冷冻消融导管进行消融时，重建解剖模型后就可以将冷冻导管与其他任何不带传感器的导管一样使用和可视化。

• **Rhythmia™系统**：目前尚未开发出任何能使 Orion 网篮导管重复使用的技巧，它应该和其他带传感器导管一样具有相同的限制条件，与之前提及的用于 Carto™ 系统带传感器导管的技巧相同（但没有带传感器的十级导管，如 Carto™ 系统中的十级 Nav导管，可以重建心脏解剖）。

总结

日常电生理实验室的零射线消融法已成为所有心律失常消融 X 线透视法可行且安全的替代方法。根据减少辐射暴露的实际参数，对于患者而言，要么是成本效应（儿童患者），要么是临界成本效应（仅成人患者）。尚无术者和电生理实验室其他医务人员辐射暴露相关问题的成本数据。新技术、新系统的进一步研发可能会有效降低成本。与此同时，当三维标测系统广泛应用于所有心律失常患者消融时，更多的零射线消融病例有助于更好地处理成本问题。本章还介绍了一些控制成本的方法（仅在当地法规允许的情况下适用），以帮助临床电生理医生在零射线消融世界里“轻松遨游”。

参考文献

1. Ayala Valani L, Al Baridi E, Rivera S, Brambilla C, Brahim Y, Klein A, Coluccini P, Compagno P, Fortes Etchepare R, Badra M, Dusault C, Roux JF, Ayala Paredes F. Real life EP lab without fluoroscopy. Eur Heart J. 2018;39(Suppl 1):P6646.
2. Fernández-Gómez JM, Moriña-Vázquez P, Morales Edel R, Venegas-Gamero J, Barba-Pichardo R, Carranza MH. Exclusion of fluoroscopy use in catheter ablation procedures: six years of experience at a single center. J Cardiovasc Electrophysiol. 2014;25(6):638–44.
3. Razminia M, Willoughby MC, Demo H, Keshmiri H, Wang T, D'Silva OJ, Zheutlin TA, Jibawi H, Okhumale P, Kehoe RF. Fluoroless catheter ablation of cardiac arrhythmias: a 5-year experience. Pacing Clin Electrophysiol. 2017;40(4):425–33.
4. Sánchez JM, Yanics MA, Wilson P, Doshi A, Kurian T, Pieper S. Fluoroless catheter ablation in adults: a single center experience. J Interv Card Electrophysiol. 2016;45(2):199–207.
5. Álvarez M, Bertomeu-González V, Arcocha MF, Moriña P, Tercedor L, Ferrero de Loma Á, Pachón M, García A, Pardo M, Datino T, Alonso C, Osca J, Investigators of the Spanish Multicenter registry of Fluoroscopy-free Ablation. Nonfluoroscopic catheter ablation. Results from a prospective multicenter reg-

istry. Rev Esp Cardiol. 2017;70:699–705.
6. Casella M, Dello Russo A, Pelargonio G, et al. Near zerO fluoroscopic exPosure during catheter ablAtion of supRavenTricular arrhYthmias: the NO-PARTY multi-center randomized trial. Europace. 2016;18:1565–72.. https://www.ncbi.nlm.nih.gov/pmc/articles/PMC5072134/#sup1.
7. Bigelow AM, Smith PC, Timberlake DT, et al. Procedural outcomes of fluoroless catheter ablation outside the traditional catheterization lab. Europace. 2017;19(8):1378–84.
8. Mickelsen S, Mickelsen C, MacIndoe C, Jaramillo J, Bass S, West G, Kusumoto FM. Trends and patterns in electrophysiologic and ablation catheter reuse in the United States. Am J Cardiol. 2001;87(3):351–3.. A9
9. Birnie D, Healey JS, Krahn AD, Ahmad K, Crystal E, Khaykin Y, Chauhan V, Philippon F, Exner D, Thibault B, Hruczkowski T, Nery P, Keren A, Redfearn D. Prevalence and risk factors for cervical and lumbar spondylosis in interventional electrophysiologists. J Cardiovasc Electrophysiol. 2011;22(9):957–60.
10. Wenger NK. Women in cardiology : the US experience. Heart. 2005;91(3):277–9.
11. Eckardt L, Frommeyer G, Sommer P, Steven D, Deneke T, Estner HL, Kriatselis C, Kuniss M, Busch S, Tilz RR, Bonnemeier H, von Bary C, Voss F, Meyer C, Thomas D, Neuberger HR. Updated survey on interventional electrophysiology: 5-year follow-up of infrastructure, procedures, and training positions in Germany. JACC Clin Electrophysiol. 2018;4(6):820–7.
12. Marini M, Ravanelli D, Guarracini F, Del Greco M, Quintarelli S, Cima A, Coser A, Martin M, Valentini A, Bonmassari RA. Cost-effective analysis of systematically using mapping systems during catheter ablation procedures in children and teenagers. Pediatr Cardiol. 2018;39:1581–9. https://doi.org/10.1007/s00246-018-1933-5.
13. Ferrell M, Wolf CE 2nd, Ellenbogen KA, Wood MA, Clemo HF, Gilligan DM. Ethylene oxide on electrophysiology catheters following resterilization: implications for catheter reuse. Am J Cardiol. 1997;80(12):1558–61.
14. Bathina MN, Mickelsen S, Brooks C, Jaramillo J, Hepton T, Kusumoto FM. Safety and efficacy of hydrogen peroxide plasma sterilization for repeated use of electrophysiology catheters. J Am Coll Cardiol. 1998;32(5):1384–8.

第 18 章

心脏电子设备的零射线植入

Yan Wang

简介

在过去的十年，三维导航系统如 Ensite NavX 系统（St. Jude Medical，St. Paul，MN，USA）、CARTO 系统（Biosense Webster，Diamond Bar，CA，USA）和 LocaLisa 系统（Medtronic，Minneapolis，MN，USA），已经被广泛开发并应用于电生理射频消融手术中。上述三维标测系统可以指导导管进入心腔，显著减少患者和医务人员的辐射暴露[1-7]。

在本章中，笔者将论述心脏电子设备在零射线或接近零射线下的植入技术。就像首次植入单腔起搏器、双腔起搏器或植入式心律转复除颤器（implantable cardioverter defibrillator，ICD）等操作一样，几乎所有的植入手术都可以在零射线下完成，仅少数病例可能需要极低剂量的 X 线透视，尤其是在心脏再同步化治疗（cardiac resynchronization therapy，CRT）植入三腔起搏器时[8-12]。

候选患者

一般而言，以下情况可以考虑零射线或接近零射线心脏电子设备植入：①首次植入心脏电子设备；②植入的相关血管入路无解剖异常；③患者对 X 线敏感或不愿接受 X 线透视下植入；④X 线设备不可用，需要紧急植入。

准备

零射线下确认静脉入路

（1）带旋塞阀的延长管。这是一种常规用于泵注射的管，包括一个公鲁尔接头和一个母鲁尔接头，用于确认穿刺血管为静脉。公接头连接针头，母接头连接三通旋塞阀或注射器（图 18.1）。

Y. Wang (✉)
Cardiovascular Division, Tongji Hospital, Tongji Medical College, Huazhong University of Science and Technology, Wuhan, China
e-mail: newswangyan@tjh.tjmu.edu.cn

(2)夹-夹电缆线(两头均为鳄鱼夹电缆线)。通常使用该电缆线进行起搏参数测试,需要两到三根该电缆线(图 18.2)。

(3)夹-针电缆线(可选)。鳄鱼形夹可连接到单极导线的导电尾端,针可连接到三维导航系统上(图 18.3)。

(4)单极导线(可选)。单极导线头端可导电,延伸到导电金属线尾部,其余部分为绝缘层;它可用于验证静脉入路(图 18.4 和图 18.5)。

对于其他用于确认静脉入路的仪器和设备,请参阅关于零射线下导管置放章节。

导航系统

所有三维标测导航系统都可用于辅助零射线下心脏电子设备植入。通常优先选择 EnSite NavX™ 系统指导导管在零射线下进入心腔,这个过程至少需要配备电极贴片和一根可调弯诊断导管(理想情况下),用来重建感兴趣腔室的心脏解剖结构。如其他章节

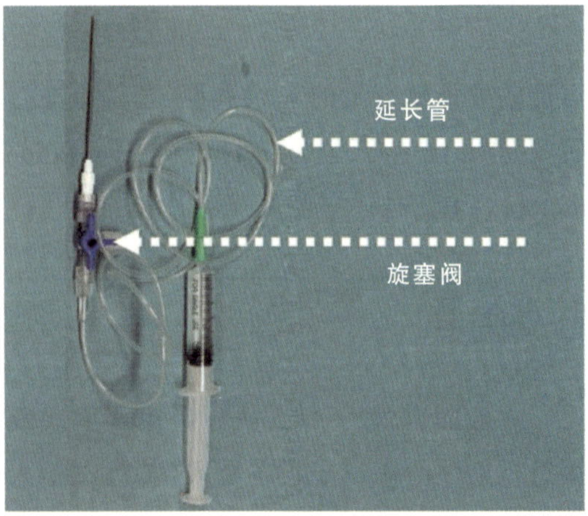

图 18.1 带旋塞阀的延长管。

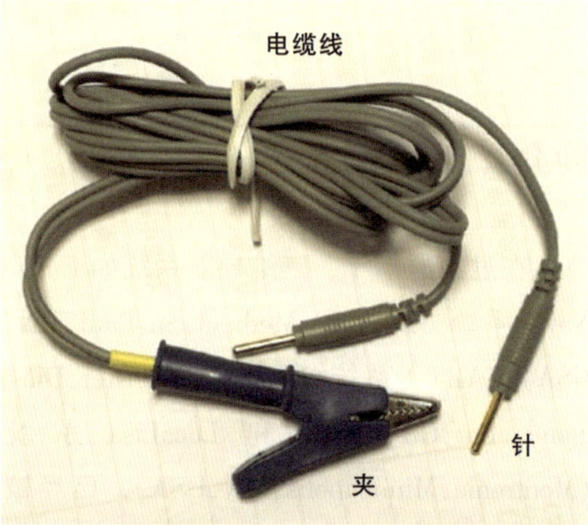

图 18.3 夹-针电缆线。

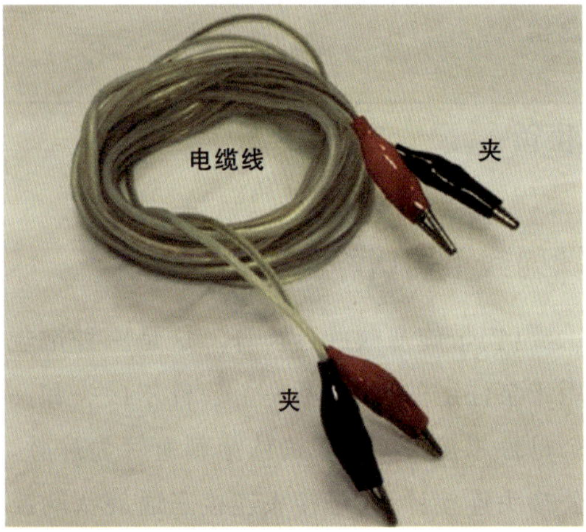

图 18.2 夹-夹电缆线。

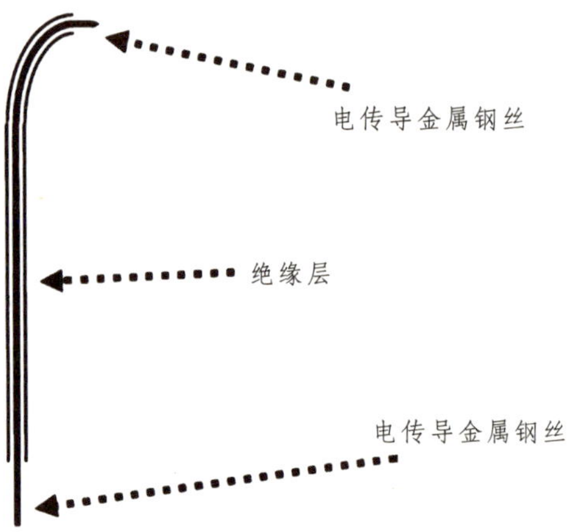

图 18.4 单极导线。

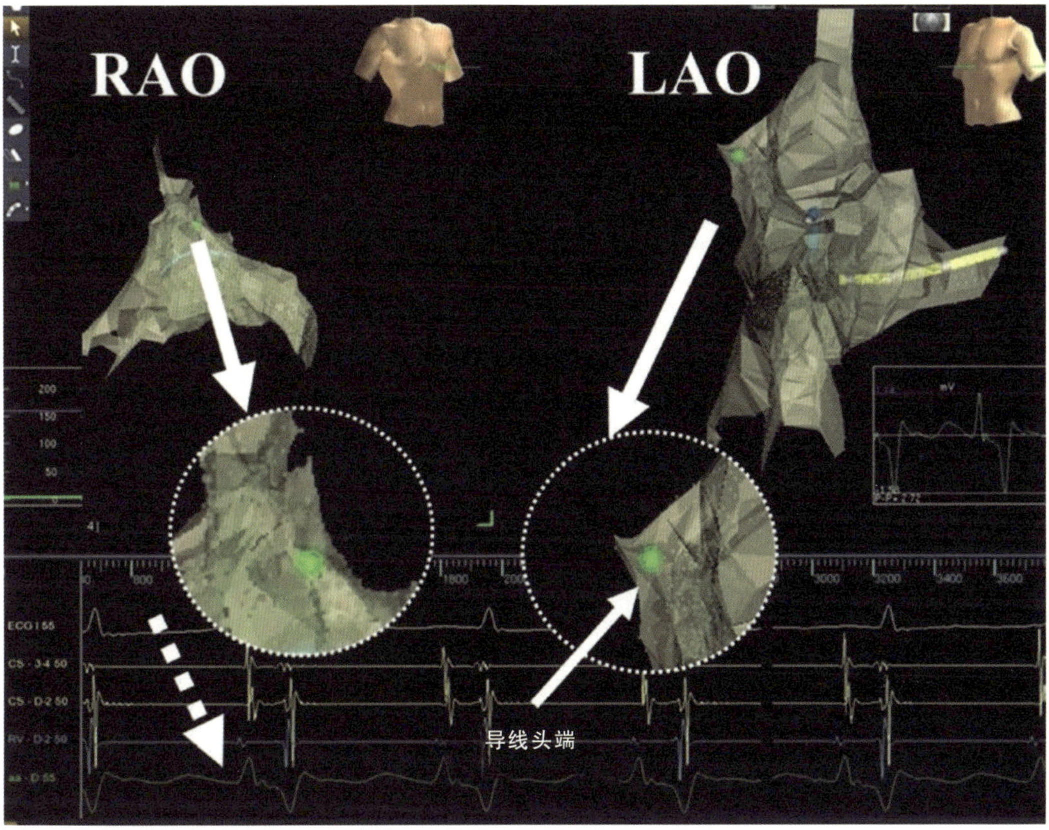

图 18.5　单极导线置于右心房。绿点显示导线头端，虚线箭头显示导线头端记录的心腔内电图。RAO，右前斜位；LAO，左前斜位。

所述，也可以使用 Carto 系统：将 Navistar 磁导航导管放置于患者体外胸部水平，并与 Carto 系统相连，进而可以使用十级 Nav 导管重建心脏解剖结构。

三维导航所需其他耗材

- 一套体表电极贴片（Ensite NavX，St Jude Medical，MN，USA）
- 一根诊断导管+一根连接电缆
- 长鞘(SR0)
- 短鞘(6F)

心脏解剖模型重建首选可调弯导管。

超声心动图

其他成像方式，如经胸超声心动图或经食道超声心动图，有助于显示心腔内导管。然而，考虑到额外操作和辅助人员、增加患者不适感或增加患者感染风险，笔者在此不建议应用。

无论如何，建议每名患者均备用经胸超声心动图检查。

植入相关耗材

- 心脏电子设备

- 起搏电极(主动电极或被动电极)
- 导引鞘管

植入

在患者皮肤上放置一组电极帖片,对手术区域进行消毒和覆盖,用电极贴片作为系统参考和位置参考。

起搏器

电极植入

在麻醉状态下,根据临床情况,可通过左侧或右侧锁骨下静脉或腋下静脉植入电极。如果需要,可以穿刺右侧股静脉进行临时起搏。

对于单腔起搏器,除非需要临时起搏,否则只需穿刺锁骨下静脉或腋静脉。

通过 Seldinger 技术穿刺锁骨下静脉或腋静脉,引入J形导丝。在一些电生理中心,血管超声可以安全地指导静脉穿刺。一旦穿刺见血,需要通过以下表现验证是否静脉穿刺:

(1)静脉血特有暗色。

(2)压力测量或回血试验。

(3)通过锁骨下静脉放置的J形导丝套住经股静脉放置的导管,进行推拉运动,如果在运动轨迹显示屏上清晰可见,则证明J形导丝在静脉系统中。

(4)通过经股静脉放置的导管旋转使J形导丝缠绕,心腔内电图上出现干扰信号即可判断J形导丝在静脉系统[6]。

由于简单方便,建议通过回血试验来验证静脉穿刺。可使用带旋塞的充液延长管进行试验。将穿刺针连接至公鲁尔滑动接头上,然后放下并提起延长管,血液沿着穿刺针来回流动。确认静脉穿刺的更多细节已在之前的导管放置章节论述。

在进行以下准备后,可以在电脑显示屏上观察到牵拉运动或干扰信号。将单极导线或常规使用的导线沿穿刺针置入,并用夹-针电缆线一端连接导线的尾部,另一端连接三维标测系统,以获取在三维系统中显示的心腔内电图(导线起搏试验)。

静脉穿刺验证完成后,沿导丝推送导引鞘进入心腔并撤出导丝,然后沿导引鞘置入起搏电极并将导引鞘撤出。

电极连接

连接电缆线,寻找一到两个理想的起搏部位(图 18.6)。将一根电缆线与三维标测系统相连接,另一根电缆线与起搏器测试仪相连接。

(1)使用夹-针电缆线。将起搏导线与电缆线夹端连接,并将电缆线针端连接至三维标测系统的针盒中。

(2)如果没有夹-针电缆线,则使用两头均为鳄鱼夹的电缆线。此时,术者需要剥下用于连接诊断性电生理导管的电缆线针端(引脚)塑料护套,将电缆线的一个夹端连接到起搏导线上,将电缆线的另一个夹端连接至剥开塑料护套的针端上,最后将剥开塑料

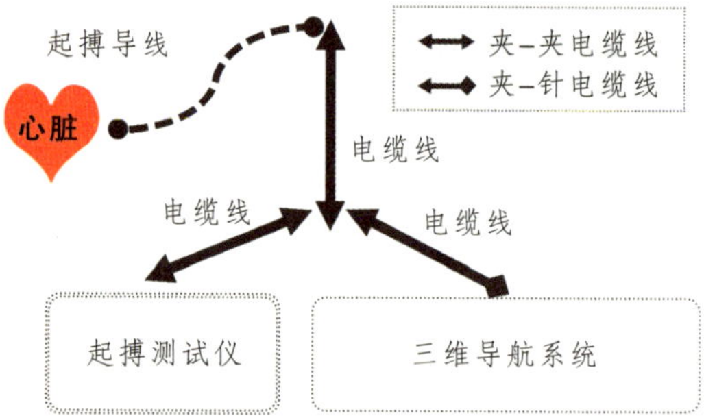

图 18.6 一到两个连接模式,需要三根电缆线。

护套的针端插入三维标测系统的针盒中。

模型重建

任何标准起搏器植入都需要重建右心房、右心室和冠状窦解剖模型，然后可以根据重建的解剖模型放置电极，选择所需的起搏部位。下文将论述如何直接使用起搏导线在 NavX 系统指导下重建所需的解剖模型。

当电极连接至三维标测系统，电极头端就已经显示在系统屏幕上，此时可以通过电极头端可视化重建解剖模型。主要关注起搏器电极植入的靶目标区域（如右心耳），需按以下步骤构建解剖模型：

（1）根据使用的起搏导线类型设置电极间距。

（2）嘱患者避免身体运动和深呼吸。

（3）进行优化和呼吸补偿。

（4）移动电极，记录电极头端运动轨迹，重建基本模型，主要关注植入的目标区域。

（5）如果需要更细节的高精密度解剖模型，可选择一根软的可调弯诊断导管，甚至可以选择一根标测导管。

（6）双腔起搏器植入时，一般在电极定位前放置两根导线。

（7）心腔内的导线会使重建模型明显变形，因此解剖模型重建过程中务必要移除所有导线。笔者建议在模型重建前用 6F 鞘管替换其他导线。

（8）小心避免导线电极意外深插入冠状窦，右前斜位视图（right anterior oblique，RAO）和左前斜位视图（left anterior oblique，LAO）有助于术者观察导线电极头端的运动轨迹。

（9）典型的心房、心室或冠状窦腔内电图有助于确定导线电极头端的位置。

（10）通过在目标心腔内摇摆起搏导线，大致重建出上腔静脉、右心房和右心室心尖部的解剖模型（预先成型的导引钢丝有助于起搏导线电极到达心腔或感兴趣的部位）。

心室导线植入

（1）以比基础心率快 10~20 次/分的频率进行起搏，并将起搏电压设置为 1.0V，以寻找和筛选理想的植入部位。

（2）在 RAO+LAO 视图中，操控心室导线电极头端至右心室理想起搏部位。

（3）观察并标记导线刚接触理想起搏部位时的插入长度，实现稳定的起搏夺获。使用无菌缝线或弹力缝线，将起搏器在距离导线进入组织血管内约三个手指处进行固定。在三维解剖模型上将导线头端所在的位置标记为一个点，并持续观察导线头端电极的空间稳定性。

（4）进一步将心室导线向前推送 2~5cm，通常推送距离为 2~3cm。

（5）检查导线头端电极的稳定性，操作如下：①反复推送或牵拉导线 1~2cm；②嘱患者深吸气并咳嗽；③在 RAO 和 LAO 视图中观察导线头端电极是否处于固定位置；④即便给予低电压起搏也能顺利夺获（图 18.7）。

（6）评估起搏阈值、导线阻抗和感知等参数，排除膈肌刺激。

（7）评估起搏参数合适后，将心室导线用缝线固定在胸肌上。

（8）有时，可以通过在三维解剖图上进行点标记，以识别导线电极头端容易反复到达但起搏参数不理想的部位，从而提高手术效率。

（9）在手术过程中，可随时对标记部位进行连续监控和校正。

（10）零射线下植入，主动固定电极比被

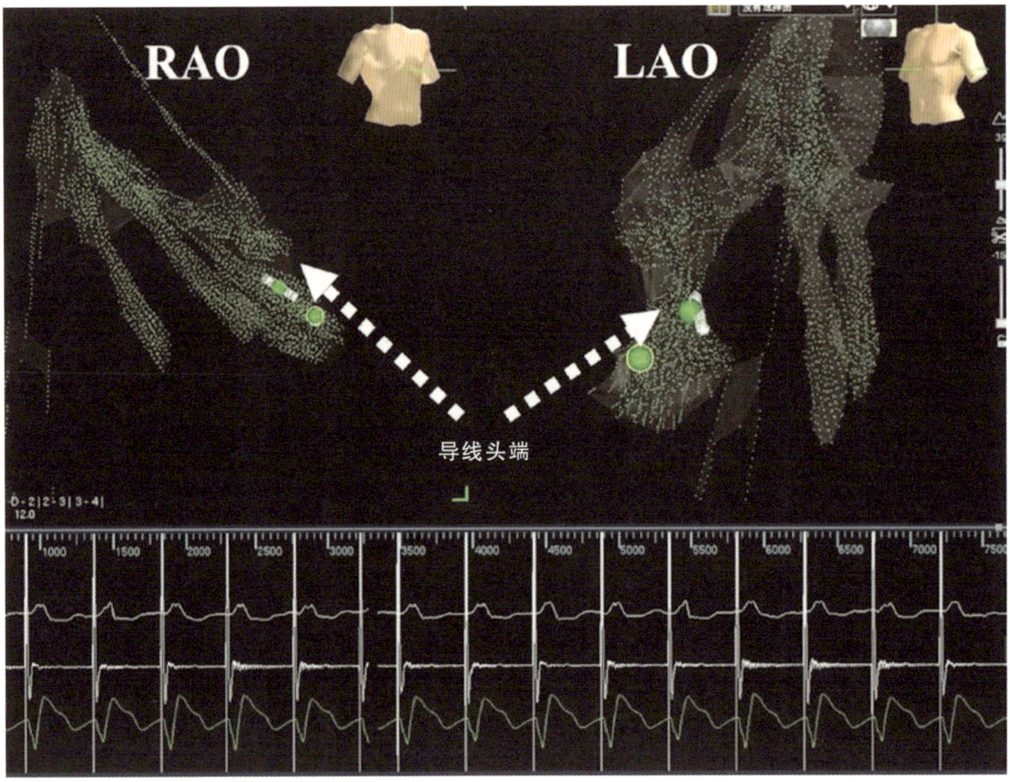

图 18.7 心室导线放置于起搏稳定夺获的位置。绿点显示心室导联头端的位置,图下方显示低电压小于 1.0V 时即可获得稳定起搏夺获。RAO,右前斜位;LAO,左前斜位。

动固定电极更容易确定合适的插入长度。

心房导线植入

(1)将 6F 鞘管替换为心房导线导引鞘,插入心房导线电极,心房导线内部有一根导引可塑性钢丝。

(2)用右心房导线电极重建右心房和右心耳解剖模型。

(3)以比基础心率快 10~20 次/分的频率进行起搏,并将起搏电压设置为 1.0V,以寻找和筛选理想的植入部位。

(4)在 RAO 和 LAO 视图中,将心房导线电极头端放置于右心耳理想位置。

(5)观察并标记心房导线电极刚接触目标部位时的插入长度,并实现稳定的起搏夺获(图 18.8)。

(6)去除心房导线内的导引塑性钢丝。检查导线头端电极的稳定性,并测量上述起搏参数。

(7)评估起搏参数合适后,将心房导线用缝线固定在胸肌上,将导线连接至准备好的起搏器。

植入式心脏转复除颤器(ICD)

ICD 导线可按照上述心室导线和心房导线的植入方法进行植入。

心脏再同步治疗/除颤器(CRT/D)

有关更多的细节信息,请参阅本书其他章节。与传统方法类似,CRT 植入首选左侧

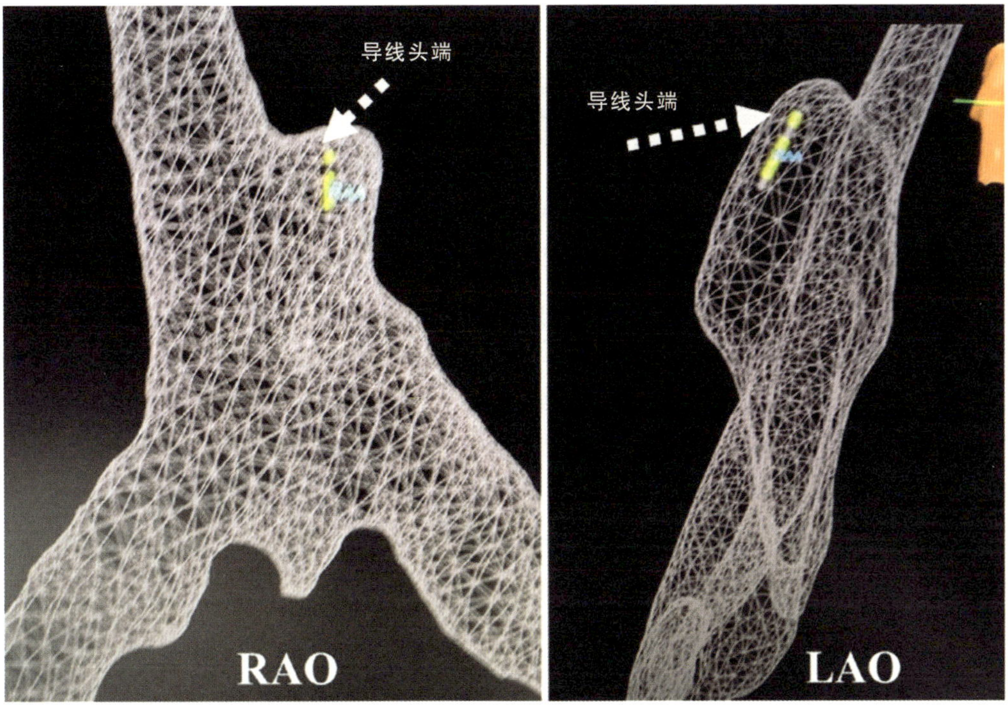

图 18.8　心房导线放置于起搏稳定夺获的位置。RAO,右前斜位;LAO,左前斜位。

静脉,因为左侧置管入路更符合天然血管走行。

(1)穿刺三个不同的部位,置入三根不同的导线。

(2)在 Ensite NavX™ 系统指导下,根据植入设备类型沿内侧导丝推送一根 8F/10.5F 导引鞘管,沿导引鞘管送入一根主动式固定心室电极。分别沿另外两个导丝置入两个 6F 鞘管。最后,撤出所有导丝。

右室导线植入

(1)通过 CRT/CRTD 专用的 8F/10.5F 导引鞘管将右心室导线电极送入右心室,使用表面电极贴片作为位置参考。按照上述方法重建解剖模型,将右心室导线电极塑形弯曲使其稳定固定于间隔部,在三维解剖模型上用一个点标记心室导线电极的位置。

(2)在接下来的模型重建过程中,将固定导线头端电极作为位置参考。

(3)始终保持导线电极与三维标测系统相连接,以便持续观察和确认导线头端电极的空间稳定性。

左室导线植入

(1)准备用于送入左心室导线电极的输送鞘,体外检查、冲洗和组装输送鞘管。

(2)用一根 10.5F 的导引鞘替换外侧的 6F 鞘管,以保证输送鞘管顺利通过。

(3)选择可调弯消融导管寻找冠状窦口,通常建议使用大弯导管(如 Safire 双向可调弯消融导管,L 形弯,St. Jude Medical,Celsius 消融导管,B 形弯,Biosense Webster,Inc.,Diamond Bar,CA,USA)。经输送鞘管送入可调弯消融导管,并将消融导管与三维导航系统相连接。重建一个新的解剖模型,主要关注冠状窦和冠状窦口附近的解剖结构。

(4)将导管置入CS远端,通过三维标测系统留下CS的解剖模型影。

(5)小心推进输送鞘管。始终将诊断或消融导管的近端电极置于输送鞘管头端之外,以避免心脏穿孔的潜在风险。当导管近端电极回撤到输送鞘管之内时,近端电极记录的心腔内电图将消失,消融导管三维影像将发生变形。观察是否存在上述现象,以确保输送鞘管安全推送。

(6)当推进输送鞘管到达CS中的适当位置,通常在CS窦口内至少1~2cm处,体外用一个或两个缝合结将输送鞘紧紧固定;取出消融或诊断导管。

(7)准备一根0.014英寸(1英寸≈2.54cm)用于经皮冠状动脉腔内成形术的金属导丝,最好使用软头导丝。用缝线结或无菌贴纸在导丝长出导线三个手指处做一个标记。特殊设计的导丝(VisionWire,Biotronik,Berlin,Deutschland)可以更方便地重建冠状窦不同分支的细节解剖模型[13]。

(8)将导丝插入导线,并使导丝伸出导线头端至少3~5cm。将导线尾端连接至Ensite NavXTM系统。

(9)将带标记的内导丝的在心室导线通过输送鞘送入冠状窦远端。

(10)轻轻来回移动导线导丝重建静脉分支的解剖模型。

(11)用另一根夹-针电缆线将导线尾端阴极与三维标测系统相连接,并显示导线头端的位置。

(12)以右室电极记录的心室电位为参考,记录局部心室激动时间和心脏静脉不同部位的电压振幅。寻找与激动参考电位相比,静脉传导延迟最大的位置。

(13)通过以下操作技巧确保安全推送:轻轻推送导线;导线阴极端与内导丝上螺纹标记保持两个手指距离,以使内导丝头端位于导线头端之外;随时观察导线头端是否随术者的操作而相应移动。

(14)如果冠状窦静脉分支三维解剖模型不完整或重建不满意时,则需要通过血管造影显示静脉分支。当导线因解剖结构变异难以顺利到达静脉分支靶点位置时,则必须要在X线透视引导下完成。

(15)采用上述方法进行初步评估后,向静脉分支靶点位置植入电极。

(16)如果导线电极到达目标位置,将内导丝回撤至冠状窦,恢复导线电极头端的自然形状。

(17)评估相关参数,包括起搏阈值、电极阻抗和感知灵敏度,并排除膈肌刺激。当获得可接受的参数后,用缝线将导线紧紧固定在胸肌上。

心房导线植入

将6F鞘管更换为相匹配的导引鞘,插入心房导线电极并撕开导引鞘。按上述方法,操控导线电极头端打弯送至理想位置,以便植入双腔起搏器。将心房导线固定在胸肌上。在三维标测系统上用一个点标记导线头端的位置,以连续观察导线头端的空间稳定性。

起搏器植入

(1)更换0.014英寸带有硬内钢丝的导丝,通常用于起搏导线塑形。将内钢丝的头端保持在冠状窦内。

(2)一名助手稳定地握住左室导联的尾端，术者小心地切开或撕开输送鞘，撤出内部钢丝，将左室导线固定在胸肌上。临床也有撕开式输送鞘，无需切割输送鞘。

(3)再次确认所有三根导线的位置和参数。如果所有参数都符合要求，则连接 CRT 设备并植入 CRT。

参考文献

1. Fernandez-Gomez JM, Morina-Vazquez P, Morales Edel R, Venegas-Gamero J, Barba-Pichardo R, Carranza MH. Exclusion of fluoroscopy use in catheter ablation procedures: six years of experience at a single center. J Cardiovasc Electrophysiol. 2014;25:638–44.
2. Chen G, Sun G, Xu R, Chen X, Yang L, Bai Y, Yang S, Guo P, Zhang Y, Zhao C, Wang DW, Wang Y. Zero-fluoroscopy catheter ablation of severe drug-resistant arrhythmia guided by ensite navx system during pregnancy: two case reports and literature review. Medicine (Baltimore). 2016;95:e4487.
3. Yang L, Sun G, Chen X, Chen G, Yang S, Guo P, Wang Y, Wang DW. Meta-analysis of zero or near-zero fluoroscopy use during ablation of cardiac arrhythmias. Am J Cardiol. 2016;118:1511–8.
4. Lemery R. Interventional electrophysiology at the crossroads: cardiac mapping, ablation and pacing without fluoroscopy. J Cardiovasc Electrophysiol. 2012;23:1087–91.
5. Ventura R, Rostock T, Klemm HU, Lutomsky B, Demir C, Weiss C, Meinertz T, Willems S. Catheter ablation of common-type atrial flutter guided by three-dimensional right atrial geometry reconstruction and catheter tracking using cutaneous patches: a randomized prospective study. J Cardiovasc Electrophysiol. 2004;15:1157–61.
6. Wang Y, Chen GZ, Yao Y, Bai Y, Chu HM, Ma KZ, Liew R, Liu H, Zhong GQ, Xue YM, Wu SL, Li YF, Zhao CX, Liu QG, Lin L, Wang L, Wang DW. Ablation of idiopathic ventricular arrhythmia using zero-fluoroscopy approach with equivalent efficacy and less fatigue: a multicenter comparative study. Medicine (Baltimore). 2017;96:e6080.
7. Wittkampf FH, Wever EF, Derksen R, Wilde AA, Ramanna H, Hauer RN, Robles de Medina EO. Localisa: New technique for real-time 3-dimensional localization of regular intracardiac electrodes. Circulation. 1999;99:1312–7.
8. Merino JL, Peinado R, Silvestre J. Dual-chamber implantable cardioverter defibrillator implantation guided by non-fluoroscopic electro-anatomical navigation. Europace. 2008;10:1124–5.
9. Ruiz-Granell R, Ferrero A, Morell-Cabedo S, Martinez-Brotons A, Bertomeu V, Llacer A, Garcia-Civera R. Implantation of single-lead atrioventricular permanent pacemakers guided by electroanatomic navigation without the use of fluoroscopy. Europace. 2008;10:1048–51.
10. Ruiz-Granell R, Morell-Cabedo S, Ferrero-De-Loma A, Garcia-Civera R. Atrioventricular node ablation and permanent ventricular pacemaker implantation without fluoroscopy: use of an electroanatomic navigation system. J Cardiovasc Electrophysiol. 2005;16:793–5.
11. Tuzcu V, Kilinc OU. Implantable cardioverter defibrillator implantation without using fluoroscopy in a pregnant patient. Pacing Clin Electrophysiol. 2012;35:e265–6.
12. Guo P, Qiu J, Wang Y, Chen G, Proietti R, Fadhle AS, Zhao C, Wen Wang D. Zero-fluoroscopy permanent pacemaker implantation using ensite navx system: clinical viability or fanciful technique? Pacing Clin Electrophysiol. 2018;41:122–7.
13. Colella A, Giaccardi M, Colella T, Modesti PA. Zero x-ray cardiac resynchronization therapy device implantation guided by a nonfluoroscopic mapping system: a pilot study. Heart Rhythm. 2016;13(7):1481–8.

第 19 章

三维标测系统指导下的心脏再同步化治疗(CRT)

Maurizio Del Greco,Massimiliano Marini,Fabrizio Guarracini,Francesco Peruzza

简介

经静脉植入起搏器和除颤器通常是在X线透视下完成,X线透视是心腔内导线可视化的标准工具,但这意味着患者和医务人员会受到辐射暴露的影响。此外,X线透视只能看到导管运动的二维视图,对于复杂的心脏解剖结构,导管的放置具有挑战性。最近,零射线三维标测导航系统指导下在心腔和血管结构中进行介入手术取得了长足发展[1-3]。文献报道验证了在三维标测系统指导下零射线植入起搏器的可能性。过去5年,临床中还探索了在三维电解剖标测导航系统指导下植入三腔起搏器(CRT设备)的可行性和可靠性[4,5]。三维标测系统的使用不仅可以显著减少X线透视辐射暴露,而且有助于识别最晚的左室电激动部位,并优化伴或不伴左束支传导阻滞患者的CRT植入[6]。

植入技巧

使用EnSite系统(St. Jude Medical,Endocardial Solutions,Inc.,St. Paul,MN,USA)进行CRT植入。将三对电极贴片置于患者胸部,配置正交轴电场,每对电极上能够产生低功率电势(5.7kHz)。三个正交轴上的电压梯度产生一个三维导航场。每根导管的电极尺寸和电极间距确定后,可以通过EnSite系统重建患者心脏解剖模型,以三维成像方式显示导管位置。EnSite系统还可以使用场域算法测量心内膜表面解剖模型上点与点之间的距离。场域算法主要是基于导管以连

M. Del Greco (✉) · F. Peruzza
Department of Cardiology, Santa Maria del Carmine Hospital, Rovereto, TN, Italy
e-mail: maurizio.delgreco@apss.tn.it; francesco.peruzza@apss.tn.it

M. Marini · F. Guarracini
Department of Cardiology, S. Chiara Hospital, Trento, Italy
e-mail: massimiliano.marini@apss.tn.it; fabrizio.guarracini@apss.tn.it

续模式标测的解剖模型点,该导管的电极间距需要严格规定。考虑到用于创建三维解剖模型的导管电极间距已确定,可以对导航场的直径范围进行调整。

利多卡因局部麻醉下，经左锁骨下静脉/腋下静脉和头静脉分别置入三种不同导丝。植入方法如下：

首先,通过输送系统 10F 带瓣鞘引入标准电生理导管（通常是 5F 可调弯 10 极导管),并连接 EnSite 系统,标测上腔静脉参考点,然后重建右心房(RA)和右心室(RV)粗略解剖模型。导管置入冠状窦(CS)并记录局部双极电图(50~500Hz 滤波)(图 19.1)。

当输送鞘沿导管推送过程中,如果输送鞘头端接近导管近端电极时会在三维影像中出现导管变形,这样可以确保输送鞘推送安全(图 19.2)。将输送鞘送入冠状窦适当位置后,撤出电生理导管,保留输送鞘在冠状窦内。

其次,完成三维解剖重建后,通过 9F 鞘管引入用于传感/起搏和除颤的双极右室导线,并连接至 EnSite 系统,将导线电极头端定位于右室心尖部或右室中间隔部位。在整个过程中,记录导管“伪影”以明确导管位置,并通过 12 导联心电图(起搏 QRS 波形)和单次 X 线透视进行确认。评估感知 R 波、阻抗和夺获阈值。当起搏参数良好时,将导线缝合固定到胸肌上(图 19.3)。

第三,通过输送鞘管,沿一根绝缘导丝(Vision Wire,Biotronik SE & Co. KG,Berlin,Germany)将一根四极左心室(LV)导线电极送入冠状窦,绝缘导丝和四极导线均与 EnSite 系统相连接。导丝不完全绝缘，头端 15mm 和近端 30mm 无绝缘层。当导丝送出输送鞘后,导丝中段的绝缘层有助于更加直观地显示导丝头端在三维标测系统中的位置。通过操控导丝微小移动,旋转与轻微拉/推导丝,就可以重建冠状窦分支的三维解剖结构,记录局部单极电图(在 30Hz 下高通滤波),并完成单极起搏。术中是否需要冠状窦血管造影取决于 CRT 术者。窦律下和右心室起搏期间完成冠状窦分支的激动标测图,

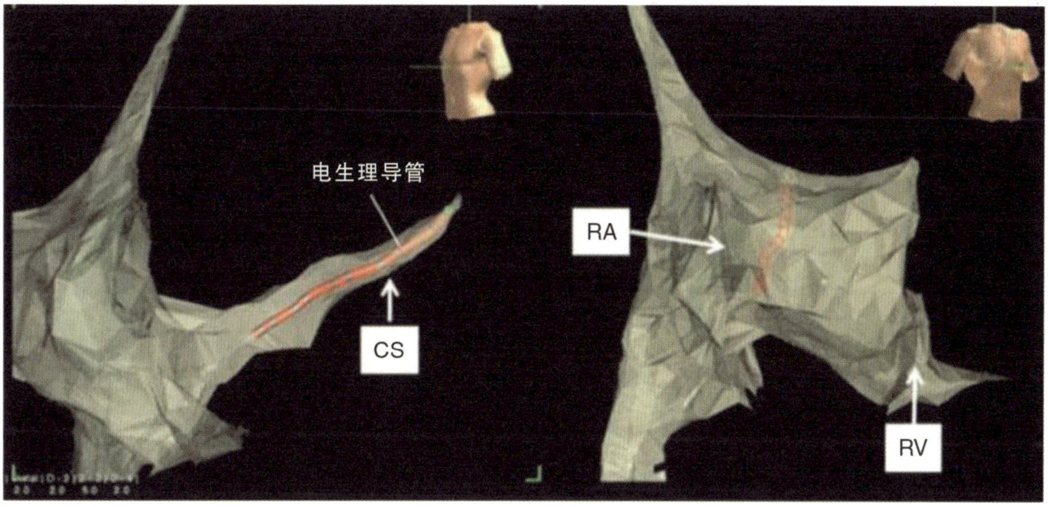

图 19.1　一根 5F 可调弯电生理导管连接至电解剖标测系统(electroanatomic mapping system,EAMS),重建右心房(RA)和右心室(RV)解剖模型后,将该导管置入冠状窦内。RA,右心房;CS,冠状窦;RV,右心室。

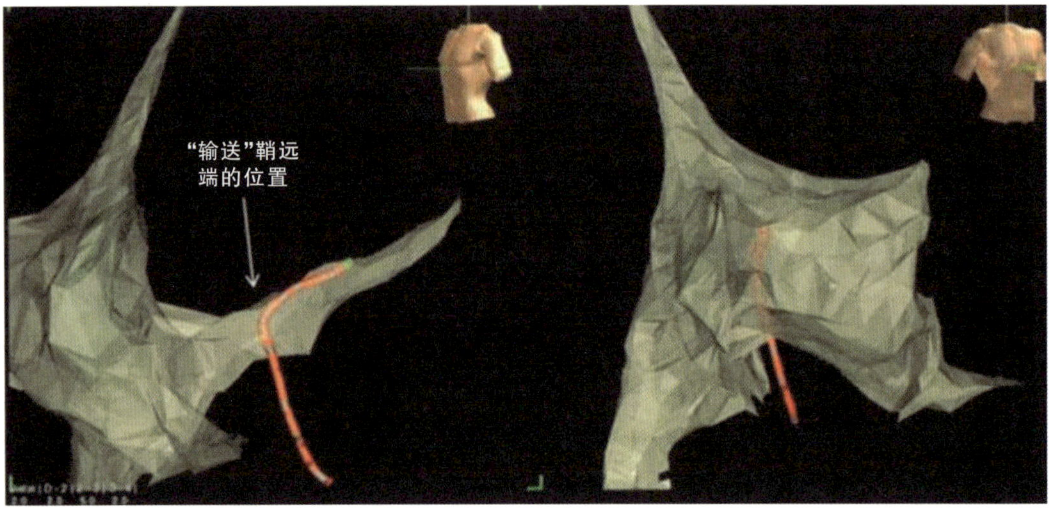

图 19.2 然后将输送鞘推送入冠状窦内。当鞘的远端到达导管近端电极时，三维标测系统上电生理导管将出现变形。

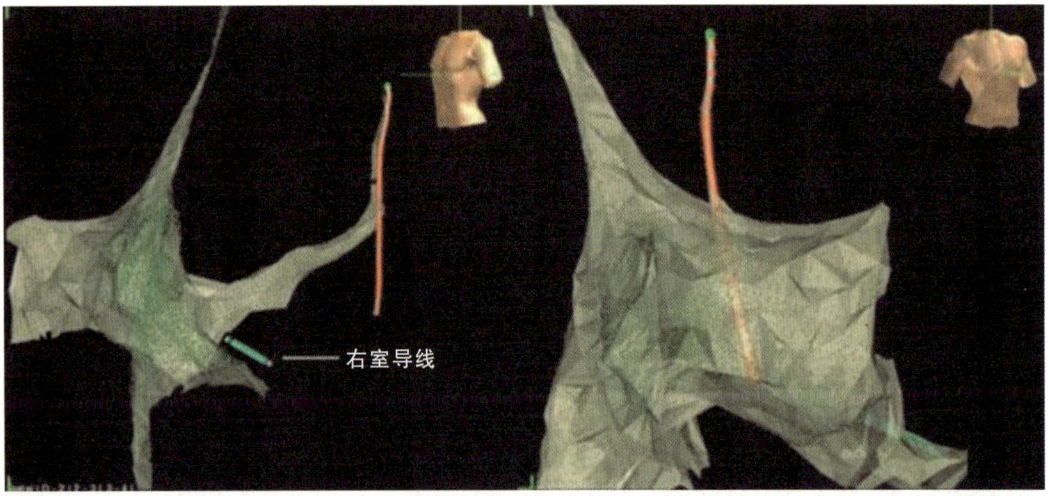

图 19.3 在 EAMS 指导下，将用于感知/起搏和除颤的双极右室导管导入并放置于右室心尖部。

以定位最晚激动的“电生理植入靶血管”（左束支传导阻滞患者 LVED%>75）。右室电图在激动标测期间作为参考（图 19.4a–d）。

第四，重建冠状窦解剖结构后，左心室导线（LV）连接至三维标测系统上，沿导丝绝缘段推送至冠状窦内。首先根据最大左室（LV）延迟激动选择目标靶血管中左室电极的最终位置，但也要考虑以下因素：目标靶血管中电极位置稳定，无膈神经刺激，良好的起搏阈值（图 19.5）。通常情况下，上述三个因素会导致最终左室电极植入位置相对不理想。

最后，在三维导航系统指导下，将连接至 EnSite 系统的右心房导线放置于右心耳，

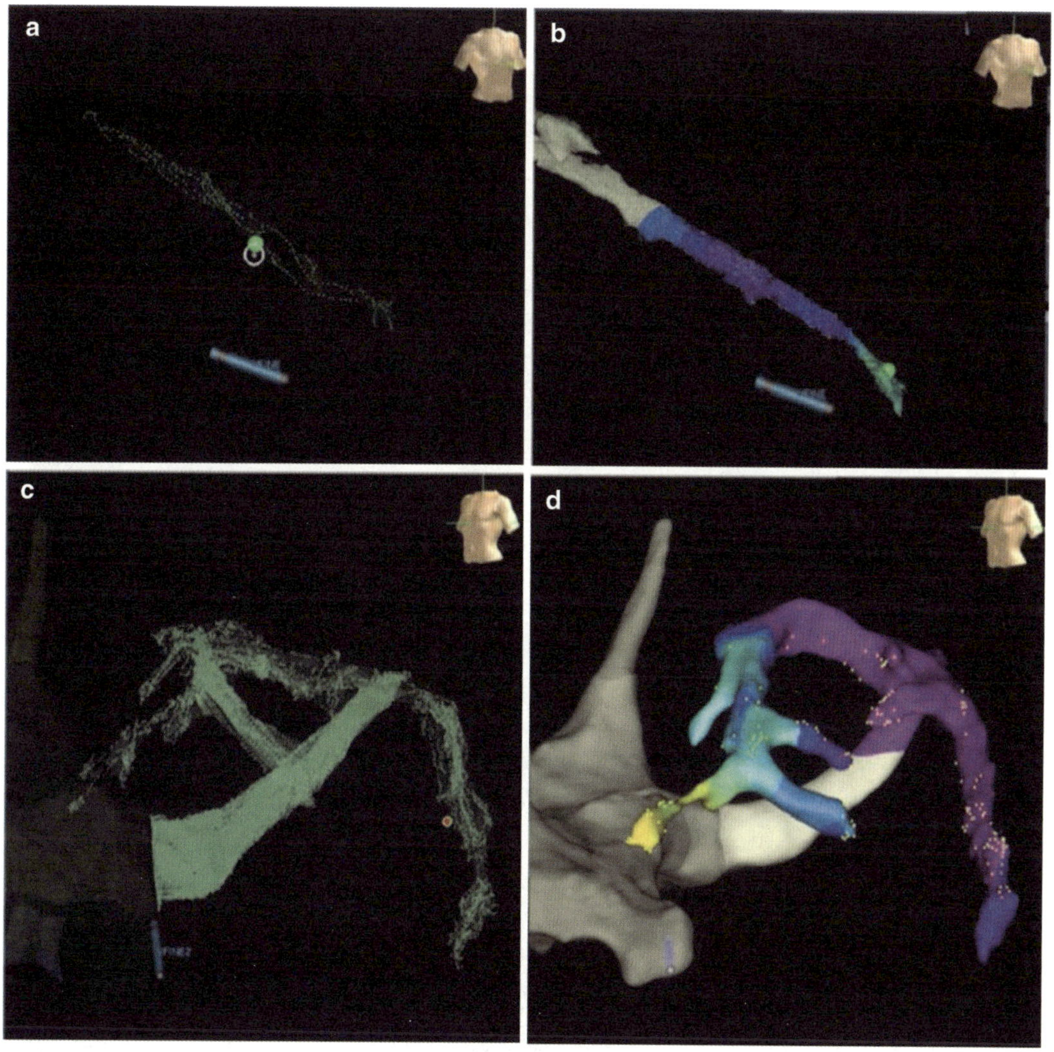

图 19.4 (a)左室电极沿绝缘导丝通过输送鞘送入冠状窦。在冠状窦分支轻轻推拉并旋转导丝头端。电解剖标测系统显示与导丝头端运动轨迹相对应的三维空间中的点线。这些标测点作为解剖重建的模型骨架。(b)经过多次导丝运动轨迹后,解剖模型重建完成。同时,记录激动时间,用彩色编码标度显示(在心室晚激动部位,以蓝色/紫色表示)。(c)以冠状窦内电生理导管和(或)导丝多次运动轨迹标测的点作为模型骨架重建冠状窦解剖结构。(d)模型重建完成。

同时继续在三维系统中确认导管位置(图 19.6a,b)。

一般考虑

在 CRT 植入中使用电解剖导航系统安全且可行。Del Greco 等(2017 年)在一个多中心注册研究中证实,使用三维标测系统和上述技术进行 CRT 植入在经验丰富的中心(>10 例手术)和经验不足的中心(<10 例手术)都是可以实现的[5]。该项研究的主要发现如下:①"电解剖引导"CRT 植入和"X 线透视引导"CRT 植入相比,可减少 X 线辐射暴露(约 75%)和血管造影(约 70%)的使用;②经验丰富中心和经验不足中心的植入成功率

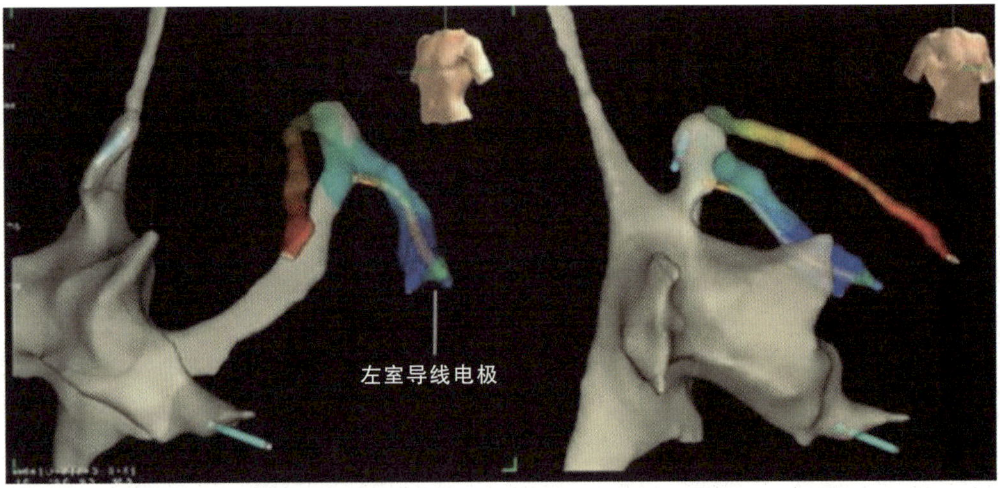

图 19.5 在确定良好延迟激动的分支后，左室电极“沿导丝推送”进行植入。

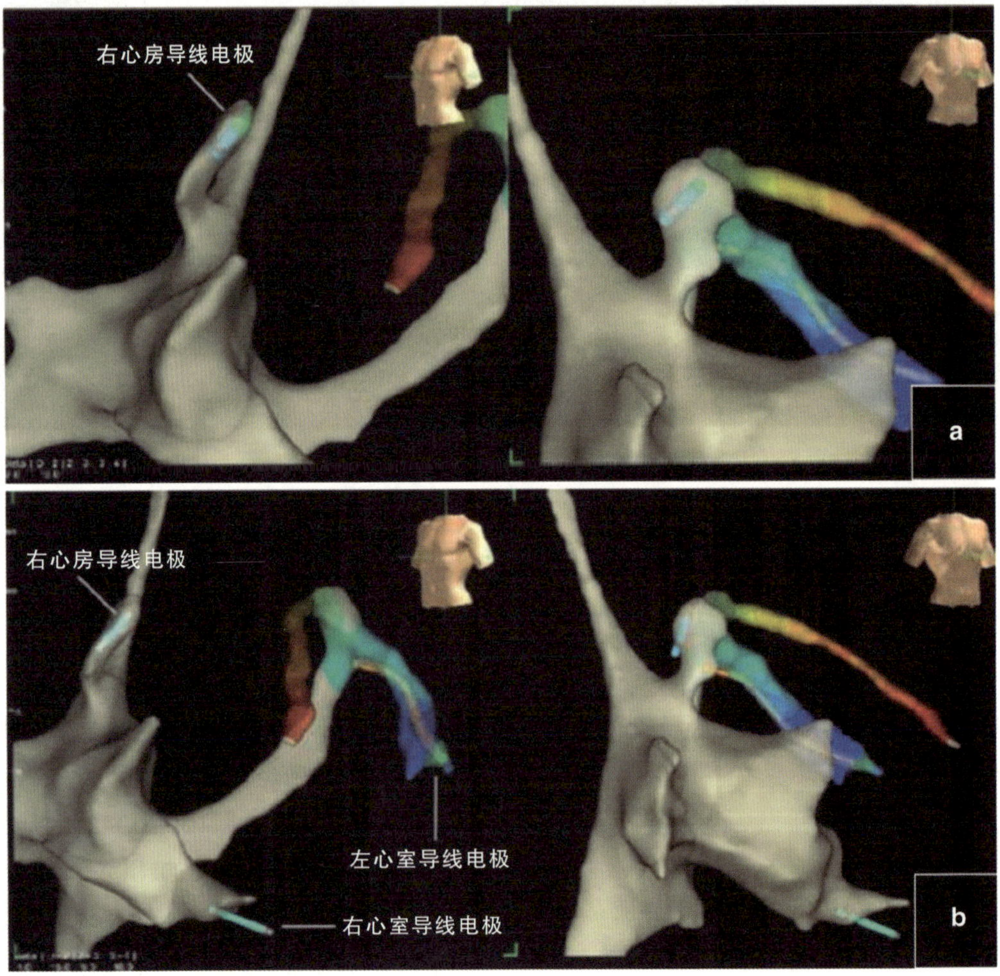

图 19.6 (a)在 EAMS 指导下将右心房电极定位于右心耳。(b)显示三个导线电极的最终植入位置。

和并发症发生率相似;③在经验丰富中心,X 线透视和血管造影的使用率较低。在经验不足的中心,“电解剖引导”CRT 植入与“X 线透视引导”CRT 植入相比，可显著减少 X 线辐射暴露剂量和血管造影使用率;④“电解剖引导”CRT 植入能够标测左室激动图,并优化左室电极植入至左心室延迟激动部位。

X 线透视时间减少

CRT 设备植入是辐射暴露最高的介入性心脏病手术之一,平均透视时间比标准起搏器和 ICD 植入高出数倍[7]。大多数 CRT 设备是通过左侧锁骨下入路进行植入,且冠状窦置入输送鞘和左室电极一般是在左前斜位下完成，因此 X 线束通常直接指向术者。CRT 植入医生的辐射暴露风险特别高,保守的建议是每名植入术者每月最多进行 4 次 CRT 植入[8]。由于患者和医生对辐射暴露风险认识的不断提高,使得许多电生理医生在三维电解剖标测系统指导下完成“接近零射线”CRT 植入手术，以此来减少 X 线辐射暴露[9]。近期,在 CRT 植入领域,三维电解剖标测系统引导 CRT 植入的首批经验性研究已经陆续发表[6,10-16]。这些研究的初步结果表明,这种“接近零射线”CRT 植入技术显著减少了 X 线辐射暴露,即便在首次通过三维电解剖系统引导进行 CRT 植入的中心，辐射暴露剂量也比传统 X 线透视引导的 CRT 植入至少降低 50%[7]。

左室电极植入

左室电极起搏位置欠佳是 CRT 无应答的原因之一[17]。几项研究结果表明,在晚激动部位(机械或电学)起搏左心室可能会改善 CRT 患者血流动力学、逆转左室重塑并改善临床预后[18-21]。在大多数情况下,最晚的心室激动区域位于左室基底外侧壁,但患者之间存在显著个体差异,尤其是在左束支传导阻滞以外的心肌瘢痕或室内传导延迟时。最近已有研究证明,三维电解剖标测系统对冠状窦进行激动标测可用于指导左心室电极植入至延迟激动部位(左心室电激动延迟百分比>LBBB QRS 波持续时间的 75%),且最晚激动部位与常规左心室电极植入的“解剖”部位不一致。传统 CRT 植入,无论是否存在心肌瘢痕或某种类型的传导障碍[22,23],植入都以冠状窦外侧支为靶点。激动标测对 LBBB 患者很重要，对无 LBBB 患者更为重要,激动标测可以显示高度异质性的激动模式。Del Greco 等[6]研究结果表明,在常规认为不适合 CRT 植入的无 LBBB 患者中,大多数可以确定良好的晚期激动区域(>50%的左室激动延迟)[6]。该研究结果有助于提高无 LBBB 患者植入 CRT 的应答率。

局限性

通过三维电解剖标测系统指导 CRT 植入具有很大优势,可以优化植入手术,然而仍存在一些局限性。

原本三维电解剖标测技术的发明和发展是为了在复杂心律失常的消融过程中提供精准的心脏三维解剖模型。标测系统可以显著减少 X 线辐射暴露,但并不能使所有不同的导丝、长鞘和导管弯曲等实现可视化。

为了克服标测系统中依旧存在的局限性,未来需要电生理行业做出进一步的技术承诺。

参考文献

1. Gepstein L, Hayam G, Ben-Haim SA. A novel method for nonfluoroscopic catheter-based electroanatomical mapping of the heart. In vitro and in vivo accurancy results. Circulation. 1997;95:1611–22.
2. Ventura R, Rostck T, Klemm HU, Lutomsky B, Demir C, Weiss C, et al. Catheter ablation of common type atrial flutter guided by three-dimensional right atrial geometry reconstruction and catheter tracking using cutaneous patches: a randomized prospective study. J Cardiovasc Electrophysiol. 2004;15:1157–61.
3. Novak PG, Macle L, Thibault B, Guerra PG. Enhanced left atrial mapping using digitally synchronized NavX three-dimensional nonfluoroscopic mapping and high-resolution computed tomographic imaging for catheter ablation of atrial fibrillation. Heart Rhythm. 2004;1(4):521–2.
4. Del Greco M, Marini M, Bonmassari R. Implantation of a biventricular implantable cardioverter-defibrillator guided by an electroanatomic mapping system. Europace. 2012;14:107–11.
5. Del Greco M, Maines M, Marini M, Colella A, Zecchin M, Vitali-Serdoz L, Blandino A, Barbonaglia L, Allocca G, Mureddu R, Marenna B, Rossi P, Vaccari D, Chianca R, Indiani S, Matteo ID, Angheben C, Zorzi A. Three-dimensional electroanatomic mapping system-enhanced cardiac resynchronization therapy device implantation: results from a multicenter registry. J Cardiovasc Electrophysiol. 2017;28(1):85–93.
6. Del Greco M, Zorzi A, Di Matteo I, Cima A, Maines M, Angheben C, Catanzariti D. Coronary sinus activation patterns in patients with and without left bundle branch block undergoing electroanatomic mapping system-guided cardiac resynchronization therapy device implantation. Heart Rhythm. 2017;14:225–33.
7. Picano E, Vano E, Rehani MM, Cuocolo A, Mont L, Bodi V, Bar O, Maccia C, Pierard L, Sicari R, Plein S, Mahrholdt H, Lancellotti P, Knuuti J, Heidelbuchel H, Di Mario C, Badano LP. A position document of the ESC associations of cardiovascular imaging, percutaneous cardiovascular interventions and electrophysiology. Eur Heart J. 2014;35:665–72.
8. Butter C, Schau T, Meyhoefer J, Neumann K, Minden HH, Engelhardt J. Radiation exposure of patient and physician during implantation and upgrade of cardiac resynchronization devices. Pacing Clin Electrophysiol. 2010;33:1003–12.
9. Giaccardi M, Del Rosso A, Guarnaccia V, Ballo P, Mascia G, Chiodi L, Colella A. Near-zero X-ray in arrhythmia ablation using a 3-dimensional electroanatomic mapping system: a multicenter experience. Heart Rhythm. 2016;13:150–6.
10. Ryu K, D'Avila A, Heist EK, Rosenberg SP, Chou J, Yang M, Singh JP. Simultaneous electrical and mechanical mapping using 3d cardiac mapping system: novel approach for optimal cardiac resynchronization therapy. J Cardiovasc Electrophysiol. 2010;21:219–22.
11. Mina A, Warnecke N. Near zero fluoroscopic implantation of BIV ICD using electro-anatomical mapping. Pacing Clin Electrophysiol. 2013;36:1409–16.
12. Valderrabano M, Greenberg S, Razavi H, More R, Ryu K, Heist EK. 3d cardiovascular navigation system: accuracy and reduction in radiation exposure in left ventricular lead implant. J Cardiovasc Electrophysiol. 2014;25:87–93.
13. Rad MM, Blaauw Y, Dinh T, Pison L, Crijns HJ, Prinzen FW, Vernooy K. Left ventricular lead placement in the latest activated region guided by coronary venous electroanatomic mapping. Europace. 2015;17:84–93.
14. Doring M, Sommer P, Rolf S, Lucas J, Breithardt OA, Hindricks G, Richter S. Sensor-based electromagnetic navigation to facilitate implantation of left ventricular leads in cardiac resynchronization therapy. J Cardiovasc Electrophysiol. 2015;26:167–75.
15. Thibault B, Mondesert B, Macle L, Dubuc M, Dyrda K, Talajic M, Roy D, Rivard L, Guerra PG, Andrade JG, Khairy P. Reducing radiation exposure during CRT implant procedures: single-center experience with low-dose fluoroscopy settings and a sensor-based navigation system (mediguide). J Cardiovasc Electrophysiol. 2016;27(11):1337–43.
16. Colella A, Giaccardi M, Colella T, Amedeo Modesti P. Zero X-ray cardiac resynchronization therapy device implantation guided by a nonfluoroscopic mapping system: a pilot study. Heart Rhythm. 2016;13(7):1481–8.
17. Gold MR, Birgersdotter-Green U, Singh JP, Ellenbogen KA, Yu Y, Meyer TE, Seth M, Tchou PJ. The relationship between ventricular electrical delay and left ventricular remodelling with cardiac resynchronization therapy. Eur Heart J. 2011;32:2516–24.
18. Singh JP, Fan D, Heist EK, Alabiad CR, Taub C, Reddy V, Mansour M, Picard MH, Ruskin JN, Mela T. Left ventricular lead electrical delay predicts response to cardiac resynchronization therapy. Heart Rhythm. 2006;3:1285–92.
19. Ypenburg C, van Bommel RJ, Delgado V, Mollema SA, Bleeker GB, Boersma E, Schalij MJ, Bax JJ. Optimal left ventricular lead position predicts reverse remodeling and survival after cardiac resynchronization therapy. J Am Coll Cardiol. 2008;52:1402–9.
20. Saba S, Marek J, Schwartzman D, Jain S, Adelstein E, White P, Oyenuga OA, Onishi T, Soman P, Gorcsan J 3rd. Echocardiography-guided left ventricular lead placement for cardiac resynchronization therapy: results of the speckle tracking assisted resynchronization therapy for electrode region trial. Circ Heart Fail. 2013;6:427–34.
21. Roubicek T, Wichterle D, Kucera P, Nedbal P, Kupec J, Sedlakova J, Cerny J, Stros J, Kautzner J, Polasek

R. Left ventricular lead electrical delay is a predictor of mortality in patients with cardiac resynchronization therapy. Circ Arrhythm Electrophysiol. 2015;8:1113–21.
22. Mafi Rad M, Blaauw Y, Dinh T, Pison L, Crijns HJ, Prinzen FW, Vernooy K. Different regions of latest electrical activation during left bundle-branch block and right ventricular pacing in cardiac resynchronization therapy patients determined by coronary venous electro-anatomic mapping. Eur J Heart Fail. 2014;16:1214–22.
23. Niazi I, Ryu K, Hood R, Choudhuri I, Akhtar M. Three-dimensional electroanatomic mapping of the coronary veins during cardiac resynchronization therapy implant: feasibility and possible applications. J Interv Card Electrophysiol. 2014;41:147–53.

第 20 章

零射线经食管电生理检查

Xiao Yun Yang, Jing Chen, Mei Hu

简介

在纵隔，食管靠近左心房后壁。由于两者距离很近，放置于食管中的导管电极可以清晰地记录到心房波。因此，食管导管电极可用于电生理检查，包括窦房结功能、房室结功能的评估，以及室上性心动过速的诱发、终止和鉴别诊断。本章将介绍食管心脏电生理检查所需设备和操作流程，以及与其相关的临床应用。

设备

(1)食管诊断导管。用于记录食管电图，两端通常各有四对电极，直径一般为 6F 或 7F。其输出电压可在 0~50V 之间调节，脉冲宽度可在 0~10ms 之间调节(中国苏州东方电子仪器厂)(图 20.1)。

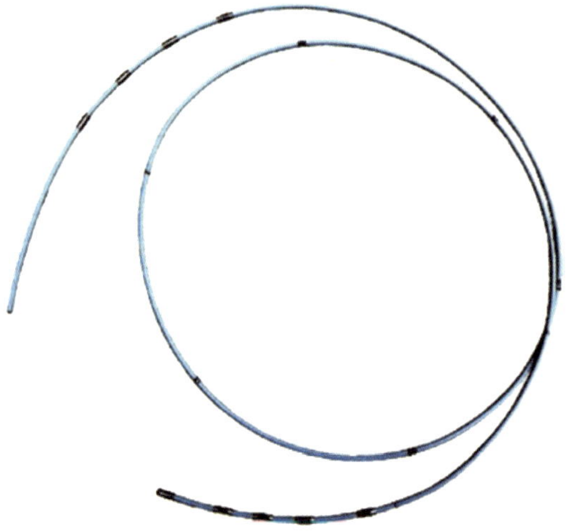

图 20.1 食管诊断导管两端各有四对电极，导管大小为 6F 或 7F。

(2)心脏电生理刺激仪。可产生程序刺激或 burst 起搏。心脏电刺激仪(DF-5A，中国苏州东方电子仪器厂)(图 20.2)。

(3)心电图机或多导电生理记录仪。用鳄鱼夹电缆线将其与食管诊断导管相连接。

(4)夹-夹电缆线。两端均为鳄鱼形夹，通常用于起搏器植入时的起搏分析，它用于将食道诊断导管与心电图机或多导电生理

X. Y. Yang (✉) · J. Chen · M. Hu
Tongji Hospital, Tongji Medical College, Huazhong University of Science and Technology, Wuhan, China

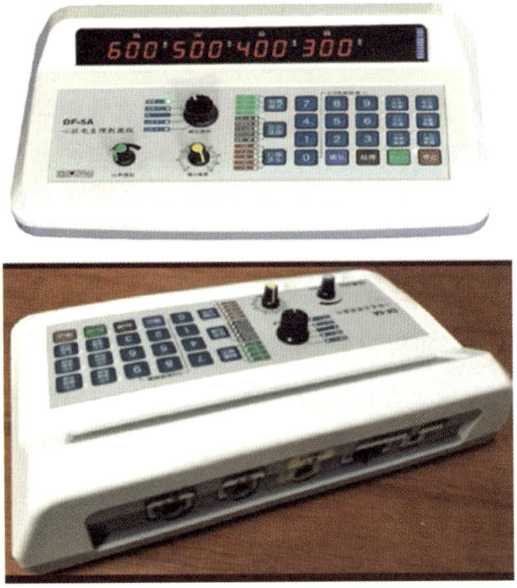

图 20.2　心脏电刺激仪可产生程序刺激或猝发起搏，它的输出电压可在 0~50V 之间调节，脉冲宽度可在 0~10ms 之间调节。

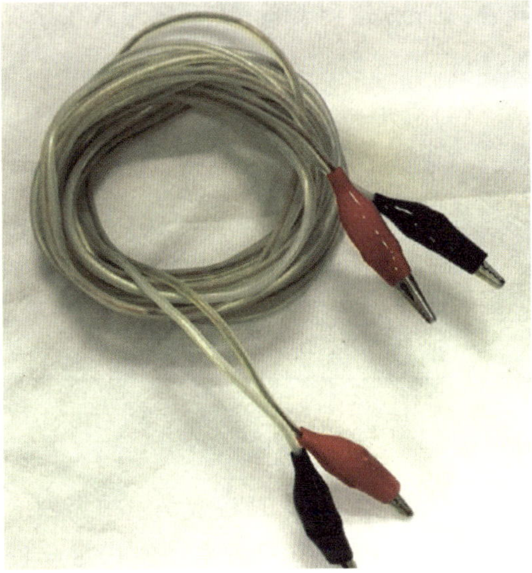

图 20.3　鳄鱼夹电缆线用于连接食管诊断导管和心电图机。

记录仪相连接(图 20.3)。

患者准备

1.停用抗心律失常药物至少 5 个半衰期。

2.禁食至少 4 小时。

适应证

经食管电生理检查可用于以下方面：

(1)评估窦房结功能，包括窦房结恢复时间和窦房传导时间，以确认是否存在病态窦房结综合征。

(2)测量不应期，包括窦房结、心房肌、房室结和心室肌不应期。

(3)用于室上性心动过速的诊断、诱发和终止。

(4)紧急情况下，在病房对严重心动过缓患者进行临时起搏。

(5)对不适合进行平板运动试验的患者进行心脏起搏负荷试验。

禁忌证

在以下情况下禁止进行经食管电生理检查：

(1)急性上呼吸道感染。

(2)大主动脉瘤。

(3)严重高血压或难治性高血压。

(4)严重食管疾病。

(5)严重心脏病、恶病质或其他状态，患者无法耐受经食管导管电极置入。

经食管导管电极置入

(1)对诊断导管长约 1.5cm 的头端进行预塑形，使其成为 120°左右的钝型曲线。

(2)用液体石蜡油涂抹导管远端。

(3)将诊断导管插入患者鼻腔，并推送

导管，直至抵达会厌部。然后嘱患者在导管推送过程中持续进行同步吞咽动作。

(4)用夹-夹电缆线将诊断导管近端电极与心电图机 V1 导联相连接，该夹-夹电缆线通常用于起搏分析。

(5)继续推送导管，直至可以清晰地记录到心房波，导管插入深度通常为 37~40cm。

临床应用

经食管心脏电生理检查是一种无创的临床电生理诊断和治疗方法，自 1978 年以来被广泛应用于临床[1-3]。插入食管的导管可以清晰地记录心房波(图 20.4)。经食管心脏电生理检查操作简单，便于应用，有助于鉴别房室折返性心动过速(图 20.5)和房室结折返性心动过速(图 20.6)。此外，它对鉴别诊断伴分支传导阻滞的室上性心动过速和室性心动过速也有价值。放置于食管中的导管可以间接起搏左心房和左心室，因此经食管电生理检查可用于在紧急情况下或在特殊人群(如孕妇和婴幼儿)中终止室上性心动过速(图 20.7)[4]。而且，经食管心脏电生理检查还可以记录窦房结电生理特征(图 20.8)，这有助于评估窦房结功能，明确是否为起搏器植入的适应证。

经食管电生理检查是非侵入性诊断和治疗方法，仅需要一根导管、一个便携式刺激仪、一根夹式电缆线和一台心电图机。因此，在某些特殊情况下，可以方便地应用于门诊或综合医院筛查和治疗心律失常。

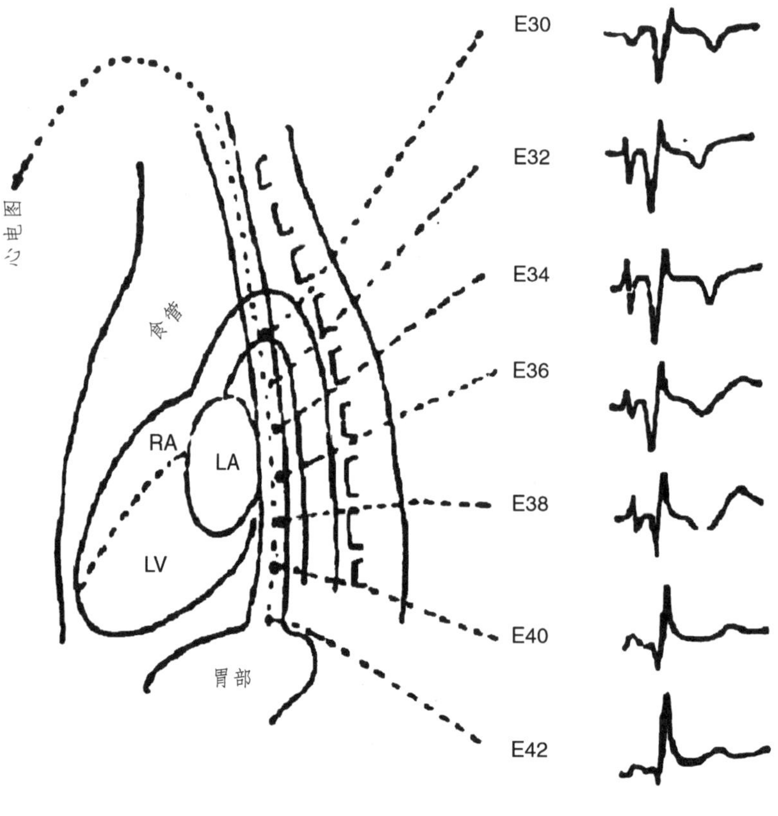

图 20.4 食管诊断导管在不同位置时的食管电图显示。LA，左心房；LV，左心室；RA，右心房。

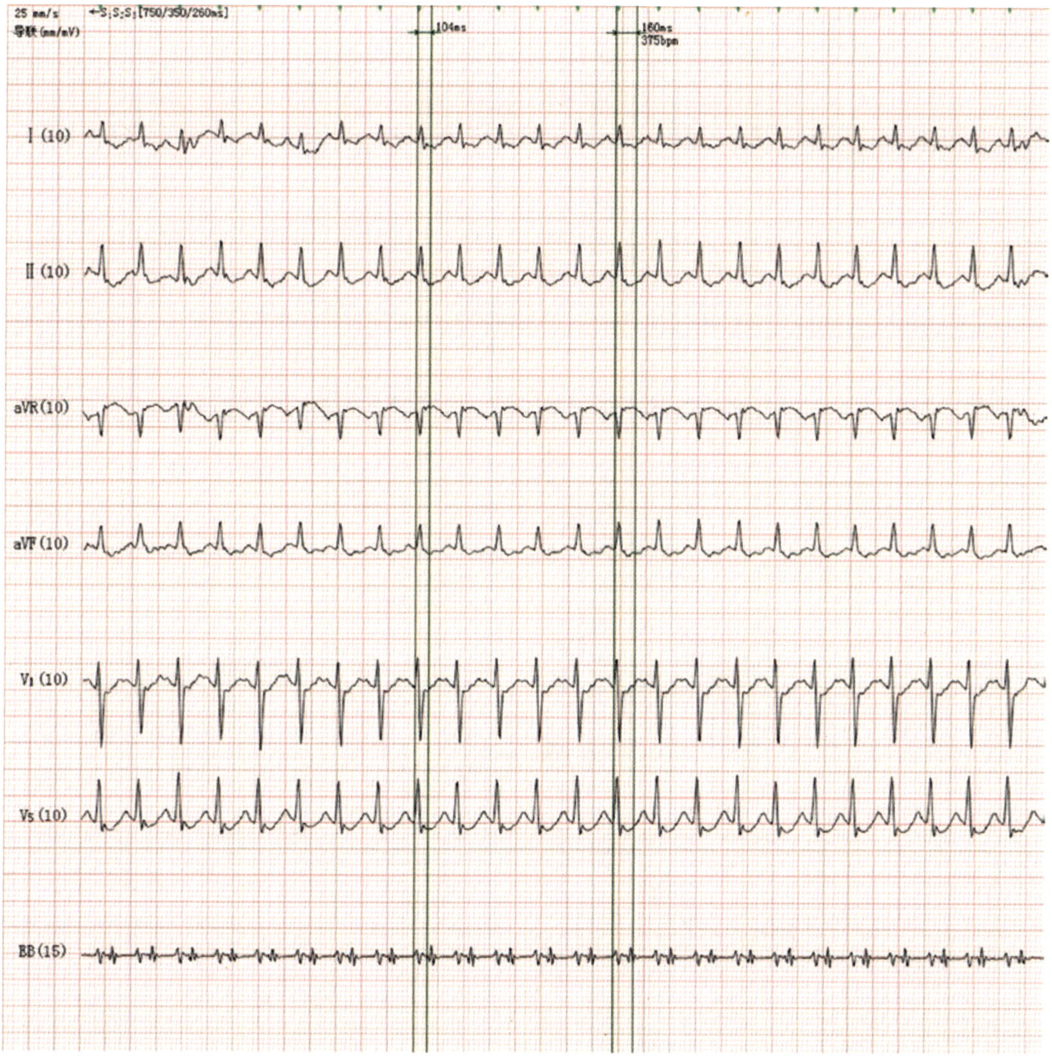

图 20.5　经食管心脏电生理检查诊断为房室折返性心动过速。食管导联 RP 间期大于 70ms，比 V1 导联 RP 间期短，提示激动经房室结前传，并沿左侧隐匿性房室旁道逆传。该心动过速诊断为房室折返性心动过速伴左侧隐匿性旁道。

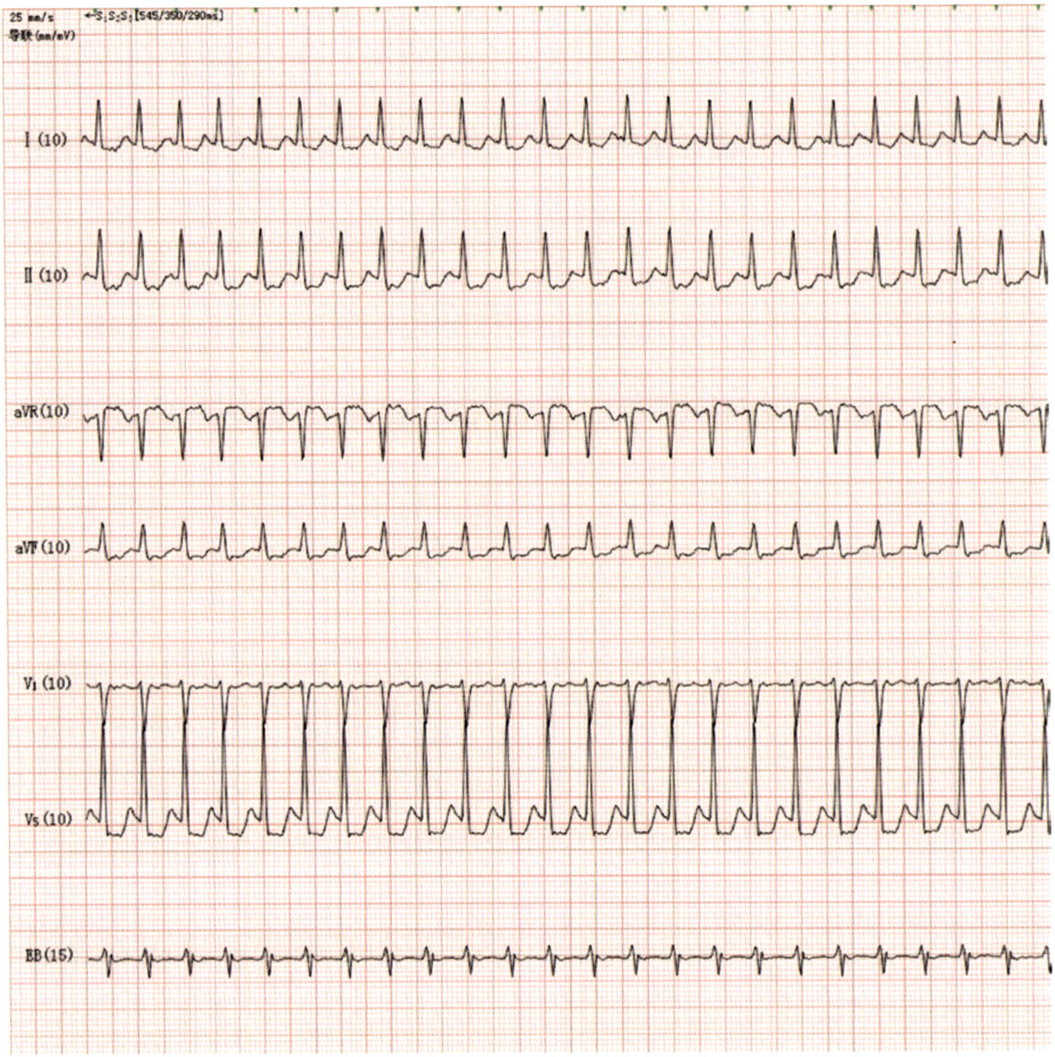

图 20.6　经食管心脏电生理检查诊断为房室结折返性心动过速。食管导联和 V1 导联同步记录显示逆行 P'波与 QRS 波融合，提示心室和心房几乎同时除极。食管导联 RP'间期小于 70ms，提示该心动过速为房室结折返性心动过速。

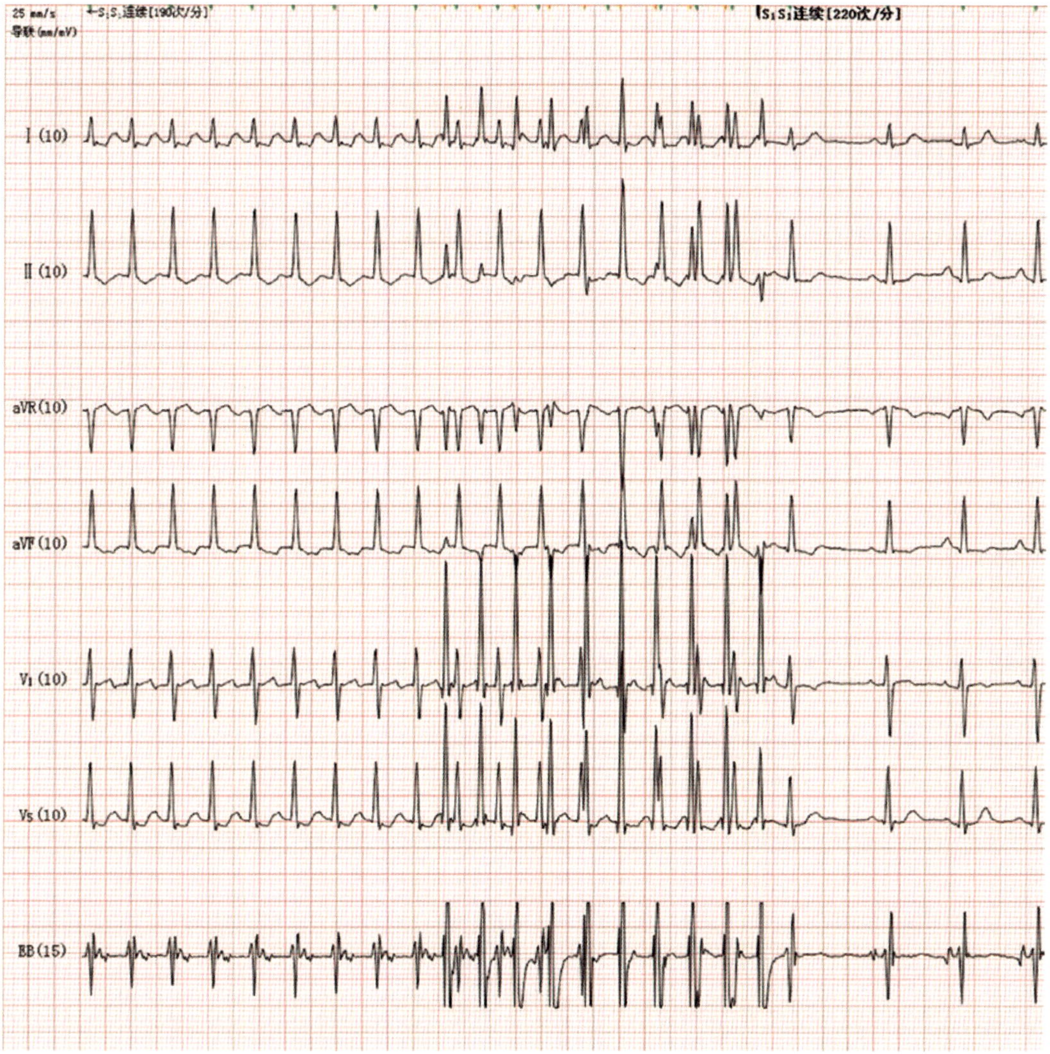

图 20.7　超速起搏有效终止了一例 13 岁女性患者的房室折返性心动过速。

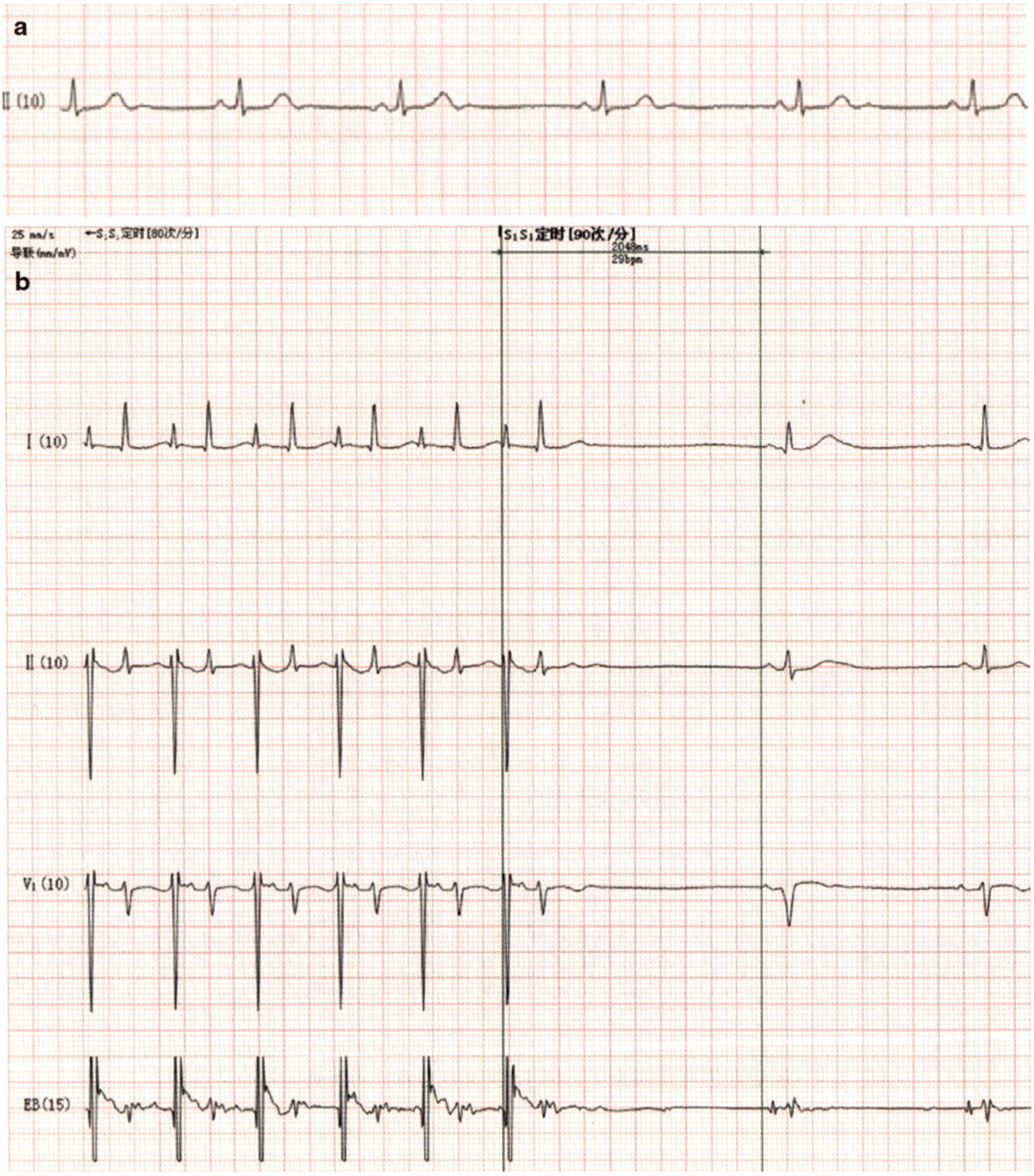

图 20.8 (a)患者的窦性心率约为每分钟 40 次。(b)以每分钟 90 次频率起搏心房并持续 30s 后,窦房结恢复时间(sinus node recovery time,SNRT)长达 2048ms。

参考文献

1. Jiang WP. Electrophysiological studies of the accessory pathways by transesophageal atrial pacing. Zhonghua Xin Xue Guan Bing Za Zhi. 1983;11:11–4.
2. Volkmann H, Kuhnert H, Dannberg G. Electrophysiological evaluation of tachycardias using transesophageal pacing and recording. Pacing Clin Electrophysiol. 1990;13:2044–7.
3. He F, Zhao X, Cheng X. Evaluation of the clinical acute electrophysiological effects of propafenone using transesophageal atrial pacing. Zhongguo Yi Xue Ke Xue Yuan Xue Bao. 1994;16:239–41.
4. Blaufox AD, Warsy I, D'Souza M, Kanter R. Transesophageal electrophysiological evaluation of children with a history of supraventricular tachycardia in infancy. Pediatr Cardiol. 2011;32:1110–4.

索 引